口岸卫生从业人员培训教材

主编　陆永贵　陈亨赐

东南大学出版社
SOUTHEAST UNIVERSITY PRESS
·南京·

图书在版编目(CIP)数据

口岸卫生从业人员培训教材/陆永贵,陈亨赐主编. —南京:东南大学出版社,2010.7(2013.9重印)

ISBN 978-7-5641-2325-3

Ⅰ.①口… Ⅱ.①陆…②陈… Ⅲ.①国境检疫-中国-技术培训-教材 Ⅳ.①R185.3

中国版本图书馆CIP数据核字(2010)第138322号

出版发行	东南大学出版社
社　　址	南京市四牌楼2号(邮编:210096)
出 版 人	江建中
主　　编	陆永贵　陈亨赐
组织编写	江苏出入境检验检疫协会
责任编辑	郭　吉
经　　销	江苏省新华书店
印　　刷	南京玉河印刷厂
开　　本	880 mm×1230 mm　1/32
印　　张	10.5
字　　数	330
版　　次	2013年9月第1版第2次印刷
书　　号	ISBN 978-7-5641-2325-3
定　　价	32.00元

《口岸卫生从业人员培训教材》
编委会

主　编：陆永贵　陈亨赐

副主编：朱光耀　陆永昌　漆少廷　吕永生
陈　瑞　吴棣华

编　委：（以姓氏笔画为序）
尹　军　卢　艳　吕永生　朱光耀
朱伯林　刘　洋　许剑鸣　杨志俊
吴海磊　吴棣华　张　纯　张　勇
张明江　陆永昌　陆永贵　陈　瑞
陈亨赐　陈鸣岳　胡　斌　钟志健
姚　峰　顾锦清　黄坚辉　曹晓蕴
漆少廷

前　言

随着我国对外交流迅猛发展，口岸作为改革开放和经济发展的前沿阵地，是出入境人流、物流的集散地，在国家卫生安全中的作用越来越重要。

《国际卫生条例(2005)》于 2007 年 6 月 15 日生效，当日我国常驻日内瓦联合国代表团向世界卫生组织秘书处送交声明，明确条例适用于中国全境。该条例要求"缔约国应确保使用入境口岸设施的旅行者拥有安全的环境，包括饮水供应、餐饮点、班机服务设施、公共洗手间、适宜的固体和液体废物处理服务和其他潜在的危险领域"。为适应该条例要求，全国人民代表大会常务委员会于 2007 年 12 月 29 日通过了《中华人民共和国国境卫生检疫法》修订稿并颁布实施，2009 年 6 月 1 日《中华人民共和国食品安全法》颁布实施，同年 7 月 20 日《中华人民共和国食品安全法实施条例》颁布实施。上述法律法规的颁布实施，为口岸卫生安全提供了法律保障。

口岸卫生从业单位包括食品生产经营、服务行业、储存场地等单位，这些单位对法律法规及卫生知识的知晓、执行情况直接关系到口岸的卫生安全和我国的对外形象，也关系到我国外向型经济的发展，关系到人民的健康安全，从业人员卫生知识培训既是有关法律法规的要求，也是企业发展、维护良好社会形象的需要。

这本教材由江苏检验检疫局组织多名专家历时近一年完成，知识系统全面、重点突出，不仅适用于口岸从业人员，也是有关卫生知识的科普教材，适合于一般读者。由于水平有限，不足之处敬请同仁和读者斧正，以利完善。

目　录

第一篇　食品安全

第一章　食品安全总论

“民以食为天”，饮食是人类社会生存发展的第一需要。“病从口入”，饮食不卫生、不安全，又是百病之源。人们上街购买鱼、肉、禽、蛋等鲜活产品，总要查看一下是否有腐败、异味等。在食品店的柜台上，印有“不含添加剂”、“纯天然”、“绿色食品”等标识的食品，格外吸引购物者的注意。在菜市场，细心的采购者会留心蔬菜的产地，是否有用污水浇灌或被滥用过农药的危险。这些都反映了人们已经把食品的安全性作为购买食品的重要原则和取舍标准。以食物中毒为代表的食源性疾病日益成为人们关注的热点，2012 年通过突发公共卫生事件网络直报系统卫生部共收到全国食物中毒事件报告 174 起，中毒 6 685 人，死亡 146 人；有毒动植物及毒蘑菇引起的食物中毒事件的报告起数和死亡人数最多，分别占总数的 41.4%和 67.8%；微生物性食物中毒事件中毒人数最多，占总数的 56.1%。

人类社会的发展和科学技术的进步，正在使人类的食物生产与消费活动经历巨大的变化。与人类历史上任何时期相比，一方面是现代饮食水平与健康水平普遍提高，反映了食品的安全性状况有较大的甚至是质的改善，另一方面则是人类食物链环节增多和食物结构复杂化，这又增添了新的饮食风险和不确定因素。社会的发展提出了在达到温饱以后如何解决吃得好、吃得安全的要求。食品安全性问题正是在这种背景下被提出，而且涉及的内容与方面也越来越广，并因国家、地区和人群的不同而有不同的侧重。以下是当代发达和较发达社会或国家提出的一张饮食风险清单：

(1) 营养过剩或营养失衡;

(2) 酗酒;

(3) 微生物污染;

(4) 自然产生的食品毒素;

(5) 环境污染物(包括核污染);

(6) 农药及其他化学品残留物;

(7) 兽用药物残留;

(8) 包装材料污染;

(9) 食品添加剂和饲料添加剂;

(10) 新开发食品及新工艺产品(如生物技术食品、辐照处理食品等);

(11) 其他化学物质引起的饮食风险(如工业事故污染食品)。

此外,假冒伪劣食品(劣质、掺杂毒物异物等)在食品安全性问题中也占有重要地位。

以上可归纳为现代食品安全性的六大类问题,即:营养失控、微生物致病、自然毒素、环境污染物、人为加入食物链的有害化学物质、其他不确定的饮食风险。

自然产生的食品毒素是指食品本身成分中含有的天然有毒有害物质,如一些动植物中含有生物碱、氢氰糖苷等,其中有一些是致癌物或可转变为致癌物。天然的食品毒素,实际上广泛存在于动植物体内,所谓"纯天然"食品不一定是安全的。

衍生毒物可由食品的任何内在成分与外源成分(如污染物与添加剂)相互作用形成,或这些物质与外界物质(如氧)相互作用形成。由热、光、酶或其他物质引起食物化学降解也会产生有毒物质。衍生毒物可分为热解有机毒物、非热解毒物、油脂氧化物以及污染物反应产生的毒物等。

在人为特定条件下食品中产生的某些有毒物质,如粮食、油料等在从收获到储存过程中产生的黄曲霉毒素,食品烹饪过程中产生的多环芳烃类,都是毒性极强的致癌物。

环境污染物在食品成分中的存在,有其自然背景和人类活动影响两方面的原因。其中,无机环境污染物在一定程度上受食品产地的地质、地理条件所左右,但是更为普遍的污染源则主要是工业、采矿、能源、交通、城市排污及农业生产等带来的,通过环境及食物链而危及人类饮食健康。无机污染物中的汞、镉、铅等重金属及一些放射性物质,有机污染物中的苯、邻苯二甲酸酯、磷酸烷基酯、多氯联苯等工业化合物及二噁英、多环芳烃等工业副产物,都具有在环境和食物链中富集、难分解、毒性强等特点,对食品安全性威胁极大。在人类环境持续恶化的情况下,食品成分中的环境污染物可能有增无减,必须采取更有效的对策加强治理。

人为加入食物链的化学物质,包括农牧业生产及食品加工过程中为保障生产、提高质量及安全性所使用的多种化合物,既有人工合成的,也有自然生成的,其应用数量、残留量及稳定性均极不相同。农药、兽药、饲料添加剂及食品添加剂等,成为当今食品安全性方面的关心焦点,原因有多方面。其中,科技发展加深了对某些化学残留物性质及规律性的认识,以及消费者风险意识、对食品质量及安全性要求的提高,是决定性的因素。我国在工农业生产迅速发展过程中这类化学物质引起的食品安全性问题,呈潜性上升趋势。从世界范围看,科技界、企业界和管理部门为降低这类物质所致的食品风险,投入了巨大的人力、物力与财力。美国近年来提出要对现行各种农药残留限量作重新审定,改变以"良好生产措施"为确定限量标准依据的做法,代之以对人体健康影响为依据的方法,以提高安全性保险系数,并要求对儿童和婴儿这一敏感群体在制定残留限量方面给以特别的保护。此外,为加强致癌化合物的控制,一批农药可能被禁用。这一切都反映了在科技与社会进步过程中对这一大类化学物质加强管理、减少饮食风险的总趋势。

由于科技进步、管理水平及社会发展的不平衡性,食品安全性的问题内涵及轻重缓急在不同国家、不同地区不完全相同,公众对食品安全性的认同意识也有不同程度的差距。但是从民族健康与繁荣、社会进步与持续发展的角度来看,充分、全面地理解食品安全性问题的意义与趋势,则是一个普遍的、至关重要的课题。

食品安全性控制与人类食物链、人类食物生产规模的扩大，加工、消费方式的日新月异，储藏、运输等环节的增多，以及食品各类、来源的多样化，使原始人类赖以生存的自然食物链，逐渐演化为今天的自然链和人工链组成的复杂食物链网。这当然一方面满足了人口增长、消费水平提高的要求，另一方面，也使人类饮食风险增多，确保食品的安全性成为现代人类日益重要的社会问题。食品安全性的隐患，可能产生于人类食物链的不同环节。首先，人类农牧业生产的生态环境，包括水、土、大气的质量是否良好，生物学环境是否健康无害，都会影响到食品的质量和安全性。农业措施不当引起生态环境退化或生态循环失调，可能使产量、品质下降，加剧农作物及养殖动物的病虫害，进而危及人类的食品安全。其次，在整个生产、流通和消费过程中，都存在着因管理不善使病原菌、寄生虫滋生及有毒有害化学物质进入人类食物链的机会。现代人类食物链通常可分为自然链和加工链两部分，从自然链部分来看，种植业生产中有机肥的搜集、堆制、施用如忽视严格的卫生管理，可能将多种侵害人类的病原菌、寄生虫引入农田环境、养殖场和养殖水体，进而进入人类食物链。滥用化学合成农药或将其他有害物质通过施肥、灌水或随意倾倒等途径带入农田，可使许多合成的、难于生物代谢的有毒化学成分在食物链中富集起来，构成人类食物中重要的危害因子。由于忽视动物保健及对有害成分混入饲料的控制，可能导致真菌毒素、人畜共患病原菌、有害化学杂质等大量进入动物产品，为消费者带来致病风险。而滥用兽药、抗生素、生长刺激素等化学制剂或生物制品，可因畜产品中微量残留在消费者体内长期超量积累，产生不良副作用，尤其对儿童可能造成严重后果。从人类食物链的加工链部分来看，现代市场经济条件下，蔬菜、水果、肉、蛋、奶、鱼等鲜活产品及其他易腐坏食品，在其储藏、加工、运输、销售的多个环节中如何确保不受危害因子侵袭而影响其安全性，这是经营者和管理者始终要认真对待的问题，不能有丝毫疏忽。食品加工、包装中滥用人工添加剂、防腐剂、包装材料等，也是现代食品生产中新的不安全因素。在食品送达消费者餐桌的最后加工制作完成之前，清洗不充分、病原菌污染、使用调味品、高温煎炸烤等，仍会使一些新老危害因子一再出现，形成新的饮食风险。由以上可见，食品安全性中的危害因子，可能产生于人类食物链的不同环节上，其中某些有害物质或成分特别是人工合成的化学品，可因生物富集作用而使处在食物链顶端的人类受到高浓度毒物之害。认识处在人类食物链不同环节的可能危害因子及其可能引发的饮食风险，应用食品毒理学的理论和方法，掌握其发生发展的规律，是有效控制食品安全性问题的基础。

食品安全性已成为当今影响广泛而深远的社会性问题。加强对食品安全性的管理控制，既是社会进步的需要，也是民族健康的保证。历史的经验和国内外的发展形势都说明，确保食品的安全性必须建立起完善的社会管理体系，这应包括以下几个主要方面：就食品安全性进行完整的立法；对食品生产和供应系统所用的各类化学品，建立严格的管理机制；对食源性疾病风险实行环境全过程控制；采用绿色的或可持续的生产技术，生产对人与环境无害的安全食品；建立健全市场食品安全性的检验制度，加强执法，保障人民健康。

第二章　食品污染

食品污染指在各种条件下，导致有毒有害物质进入到食物，造成食品安全性、营养性和/或感官性状发生改变的过程。

食品在生产、加工、储存、运输和销售的过程中有很多污染的机会，会受到多方面的污染。污染后有可能引起具有急性短期效应的食源性疾病或具有慢性长期效应的长期性危害。一般情况下，常见的主要食品卫生问题均由这些污染物所引起。食品污染的种类按其性质可分为以下 3 类：

1. 生物性因素　包括微生物、寄生虫和昆虫的污染，以微生物污染为主，危害较大，主要为细菌和细菌毒素、霉菌和霉菌毒素。

2. 化学性因素　来源复杂，种类繁多。主要有：

（1）来自生产、生活和环境中的污染物，如农药、有害金属、多环芳烃化合物、*N*-亚硝基化合物、二噁英等。

（2）从生产加工、运输、储存和销售工具、容器、包装材料及涂料等溶入食品中的原料材质、单体及助剂等物质。

（3）在食品加工储存中产生的物质，如酒类中有害的醇类、醛类等。

（4）食品生产加工中添加的非食用物质。

（5）滥用食品添加剂等。

3. 物理性因素　物理性有害因素主要为杂质、异物以及放射性污染。杂质、异物主要来源于生产加工过程。食品的放射性污染主要来自放射性物质的开采、冶炼、生产以及在生活中的应用与排放。特别是半衰期较长的放射性核素污染，在食品卫生上更加重要。

第一节　生物因素与食品腐败变质

一、食品的细菌污染

细菌是一群单细胞的微小生物，只有用显微镜才能看见它的形态。

由于细菌的适应能力强，所以在自然界分布很广，土壤、水、空气、物体表面，以及人体的皮肤、黏膜及与外界相通的腔道，如口腔、鼻咽腔、肠道、泌尿生殖道等都存在着大量的细菌，包括各种致病菌，如葡萄球菌、破伤风杆菌、各类链球菌、大肠杆菌、变形杆菌等。健康人每打一次喷嚏，飞沫中含菌量为1万～2万个，排出的粪便中大肠杆菌即以亿计。

传染病患者或病原携带者（即体内带有某种病原菌但并未发病的人），能直接排出病原菌，对外界和他人威胁很大。通过食品威胁人类健康的病原菌或病毒有：痢疾杆菌、伤寒杆菌、甲型和戊型肝炎病毒、结核杆菌及金黄色葡萄球菌。所以，一旦发现食品行业职工中有传染病患者或带菌者，都要按规定及时调离，以保证广大食用者的健康和安全。

细菌的繁殖必须有一定的条件，如适宜的温度、水分、营养和酸碱度等。

（一）易污染食品的细菌

1. 假单胞菌属　革兰氏阴性无芽孢杆菌，需氧，嗜冷，是典型的腐败细菌，在肉、鱼上易繁殖，多见于冷冻食品。

2. 微球菌属　革兰氏阳性菌，嗜中温，营养要求低，在肉、水产品、蛋品上常见，有的能使食品变色。

3. 芽孢杆菌属　分布广泛，尤其多见于肉和鱼，需氧或兼性厌氧，属中温菌者多，间或嗜热菌，是罐头食品中常见的腐败菌。

4. 肠杆菌科各属　除志贺氏菌属及沙门氏菌属外，皆为常见腐败菌，革兰氏阴性，需氧及兼性厌氧，嗜中温杆菌，多见于水产品、肉、蛋。

5. 弧菌属与黄杆菌属　革兰氏阴性兼性厌氧菌，主要来自海水或淡水，在低温和5%食盐中可生长，故在鱼类等水产品种多见。黄杆菌属还可产生色素。

6. 嗜盐杆菌属与嗜盐球菌属　革兰氏阴性需氧菌，嗜盐，在12%食盐甚至更高食盐中仍能生长，多见于咸鱼。

7. 乳杆菌属　革兰氏阳性杆菌，需氧或厌氧，在乳品中多见。

（二）食品中细菌菌相及其食品卫生学意义

食品的细菌菌相指共存于食品中的细菌种类及其相对数量的构成，通过检验食品细菌菌相可对食品腐败变质的程度及特征进行估计。

反映食品卫生质量的细菌污染指标，可分为两个方面：一为细菌总数，二是大肠菌群。

1. 食品中的细菌数量及卫生学意义　食品中的细菌数量一般是以单位（g、ml、cm^2）食品中细菌的个数，并不考虑细菌的种类，常用菌落总数来表示。其卫生意义为：一是食品清洁状态的标志，利用它起到监督食品的清洁状态。二是预测食品的耐保藏期。

2. 大肠菌群及其食品卫生学意义

（1）菌属及来源：大肠菌群一般都是直接或间接来自人与温血动物肠道，包括肠杆菌科的埃希氏菌属、柠檬酸杆菌属、肠杆菌属和克雷伯菌属。

（2）食品卫生学意义：一是表示食品曾受到人与温血动物粪便的污染；二是作为肠道致病菌污染食品的指示菌。因为大肠菌群与肠道致病菌来源相同，且在一般条件下大肠菌群在外界生存时间与主要肠道致病菌是一致的。

二、霉菌与霉菌毒素对食品的污染及其预防

霉菌是真菌的一部分。真菌是指有细胞壁，不含叶绿素，无根、茎、叶，以寄生或腐生方式生存，能进行有性或无性繁殖的一类生物，霉菌是菌丝体比较发达而又没有子实体的那一部分真菌。

与食品卫生关系密切的霉菌大部分属于半知菌纲中曲霉菌属、青霉菌属和镰刀霉菌属。

（一）霉菌的发育和产毒条件

霉菌产毒需要一定的条件，影响霉菌产毒的条件主要是食品基质中的水分、环境中的温度和湿度及空气的流通情况。

1. 水分和湿度　霉菌的繁殖需要一定的水分活性。因此食品中的水分含量少，即自由运动的水分子较少，能提供给微生物利用的水

分少，不利于微生物的生长与繁殖，有利于防止食品的腐败变质。

2. 温度　大部分霉菌在 28～30 ℃都能生长。10 ℃以下和 30 ℃以上时生长明显减弱，在 0 ℃几乎不生长。但个别的可能耐受低温。一般霉菌产毒的温度，略低于最适宜温度。

3. 基质　霉菌的营养来源主要是糖和少量氮、矿物质，因此极易在含糖的饼干、面包、粮食等类食品上生长。

（二）主要产毒霉菌

霉菌产毒只限于产毒霉菌，而产毒霉菌中也只有一部分毒株产毒。目前已知具有产毒株的霉菌主要有：

曲霉菌属：黄曲霉、赭曲霉、杂色曲霉、烟曲霉、构巢曲霉和寄生曲霉等；

青霉菌属：岛青霉、桔青霉、黄绿青霉、扩张青霉、圆弧青霉、皱折青霉和荨麻青霉等；

镰刀菌属：犁孢镰刀菌、拟枝孢镰刀菌、三线镰刀菌、雪腐镰刀菌、粉红镰刀菌、禾谷镰刀菌等；

其他菌属中还有绿色木霉、漆斑菌属、黑色葡萄状穗霉等。

（三）霉菌污染食品的评定和食品卫生学意义

1. 霉菌污染食品的评定　主要从两个方面进行评定。一是霉菌污染度，即单位重量或容积的食品污染霉菌的量，一般以 cfu/g 计。我国已制定了一些食品中霉菌菌落总数的国家标准。二是食品中霉菌菌相的构成。

2. 卫生学意义　霉菌污染食品可降低食品的食用价值，甚至不能食用。每年全世界平均至少有 2%的粮食因为霉变而不能食用。另外霉菌如在食品或饲料中产毒可引起人畜霉菌毒素中毒。

（四）霉菌毒素

目前已知的霉菌毒素有 200 多种。与食品卫生关系密切、比较重要的有黄曲霉毒素、赭曲霉毒素、杂色曲霉素、烟曲霉震颤素、单端孢霉烯化合物、玉米赤霉烯酮、伏马菌素以及展青霉素、桔青霉素、黄绿青霉素等。

三、食品的腐败变质

食品的腐败变质泛指在以微生物为主的各种因素作用下，所发生的食品成分与感官性状的变化。这些变化往往是食品成分的分解伴随着产生令人不愉快的色、香、味、形等感官性状的变化，从而使食品降低或丧失营养价值与食用价值，是食品生产与经营中常见的卫生问题之一。

（一）食品腐败变质的原因

食品的腐败变质主要是食品中的大分子物质如蛋白质、脂肪和碳水化合物等发生降解反应的过程，其发生的原因主要包括食品本身的因素和微生物的存在。

1. 食品本身因素　食品中存在可降解的大分子物质是食品能发生腐败变质的内因，这些大分子物质在酶或非酶因素作用下发生以分解为主的变化，例如蛋白质在酶的作用下，可被分解成氨基酸并进一步分解成胺及其他小分子含氮化合物等，脂肪酸可以在氧的作用下发生氧化，产生醇、醛、酮等脂肪酸败产物。

2. 微生物　微生物是食品腐败变质发生最重要的因素。引起食品腐败变质的微生物包括细菌、霉菌与酵母、微生物在生长繁殖过程中产生分解食品的酶，引起食品成分的分解，使食品发生腐败变质。

（二）食品腐败变质的预防

食品的腐败变质主要由微生物引起，因此预防微生物的污染与防止微生物的繁殖是预防食品腐败变质的关键。

1. 防止食品的细菌污染　食品在加工、储藏、运输、销售及消费过程中均可能受到细菌的污染，为减少食品的细菌污染，应注意以下几点。

（1）注意企业环境卫生：企业选址首先要考虑环境卫生状况，如水源、风向、污水及废物处理等可能的潜在污染，厂房要有空气过滤设备、车间门窗应有防蝇装置、进出口应设有手、鞋、工作服和运输车辆的清洗消毒设备。

（2）减少生产过程的污染：食品生产过程是食品的细菌污染的主

要途径。为减少细菌污染，应采取合理的生产工艺，流程尽可能缩短，尽量实行连续化、自动化和封闭化生产。

(3) 注意食品储存的卫生：储存食品或半成品的容器应清洗和消毒，储存场所要定期消毒以保持清洁，维持低温、通风干燥的储存环境，必要时采用冷库储藏。加工过程要注意荤、素、生、熟、成品与半成品分开存放，最好分别建库存放，防止食品的交叉污染，成品应尽快包装，以使食品隔绝污染源。

(4) 防止销售过程污染：销售部门应根据销量进货、防止产品积压，不销售超过保质期的食品，无包装的食品应使用工具售货，避免用手接触食品。

(5) 食品从业人员的卫生：食品从业人员每年体检一次，取得健康证后方可从事食品工作，同时定期对从业人员进行卫生知识培训，培训合格方可从业。从业人员应严格遵守卫生制度，做好个人日常卫生工作，养成良好卫生习惯，勤洗澡、勤洗头、勤剪指甲、勤换内衣和工作服。进行食品生产操作时，应戴帽子或发网。

2. 去除与杀灭微生物　食品在加工、储藏、运输、销售过程中完全避免微生物的污染几乎是不可能的，食品的原材料中也或多或少地存在微生物，清除与杀灭微生物的目的在于去除致病菌与腐败菌，以减少微生物造成的人体伤害。

(1) 微生物的去除：去除微生物的方法有很多种，洗涤是应用最广泛、也最有效的除菌方法。实验证明，用干净的水冲洗苹果，可以除去苹果表面 95%以上的微生物，有些食品如液体食品不能采用洗涤的方法，可采用过滤的方法去除微生物。

(2) 微生物的杀灭：某些食品不适宜采用去除微生物的方法，或除菌效果不理想，食品中仍有微生物时，可采取杀灭措施，在食品加工中常利用除菌与杀菌相结合，以达到安全食用的目的。

3. 控制微生物的繁殖　微生物的生长需要一定的条件，当条件不利时，微生物可停止生长甚至死亡，因此通过控制食品的储藏条件可以达到延缓腐败的目的。

(1) 降低食品的含水量：降低食品的水分含量可使微生物的生长

受到抑制，如粮食中的水分含量在13%以下时，可阻止微生物的生长。降低水分含量称为食品的脱水。根据食品的种类、脱水要求及设备条件，主要用日晒、阴干、喷雾干燥、接触干燥等。

(2) 提高食品的渗透压：提高食品的渗透压可使细菌脱水而受到抑制，提高渗透压可通过盐腌与糖渍的方法。

盐腌：一般食品中食盐含量达到8%～10%时可以抑制大部分微生物繁殖。盐腌食品常见的有咸鱼、咸肉、咸蛋、咸菜等，需要注意的是，盐腌食品有时也会发生腐败变质，如耐高渗的盐沙雷氏菌可使咸鱼体表发红产生黏液甚至腐败，因此应注意盐腌食品的储存条件。此外，过多摄入食盐对机体不利，如导致高血压等。故盐腌食品的消费呈下降趋势。

糖渍：糖渍食品是利用高浓度(60%～65%)糖液作为高渗溶液来抑制微生物繁殖，但此类食品还应该密封和在防湿条件下保存，否则容易吸收水分降低防腐作用，常见的糖渍食品有糖炼乳、果脯、蜜饯和果酱等。

(3) 降低食品储存温度：低温环境中大部分微生物的生长受到抑制，而且食品中的酶活性也受到抑制，从而延缓食品的腐败变质。根据储藏的温度可以分为冷藏和冷冻两种方式。

冷藏：指高于食品的冰点温度下的储藏方法，温度范围一般为－2 ℃～15 ℃，多数情况下为4～8 ℃，冷藏主要用于新鲜水果蔬菜的保藏，对食品的风味及营养成分破坏不大，可最大限度保持食品的新鲜度，但在这一温度下，微生物仍能存活，某些嗜冷菌还可以生长繁殖，而且在这一温度下蔬菜水果的采收后呼吸仍能进行，因而储存期限较短。一般为几天到数周。如果结合其他防腐措施，如使用防腐剂及调节气体成分等，可大大延长食品的保藏时间。

冷冻：是将食物中所含大部分水分冻结成冰，即将食品温度降低到低于食品汁液的冰结点，一般在－8 ℃以下。由于缺水和低温，大大抑制了食物中微生物的生存。同时杀死部分微生物，冷冻虽能有效控制食品的腐败变质，但对食品的理化性质影响较大，过去多用于肉类制品的储藏。20世纪80年代发展的速冻技术是利用水的结晶原理，使食品的温度迅速达到冰点以下，快速通过冰晶生成带，减少冰晶生成，降低食品受冰晶压迫而引起的机械损伤和破溃。

（4）使用抑制微生物的化学物质：某些化学物质可以抑制微生物的生长繁殖，在食品中添加这类物质能控制微生物的生长繁殖而起到延缓食品腐败变质的目的。

防腐剂：防腐剂是指能抑制食品中微生物的繁殖，防止食品腐败变质的物质。常用的防腐剂有苯甲酸及其钠盐、山梨酸及其盐类、对羟基苯甲酸酯类及乳酸链球菌素等。

熏制：木材燃烧产生的烟中含有酚类等抑菌物质，加上熏制产生的脱水作用及食品中的食盐等，使熏制食品有一定的防腐作用。熏制食品的防腐作用和食品的脱水程度的相关性比熏制食品中酚类物质要强，现代工业生产熏制食品主要是满足消费者口味的需要，但要注意熏制食品中含有可能会致癌的多环芳烃。

酸防腐：醋酸在溶液中可电离产生氢离子，氢离子通过影响微生物代谢酶的活性和微生物细胞膜的电动势而抑制微生物的生长繁殖，从而起到防腐作用，常用的方法有醋渍，如醋渍黄瓜等。

（5）生物防腐：生物防腐是利用微生物酸发酵的方法来延缓食品的腐败变质，如酸奶等。微生物在发酵过程中产生酸，使食品的 pH 值降低，抑制微生物的生长而达到防腐的目的。

第二节 化学性有害因素及其预防

一、概述

食品化学性因素根据其来源分为四大类：天然物、衍生物、污染物和添加剂。衍生物是食物在贮放和加工烹调过程中产生的。污染物和添加物都属于外来的。

（一）天然物

1. 植物性有害物质　植物性食品中的有害物质是植物生长过程代谢物。植物的有害代谢物大体上可以分为：功能团，如植物酚类；生理作用物质，如胆碱酯酶抑制剂或活化剂；产生的毒素，如生氰苷；致癌物，如苏铁素；抗营养物，如黄豆中的外源凝集素。

2. 动物性有害物质　本身无毒的，一定条件下转化为有毒的（条件性有毒）；本身有毒的，如河豚。

（二）衍生毒物

衍生毒物是食品在制造、加工（包括烹调）或贮放过程中化学反应或酶反应形成的（或潜在）有毒物质。

有毒物质可由食品的任何内在成分与外源成分（如污染物与添加剂）相互作用形成，或这些物质与外界物质（如氧）相互作用形成。由热、光、酶或其他物质引起食物化学降解也会产生有毒物质。

（三）污染物

食品可从多方面受污染——空气、水、土壤及其他的植物。长江每年接纳 200 亿吨废水，流域内每年施用 20 万吨农药，这些污染物后来都回到该流域所生产的食品原料中。土壤和水中的天然有毒无机物被植物、禽畜和水生动物吸收、积累，有的达到可引起人中毒的水平，如硝酸盐、汞、砷以及硒。受污染的饲料喂禽畜后，可使其肉、蛋、奶含有污染物，这些都属于间接污染。

生长中的农作物或收获后贮放的农产品受微生物侵袭，在适宜条件下可产生致病内毒素或外毒素。例如粮食中的黄曲霉毒素，广泛存在于蔬菜和水果（尤以腐烂的）中的交替霉菌毒素。

现代农业生产中广泛使用的农药、生长刺激素等饲料添加剂和抗生素均会使食品含有残留污染物。

食品贮存和包装用的容器和包装材料中含有的化学物质（如塑料增塑剂和印刷油墨中的苯）能迁移到食物上。食品加工、烹调用的炊具、器皿、用具都有可能受材料中的化学物质污染。瓷器碗碟上的彩釉含的铅能游离到盛装的食物中。

食品生产工艺过程污染物，运输、住宅、家庭生活、娱乐活动、教育、医疗以及科研使用的有害化学物质都有可能直接或间接污染食品，产生健康危害。

总的说来，多数情况下，污染量不大，引起急性中毒的机会较小，引起慢性危害则不能马上发生效应，不易觉察。预防措施是加强检测与监督，特别是涉及食品原料的工农业生产。

(四) 添加剂

食品添加剂最初是为防腐和改善食品品质（色、香、味、口感）而加入食品的，后来扩大到食品加工工艺过程本身需要而加入的物质。现代的食品添加剂随着食品门类的增加和工艺的发展，其种类也不断增多，已达数千个，有天然成分的，也有人工合成的。

二、化学性有害因素分类

(一) 植物类食品中的天然毒素和生理活性成分

植物是人类最重要的食物资源。植物性毒素是人类食源性中毒的重要因素之一，对人类健康和生命有较大的危害。需要指出的是，植物性毒素是指植物体本身产生的对食用者有毒害作用的成分，不包括那些污染的和吸收入植物体内的外源化合物，如农药残留和重金属污染物等。

植物的毒性主要取决于它所含的化学成分。有毒成分是有毒植物毒性的基础，虽然生态和环境等因素对植物有毒成分的存在影响很大，但植物物种仍是有毒成分存在的决定性因素。有毒植物的物种基本稳定。但是，由于有毒植物的种间差异，生长阶段以及环境因素的不同，其有毒物质的含量也不相同。

有人认为有毒植物都是陌生的野生植物，一些常见的植物，特别是食用的栽培植物都是无毒的，这种认识并不全面。粮食作物、油料作物、蔬菜、水果等食用植物都包括一些可能引起中毒的植物。

1. 按引起中毒的情况有所不同分类

(1) 非食用部位有毒：有些植物的可食部位无毒，其有毒成分在非食用部位。一些常见水果，如杏、苹果、樱桃、桃、李、梨等，其果肉鲜美无毒，但其种仁、叶、花芽、树皮等含氰苷，因食用水果种仁造成中毒，甚至死亡的事件并不少见。

(2) 在某个特定的发育期有毒：麦类、玉米等粮食作物在幼苗期含氰苷，如放牧时不慎被牧畜采食，则可引起牧畜中毒；未成熟的蚕豆、发芽的马铃薯都含有有毒成分。

(3) 其有毒成分经加工可去除：富含淀粉的块根植物，如木薯，含有有毒成分，经水浸、漂洗等处理去除后可安全食用，但未经处理或处理不彻底均可引起中毒。菜豆、小刀豆等含有血球凝集素等物质，经煮沸可除去毒性。菜籽油、棉籽油等必须经过炼制，以除去毒蛋白、毒甙、棉酚等有毒成分。

(4) 含有微量有毒成分，食用量过大时引起中毒：蔬菜是人们膳食中的重要组成之一，它们都含有硝酸盐，一般情况下是安全的，但是，如果大量单独连续食用含硝酸盐最高的蔬菜或腐败的蔬菜都能引起中毒。

2. 按化学成分分类

(1) 有毒酚类与醇类：木薯、苦杏仁、银杏均含氰基的苷类，在肠胃内被水解，释放出氢氰酸，被吸收入血液中，导致组织缺氧，严重可致死亡。

(2) 胆碱酯酶抑制剂：多种蔬菜和水果（如龙葵科中的马铃薯、番茄和茄子）含有胆碱酯酶抑制剂，其中以马铃薯中的龙葵素最重要。龙葵素不溶于水，对热稳定，烹调不能破坏。青皮或变黑（受晚疫病霉菌感染的）或发芽薯含龙葵素最高。

(3) 蚕豆嘧啶葡糖苷与蚕豆中毒：蚕豆含有两种核苷—蚕豆嘧啶葡糖苷和伴蚕豆嘧啶核苷，有的人吸入蚕豆花粉也能发生中毒。多数蚕豆中毒发病于餐后 5～24 小时。曾有死亡报道。中毒症状有乏力、头晕、肠胃不适、黄疸、呕吐、腰痛甚至血尿。无论吃煮蚕豆或鲜生蚕豆后都可能发生中毒。

(4) 致癌物：作为食品或草药的某些植物含有内源性前致癌物，如单宁、亚硝胺、苏铁素、黄樟素、多环芳烃、苯并芘、萜烯等。

(5) 抗营养物：能产生营养缺乏或干扰身体对营养素吸收利用的物质称为抗营养物。

(6) 野生蕈类：因为野生蕈类（俗称蘑菇）滋味好，吸引人们去采摘来吃。食入有毒蘑菇会发生中毒甚至死亡，死亡率比较高。有毒蘑菇含有的毒素可分为：细胞毒、血液毒、神经毒、致幻觉剂、致癌物、胃肠毒。

(二) 动物类食品中的天然毒素

1. 含有毒物质的动物组织　家畜肉，如猪、牛、羊等肉是人类普遍食用的动物性食品。在正常情况下，它们的肌肉是无毒的，可安全食用。但其体内的某些腺体、脏器或分泌物(如甲状腺、肾上腺、病变淋巴腺等)，可用于提取医用药物，如摄食过量，可扰乱人体正常代谢。

2. 海洋鱼类的毒素

(1) 鲭鱼中毒：鱼的蛋白质含量比较丰富，比其他动物组织更易腐败，故对微生物的侵入也很敏感。海洋鱼类腐败变质后将产生一定数量的组胺，该物质为强生物活性物质，摄入后使机体发生中毒，是食品中较为重要的不安全因素。在海产品中，鲭鱼亚目的鱼类(如青花鱼、金枪鱼、蓝鱼和飞鱼等)在捕获后易产生组胺，所以，海产品中毒常常与这些种群有关，并称为鲭鱼中毒。其他鱼类如沙丁鱼、凤尾鱼和鲕鱼中毒也与组胺有关。

鲭鱼中毒的症状主要是人体对组胺的过敏反应，鱼中存在的其他物质如腐胺和尸胺似乎引发了组胺的毒性。中毒症状可在摄入污染鱼类之后 2 h 出现，病程通常持续 16 h，一般没有后遗症，死亡也很少发生。组胺对人胃肠道和支气管的平滑肌有兴奋作用，从而导致人呼吸急促、疼痛、恶心、呕吐和腹泻，这些症状经常伴随神经性和皮肤的症状如头痛、刺痛、发红或荨麻疹等。

鲤鱼、鲫鱼和鳝鱼等淡水鱼类产生的组胺更少，仅为 1.2～1.6 mg/kg。故淡水鱼类与组胺中毒关系不大。

(2) 鱼卵和鱼胆中毒：我国能产生鱼卵毒素的鱼有十多种，其中包括淡水石斑鱼、鳇鱼和鲶鱼等。鱼卵毒素为一类毒性球蛋白，具有较强的耐热性，100 ℃约 30 min 的条件使毒性部分被破坏，120 ℃约 30 min 的条件能使毒性全部消失。一般而言，耐热性强的鱼卵蛋白毒性也强，其毒性反应包括恶心、呕吐、腹泻和肝脏损伤，严重者可见吞咽困难、全身抽搐甚至休克等现象。

鱼胆毒素含于鱼的胆汁中，是一种细胞毒和神经毒，可引起胃肠道的剧烈反应、肝肾损伤及神经系统异常。一般人认为鱼的胆汁可清热、解毒、明目，其实恰恰相反，鱼胆毒素往往会引起中毒乃至死亡。胆汁中含有毒素的鱼类是草鱼、鲢鱼、鲤鱼、青鱼等我国主要的淡水经济鱼类。

(3) 河豚毒素：河豚是味道极鲜美但含有剧毒的鱼类。河豚在大多数沿海国家的沿海和大江河口均有分布，全球有 200 种，我国有 70 多种。河豚毒素多存在于河豚、海洋翻车鱼、斑节虾虎鱼和豪猪鱼等多种豚科鱼类的卵巢、皮肤、肝脏甚至肌肉中。在我国，早在 2 世纪就有关于河豚中毒的记载。河豚毒素的毒性比氰化钠强 1 000 倍，如不经特殊加工手段，则中毒甚至死亡事件在所难免。毒素的浓度由高到低依次为卵巢、鱼卵、肝脏、肾脏、眼睛和皮肤，肌肉和血液中含量较少。由于鱼的肌肉部分河豚毒素的含量很低，所以，中毒大多数是由于可食部位受到卵巢或肝脏的污染，或是直接进食了这些内脏器官引起的。对死亡较久的河豚来说，因内脏腐烂，其中的毒素也会侵染进其肌肉中。

(4) 贝类毒素：世界上可作食品的贝类约有 28 种，已知的大多数贝类均含有一定数量的有毒物质。实际上，贝类自身并不产生毒物，但是当它们通过食物链摄取海藻或与藻类共生时就变得是有毒的了，足以引起人类食物中毒。主要的贝类毒素包括麻痹性贝类毒素和腹泻性贝类毒素两类。

(5) 海参类：海参属于棘皮动物门的海参纲。少数海参含有毒物质，引起人类中毒。目前已知致毒海参有 30 多种，我国有近 20 种，较常见的有紫轮参、荡皮海参等。

人除了误食有毒海参发生中毒外，还可因接触到海参消化道排出的黏液而引起中毒。但大部分可食用海参的海参毒素很少，而且少量的海参毒素能被胃酸水解为无毒的产物，所以，一般人们常吃的食用海参是安全的。

(三) 加工技术的衍生物

衍生毒物是食品在制造、加工(包括烹调)或贮放过程中化学反应或酶反应形成的(或潜在)有毒物质。食品的各种加工技术，包括烟熏、煎炸、烘烤、焙炒、盐腌、高温杀菌、辐照杀菌、冷冻和罐装等，增加了食品风味，改善了食品的外观和质地，并提高了食品的可利用程度。但是，加工技术也能引起食品成分的变化。例如，煎炸、烘烤、焙炒等食品处理方法常常引起食品成分如氨基酸、蛋白质、糖、碳水化合物、维生素和脂类的化学变化，这些处理方法除了能使食品的营养素含量降低外，还随之产生一些有毒和致癌的物质，如多环芳烃(PAHs)、杂环胺和 *N*-亚硝胺等。此外，在食品加工过程中常有一些外来物质混进食物，一些低水平的污染难以完全消除。

有毒物质可由食品的任何内在成分与外源成分(如污染物与添加剂)相互作用形成，或这些物质与外界物质(如氧)相互作用形成。由热、光、酶或其他物质引起食物化学降解也会产生有毒物质。

1. 苯并[α]芘　熏制食品(熏鱼、熏香肠、腊肉、火腿等)、烘烤食品(饼干、面包等)和煎炸食品(罐装鱼、方便面等)中主要的毒素和致癌物是多环芳烃(PAHs)，具体来讲主要是 3,4-苯并[α]芘。苯并[α]芘是已发现的 200 多种多环芳烃中最主要的环境和食品污染物，而且污染广泛、污染量大、致癌性强。多环芳烃也广泛分布于环境中，对食品造成直接的污染。蔬菜中的多环芳烃明显是环境污染所致。大多数加工食品中的多环芳烃主要源于加工过程本身，而环境污染只起到很小的作用。

2. 美拉德反应产物和杂环胺

(1) 美拉德反应产物：在面包、糕点和咖啡等食品的烘烤过程中，蛋白质(氨基酸)的氨基与葡萄糖的羰基发生了聚合反应，称为美拉德反应或羰氨反应。美拉德反应能产生诱人的焦黄色和独特风味，也是食品在加热或长期储藏时发生褐变的主要原因。美拉德反应可形成许多杂环化合物，诱发生物体组织中氨基和羰基的反应并导致组织损伤。在食品加工过程中，美拉德反应形成的一些产物具有强致突变性，提示可能形成致癌物。

(2) 杂环胺：70 年代末，人们发现从烤鱼或烤牛肉炭化表层中提取的化合物具有致突变性。对烤鱼中主要致突变物的研究表明，这类物质主要是复杂的杂环胺类化合物，例如，咪唑喹啉和甲基咪喹啉。这类物质也是煎牛肉提取物中致突变物质的主要成分。

3. 硝酸盐和亚硝酸盐　硝酸盐和亚硝酸盐是腌制食品如腊肠、肉肠、灌肠、火腿和午餐肉中的防腐剂，用于肉类保藏已经几个世纪的历史。其防腐作用来自亚硝酸根离子(NO_2^-)，对肉毒梭菌有很强的抑制作用。肉毒梭菌所产生的肉毒素是目前所知道的最剧毒的神经中毒因子，如果在肉制品中不加亚硝酸盐，将会有大量的食物中毒事件发生。此外，亚硝酸盐同时还是一种护色剂。亚硝酸盐和肉类的血红蛋白反应，形成一种可增进食欲的桃红色。亚硝酸盐还赋予香肠、火腿和其他肉制品一种诱人的腌肉风味。

在适宜的条件下，亚硝酸盐可与肉中氨基酸发生反应，也可在人体的胃肠道内和蛋白质的消化产物二级胺(叔胺)和四级胺(季胺)反应，生成亚硝基化合物(NOC)，尤其是生成*N*-亚硝胺和亚硝酰胺这类致癌物，因此也有人将亚硝酸盐称为内生性致癌物。由于植物、霉菌、人的口腔和肠道细菌有将硝酸盐转化为亚硝酸盐的能力，因此，硝酸盐往往表现为亚硝酸盐的毒性。

(四) 污染物

食品可从多方面受污染——空气、水、土壤、及其他植物；现代农业生产中广泛使用的农药、兽药、激素、生长刺激素等饲料添加剂和抗生素均会使食品含有残留；食品贮存和包装用的容器和包装材料中含有的化学物质能迁移到食物上；食品加工、烹调用的炊具、器皿、用具都有可能受材料中的化学物质污染；食品生产工艺过程污染物，运输、住宅、家庭生活、娱乐活动、教育、医疗以及科研使用的有害化学物质都有可能直接或间接污染食品，产生健康危害。

1. 食物中的真菌毒素　真菌在新陈代谢过程中可产生大量化学结构各异的生物活性物质，许多这类物质对人和动物具有毒性，被称为真菌毒素。真菌毒素一般分为霉菌毒素和蘑菇毒素两类。霉菌毒素通常是指丝状真菌产生的毒素。

(1) 黄曲霉毒素：根据黄曲霉毒素在紫外光下的特性，分为B_1、B_2、G_1和G_2。其中以B_1的毒性最强。黄曲霉毒素微溶于水，易溶于油脂和一些有机溶剂，耐高温(280 ℃下裂解)，故在通常的烹调条件下不易被破坏。黄曲霉毒素在碱性条件下或在紫外线辐射时容易降解。

黄曲霉毒素是目前所知致癌性最强的化学物质。人对黄曲霉毒素 B_1 也较敏感，日摄入黄曲霉毒素 B_1 2～6 mg 即可发生急性中毒甚至死亡。黄曲霉毒素的急性中毒症状主要表现为呕吐、厌食、发热、黄疸和腹水等肝炎症状。

(2) 其他曲霉和青霉毒素：杂色曲霉素主要由杂色曲霉等真菌产生。杂色曲霉主要污染玉米、花生、大米和小麦等谷物，但污染范围和程度不如黄曲霉毒素。杂色曲霉素的急性毒性不强，杂色曲霉素的慢性毒性主要表现为肝和肾中毒，但该物质有较强的致癌性。

赭曲霉素的产毒菌株有赭曲霉，几乎可污染玉米、小麦等所有的谷物。赭曲霉素的急性毒性较强，与黄曲霉素相当。赭曲霉素的致死原因是肝、肾的坏死性病变。

玉米赤霉烯酮其产毒菌主要是镰刀菌属的菌株，主要污染玉米、小麦、大米、大麦、小米和燕麦等谷物。玉米赤霉烯酮可引起中枢神经系统的中毒症状，如恶心、发冷、头痛、神智抑郁和共济失调等。

(3) 麦角中毒：在收获季节如碰到潮湿和温暖的天气，谷物很容易受到麦角菌的侵染。麦角毒素具有强烈收缩动脉血管的作用，从而导致肢体坏死。人类的麦角中毒可分为两类，即坏疽性麦角中毒和痉挛性麦角中毒。坏疽性麦角中毒的症状包括剧烈疼痛、肢端感染和肢体出现灼焦和发黑等坏疽症状，严重时可出现断肢。痉挛性麦角中毒的症状是神经失调，出现麻木、失明、瘫痪和痉挛等症状。

2. 食品工业的污染　随着我国社会工业化步伐的加快，环境污染也随之日趋严重，各种工业废水、废气和废料对大气、土壤和水源的污染日渐加剧，各种供食用的植物和动物在生长过程中以及食品在加工、储运、销售等各个环节也可能受到工业“三废”的污染，使进入食品中的各种有毒及致畸致癌物质大量增加，从而严重危害消费者的身体健康。对全球的大气、土壤和水源造成污染的工业污染物主要是多环芳烃(PAHs)、多氯联苯(PCBs)和二噁英等，这些物质在人类周围环境中的聚集和循环具有全球性的意义。其他如铅、汞、镉等重金属也是比较主要的工业污染物。

(1) 多环芳烃：多环芳烃(PAHs)是煤、石油、木材、烟草、有机高分子化合物等有机物不完全燃烧时产生的挥发性碳氢化合物，是重要的环境和食品污染物。迄今已发现有200多种PAHs，其中有相当部分具有致癌性，如苯并[α]芘、苯并[α]蒽等。苯并[α]芘是一种较强的致癌物，主要导致上皮组织产生肿瘤，如皮肤癌、肺癌、胃癌和消化道癌。

(2) 二噁英：二噁英(dioxin)是在有机氯化合物(如农药等)的合成过程中作为微量不纯物而生成的非商业性目的的副产品。含氯固体垃圾的焚烧处理是城市二噁英污染的主要来源。环境中的二噁英主要通过污染的动物性食品进入人体内。特别值得注意的是，高浓度暴露可导致人体各部位的癌症发病率普遍增加，尤其以发生软组织肉瘤的危险性的增加最为显著。

(3) 铅：铅的毒性主要是由于其在人体的长期蓄积所造成的神经性和血液性中毒。儿童对铅特别敏感，早期儿童表现出明显的注意力分散、方向不明和冲动增加症状，他们在标准IQ试验和语言试验中的得分也较低。

(4) 汞：无机汞中毒主要影响肾脏。急性无机汞中毒的早期症状是胃肠不适、腹痛、恶心、呕吐和血性腹泻。甲基汞中毒主要影响神经系统和生殖系统，怀孕的妇女暴露于甲基汞可引起出生婴儿的智力迟钝和脑瘫。

(5) 镉：镉主要通过对水源的直接污染以及通过食物链的生物富集作用对人类的健康造成危害，主要引起骨骼的剧痛和严重的骨萎缩，因而也称骨痛病。

3. 食物中的农药残留　农药是指那些对有害生物具有杀灭、抑制和驱除作用的人工合成或天然的物质，农药分为杀昆虫剂、杀菌剂、除草剂、杀螨剂、杀螺剂和灭鼠剂等。

农药及其代谢物对供人类食用的植物和动物均有严重的影响。在农业地区，喷施农药使大量杀虫剂直接进入环境，并通过灌溉水和雨水污染地表土壤和地下水，人类可因饮水以及用水冲洗和准备食物而摄入农药，这是食物中农药残留物对人体的直接影响。另外，农药可通过植物的吸收从土壤和水源中进入人体内，并通过食物链富集在食用动物体内。

4. 兽药残留　为了预防和治疗家畜和养殖鱼患病而大量投入抗生素、磺胺类、激素类等化学药物,往往造成药物残留于食品动物组织中,伴随而来的是对公众健康和环境的潜在危害。随着膳食结构的不断改善和对动物性蛋白质的需求的不断增加,人们对肉制品、奶制品和鱼制品等动物性食品的要求也就越来越高,对食品的兽药残留也引起了普遍关注,国际有关组织已经开始重视这个问题的严重性,并认为兽药残留将是今后食品安全性问题中重要问题之一。

第三章　食源性疾病

食品安全法定义食源性疾病为食品中致病因素进入人体引起的感染性、中毒性等疾病。食源性疾病包括常见的食物中毒、肠道传染病、人畜共患传染病、寄生虫病以及化学性有毒有害物质所引起的疾病。食源性疾病的发病率居各类疾病总发病率的前列，是当前世界上最突出的卫生问题。

世界卫生组织认为，凡是通过摄食进入人体的致病因素，使人体患感染性的或中毒性的疾病，都称之为食源性疾患。从这个概念出发，应当不包括一些与饮食有关的慢性病、代谢病，如糖尿病、高血压等，然而国际上有人把这类疾病也归为食源性疾患的范畴。顾名思义，凡与摄食有关的一切疾病（包括传染性和非传染性疾病）均属食源性疾患。

1984 年 WHO 将“食源性疾病”一词作为正式的专业术语，以代替历史上使用的“食物中毒”一词，并将食源性疾病定义为“通过摄食方式进入人体内的各种致病因子引起的通常具有感染或中毒性质的一类疾病。食源性疾病的发生发展有 3 个基本特征：

在食源性疾病暴发流行过程中，食物本身并不致病，只是起了携带和传播病原物质的媒介作用；导致人体罹患食源性疾病的病原物质是食物中所含有的各种致病因子；人体摄入食物中所含有的致病因子可以引起以急性中毒或急性感染两种病理变化为主要发病特点的各类临床综合征。

第一节　食物中毒

食品安全法定义食物中毒为食用了被有毒有害物质污染的食品或者食用了含有毒有害物质的食品后出现的急性、亚急性疾病。食物中毒属于食源性疾病。

一、中毒食品

中毒食品指含有有毒有害物质并引起食物中毒的食品。

1. 细菌性中毒食品指含有细菌或细菌毒素的食品。
2. 真菌性中毒食品指被真菌或真菌毒素污染的食品。
3. 动物性中毒食品。
4. 植物性中毒食品。
5. 化学性中毒食品。

二、食物中毒的共同特点

1. 发病急　食物中毒的潜伏期短，一般在进食有毒物质后 24 h 或 48 h 内发病，而且来势急剧，短时间内可能有多数健康人同时发病，发病曲线呈突然上升又突然下降的趋势。

2. 临床表现相似　所有病人均有类似临床表现，且多伴有急性胃肠炎症状(如恶心、呕吐、腹痛、腹泻等)。

3. 发病范围局限　食物中毒的发病范围局限在近期食用过同样食品的人，发病范围与中毒食品的分布区域一致，凡进食这种中毒食品的人大都发病，没有进食该种食品的人不发病，而且一旦停止食用此种食物，发病立即停止或者症状缓解。

4. 人与人之间无直接传染　食物中毒的临床症状虽与某些肠道传染病症状基本相似，但由于病因不同，人与人之间不直接或间接传染。

5. 有些种类的食物中毒具有明显的季节性、地区性特点　细菌性食物中毒多发生在夏秋季节，肉毒梭菌中毒主要发生在新疆、青海等地，河豚中毒、副溶血性弧菌中毒多发生在沿海省份，误食农药和桐油中毒多发生在农村，霉变甘蔗中毒多发生在北方且 99%的病例发生在 2～4 月份。

三、食物中毒的分类

(一) 细菌性食物中毒

1. 细菌性食物中毒原因

（1）食物被细菌污染。

（2）食品水分含量高且贮存方式不当。

（3）食品在食用前未彻底加热或处理不当。

2. 发病机理

（1）感染型：病原菌进入肠道，在肠道内继续生长繁殖、附于肠黏膜上或侵入黏膜下层，引起肠黏膜的水肿、充血、渗出等，引起腹痛、腹泻、脓血便等，如沙门氏菌和链球菌食物中毒等。

（2）毒素型：由致病菌在食品中产生肠毒素，因摄入该毒素而引起食物中毒，如金黄色葡萄球菌毒素和肉毒梭状芽孢杆菌毒素等。

（3）混合型：致病菌和毒素共同作用引起。

3. 临床表现

（1）胃肠道型：胃肠型食物中毒较多见，以恶心、呕吐、腹痛、腹泻为主要特征。

（2）神经型：肉毒梭菌外毒素引起，临床上出现脑神经支配的肌肉麻痹，以眼肌及咽肌甚至呼吸肌麻痹为主要特征。

（二）真菌性食物中毒

真菌性食物中毒是由于真菌毒素污染了食物（大多数真菌毒素不容易被烹煮的高温所破坏）而引起。急性真菌食物中毒潜伏期短，常引起胃肠症状如恶心、呕吐、腹胀、腹痛，偶有腹泻，而后出现体内各器官系统（肝、肾、神经、血液）的损害。

（三）植物性食物中毒

1. 毒蕈中毒　我国已鉴定的蕈类中，可食用蕈类近 300 种，有毒蕈类约 100 种，其毒素成分复杂。一般根据毒素种类和中毒表现，大致将毒蕈中毒分为胃肠毒型、神经和精神型、溶血型、脏器毒害型和光过敏性皮炎型。其临床表现差异较大。

2. 发芽马铃薯中毒　马铃薯中含有龙葵素，主要集中在芽眼、表皮和绿色部分，龙葵素在马铃薯储藏过程中会逐渐增加，特别是当马铃薯发芽、表皮青紫或储存不当出现黑斑和光照时均可大大提高龙葵素的含量，引起中毒，龙葵素对胃肠道黏膜有较强的刺激作用，对呼吸中枢有麻痹作用，并引起脑水肿、充血，此外对红细胞有溶血作用。

3. 含氰苷类中毒　苦杏仁、桃仁、李子仁及木薯等最为常见。苦杏仁苷为剧毒，小孩吃10粒、大人10粒就会中毒，小孩10～20粒、大人40～60粒可致死。

（四）动物性食物中毒

1. 河豚中毒　河豚中毒一般食后半小时至3小时出现症状，主要是舌、唇、脸部及四肢末端麻木，继以四肢肌肉无力瘫痪，严重者语言障碍，呼吸困难、麻痹、休克、昏迷以至呼吸衰竭而死亡。

2. 有毒贝类中毒　中毒特点为神经麻痹，故称麻痹性贝类中毒。初起为唇、舌、指尖麻木，随后四肢末端和颈部麻木，运动失调，发音困难，最后呼吸困难，可因呼吸衰竭死亡。

3. 鱼类引起的组胺中毒　组胺中毒特点为发病快，症状轻，恢复快。表现为面部、胸部及全身潮红、刺痛、烧灼感，眼结膜充血，并伴有头痛、头晕、胸闷等。

（五）化学性食物中毒

主要指一些有毒的金属、非金属及其化合物、农药和亚硝酸盐等化学物质污染食物而引起的食物中毒。引起的原因，主要有误食有毒化学物质或食入被化学物质污染的食物所致，或人为投毒所致。化学性食物中毒几率相对较少，但发病率及病死率较高，地区性、季节性不明显。

第二节　妨碍食品卫生安全的疾病

影响食品卫生安全的感染性疾病很多，随着科学技术的进步，人类对疾病的认识不断深入，随着环境恶化，新的病种也不断出现，本节仅选择几种消化道传染病进行讲解。

一、痢疾

细菌性痢疾是由痢疾杆菌引起的常见的急性肠道传染病。以腹痛、腹泻、里急后重及黏液脓血便为主要临床症状，重者可有全身中毒症状。本病目前发病率仍较高，在急性传染病中占第一或第二位，以中毒性菌痢危害性较大。本病和阿米巴痢疾在《中华人民共和国传染病防治法》中列为乙类传染病。

（一）病原学

1. 分类　痢疾菌为革兰氏阴性短杆菌，无芽孢、无荚膜、无动力，属肠杆菌科志贺氏菌属。根据种系生化特性和抗原结构，可分为A、B、C、D四群，群内又分为45个血清型或亚型。

2. 菌型变迁　菌型的分布和变迁随区域与年代的不同而异。

3. 抵抗力　日光曝晒30分钟、加热60 ℃ 10～30分钟、各种常用消毒剂均可杀死本菌。在阴暗潮湿及冰冻条件下可存活数周，在蔬菜、食品及污染物上可存活1～2周。

4. 耐药性　由于耐药质粒在同种或异种菌中传递，国内许多痢疾菌产生了耐药性，而且在逐年增加。国内菌株对磺胺、链霉素、氯霉素等产生了耐药性，有些地区菌株的耐药率高达50%以上。

（二）临床表现

潜伏期数小时到7天，多数为1～2天。症状的轻重缓急及病程的演变很不一致。这与痢疾杆菌的型别和数量，人体的健康情况和反应性，病变的范围和程度均有关系。痢疾志贺菌引起的常较严重，但现已少见；宋内菌引起的痢疾多数症状轻，非典型病例多，易被漏诊或误诊；福氏菌介于它们之间，但恢复期排菌时间长，容易演变成慢性；鲍氏菌极为少见。目前临床以福氏与宋内氏志贺菌为常见。菌痢通常分为急性和慢性两期。

1. 急性细菌性痢疾　临床表现有全身毒血症和肠道症状两方面。根据病情可分为四型。

(1) 普通型(典型)：突然发热(39 ℃左右)伴头痛，食欲缺乏，继以肠道症状，加腹痛、腹泻、里急后重。大便初为稀便，待肠内容物排尽后即转为黏液脓血便。排便每天10～20次或更多，量少，有时纯为脓血或脓冻。肠鸣音亢进，左下腹压痛。急性典型病例自然病程为1～2周，多数可缓解或恢复。

(2) 轻型(非典型)：全身毒血症症状、腹病腹泻均较轻，里急后重缺如。大便附有黏液，可无脓血。病程持续3～7天，可能不治而愈，亦可能演变成慢性。大便镜检平均每个高倍视野有10个以上的红白细胞，大便培养有痢疾杆菌生长则可确诊。

(3) 重型症：症状较明显。每日大便次数多至30次以上以至失禁，偶尔排出片状伪膜；腹痛，里急后重显著。体温很高或不升，常伴有呕吐、酸中毒及其他重症脱水现象，血压下降，严重者出现周围循环衰竭。本型多见于年龄较大，体质衰弱，营养状况不良或长期慢性病患者。

(4) 中毒型：多见于2～7岁儿童，成人罕见。临床以严重毒血症症状为主要表现，起病急骤，高热，反复惊厥、嗜睡昏迷，迅速发生休克和呼吸衰竭；而肠道症状较轻，甚至毫无腹痛与腹泻，往往需要用直肠拭子或生理盐水灌肠，采集大便检查才发现脓液，显微镜下可见大量脓细胞和红细胞。按临床主要表现又可分为休克型、脑型和混合型。

2. 慢性细菌性痢疾　痢疾病程超过2个月即称慢性痢疾。急性期延误诊治、营养不良、肠寄生虫病和全身情况较差都是演变为慢性的原因。慢性菌痢常有间歇性排菌现象，大便培养痢疾杆菌有时阳性、有时阴性，提示侵入肠黏膜内的痢疾杆菌未能被彻底清除。慢性患者除有痢疾症状外，尚可有神经官能症症状，临床上可分为以下三型。

(1) 慢性迁延型：有急性菌痢既往史，此后迁延不愈，长期表现不同程度的肠道症状，如腹痛、腹胀、腹泻，或便秘与腹泻交替出现，大便成形或较稀，经常带有黏液，或附有少许脓血，左下腹可有压痛，乙状结肠增厚，因久病后体质下降，乏力，贫血，头昏，烦躁，劳动力减退。

(2) 急性发作型：在慢性过程中常因受凉、进生冷饮食或劳累等诱因引起急性发作，表现腹痛、腹泻和脓血便，而发热等全身毒血症症状不明显。

(3) 慢性隐匿型：过去有痢疾史，现已较长时期无临床症状，但乙状结肠镜检查有异常发现，大便培养痢疾杆菌仍可阳性。

(三) 实验室检查

1. 血象　急性病例，白细胞总数可增多，中性粒细胞亦可增高，慢性病例可伴轻度贫血。

2. 粪便检查　典型急性菌痢粪便量少，有黏液、脓血，镜检可见大量脓细胞与红细胞，如发现巨噬细胞，更有助于诊断。

(四) 诊断

流行病学指征根据当地本病流行情况，发病季节，病前一周与病人接触史和不洁饮食史。

1. 疑似病例　腹泻，有脓血便或水样便或稀便，或伴有里急后重症状，难以除外其他原因的腹泻者。

2. 确诊病例

(1) 急性菌痢：急性发作之腹泻(除外其他原因腹泻)，伴发热、腹痛、里急后重、脓血便或黏液便、左下腹有压痛；粪便镜检白细胞(脓细胞)每高倍视野 15 个以上，可以看到少量红细胞；粪便细菌培养志贺菌属阳性。

(2) 急性中毒性痢疾：发病急、高热，全身中毒为主的症状；中枢神经系统症状，如惊厥、烦躁不安、嗜睡或昏迷；或有周围循环衰竭症状，如面色苍白、四肢厥冷、脉细速、血压下降，或有呼吸衰竭症状；起病时胃肠道症状不明显，但用灌肠或肛门拭子采便检查可发现白细胞(脓细胞)；粪便细菌培养志贺菌属阳性。

(3) 慢性菌痢：过去有痢疾病史，多次典型或不典型腹泻 2 个月以上者；粪便有黏液脓性或间歇发生；粪便细菌培养志贺菌属阳性。

(五) 流行病学

1. 传染源　病人和带菌者为主要传染源，急性病人粪便中含有大量细菌，非典型病人常被忽视、有重要的流行病学意义，慢性病人可间歇排菌达数年之久，为本病持续存在及流行的重要原因。

2. 传播途径　以粪—口为主要传播途径，食物、水、生活接触和苍蝇、蟑螂污染为主要传播因素。病人排便频繁，经带菌的手或通过苍蝇、蟑螂污染了食品、饮用水和各种生活用品，造成传播和流行。食物和水的污染易引起痢疾暴发。

3. 易感性　本病男女老幼普遍易感，患病后免疫时间短，且各自群、血清型之间无交叉免疫。任何使机体抵抗力降低的因素均可成为痢疾发病的诱因，重复感染和多次发病者常见。

4. 流行特征

（1）季节分布：菌痢在我国全年均可发生，但有明显的季节高峰，以夏秋季为最常见。一般5月开始上升，8～9月达高峰，10月逐渐下降。流行季节高峰与苍蝇密度高，温湿度适合痢疾菌生存繁殖，食用不洁冷食、凉饮、瓜果，以及胃肠功能失调等因素有关。

（2）地区分布：本病集中在温带或亚热带。与生活条件和卫生设施水平，以及文化卫生知识程度等有关。

（3）年龄分布：本病在年龄分布上有两个高峰。一个为学龄前儿童，由于卫生习惯差，发病较多；另一个为20～50岁的青壮年，与活动量大、感染机会多有关。

二、伤寒与副伤寒

伤寒与副伤寒是分别由伤寒杆菌和甲、乙、丙型副伤寒杆菌所引起的急性肠道传染病。临床上以稽留热、伤寒面容、相对缓脉、脾肿大和玫瑰疹等为主要特征，少数病例可并发肠出血或肠穿孔。

（一）病原学

伤寒杆菌在自然环境中抵抗力颇强，喜湿耐寒，在地面水中一般可存活1～3周，在粪便中可生存1～2个月，在牛奶、肉类、蛋类中可生存数月。但本菌对阳光、热、干燥、消毒剂及酸敏感，阳光直射数小时、60 ℃ 10分钟或煮沸即死。

副伤寒杆菌的致病力比伤寒杆菌弱，而比其他人畜共患沙门氏菌强。

（二）临床表现

1. 伤寒　患者大多起病缓慢，体温呈阶梯状上升，5～6天后稽留高热、伴食欲缺乏、腹胀、便秘或腹泻等症状。体征可见相对缓脉、脾脏肿大、肝脏轻度肿大，部分病人胸腹部出现少数玫瑰疹。近年来，伤寒的临床表现趋于“轻化”（除耐药者外），脾肿大和玫瑰疹不如过去常见，肝肿大和肝功能损害则较多见。少数病人可并发肠穿孔和肠出血。部分病人因未经治疗或治疗不当体温可回升，再现伤寒症状，称为复发。

伤寒患者应加强护理，严格卧床休息，在抗菌治疗的同时还应给予积极的对症支持治疗，预防并发症。

2. 副伤寒　副伤寒的临床表现与伤寒相似而较轻，但临床类型较多，有肠热症型、急性胃肠炎型、败血症型等。肠热症型与伤寒类同。急性胃炎型主要表现为发热、呕吐、腹痛，病程2～5天。败血症型可在菌血症的基础上，发展为脓毒血症，以全身化脓性迁徙性病灶为特征，全身多处组织、器官均可出现化脓性病变，包括肺炎、肺脓肿、心内膜炎、肾盂肾炎等，病情严重，多有皮疹、肝脾肿大，易出现黄疸，重症病例可持续发热数月之久。

（三）流行病学

1. 传染源　病人、隐性感染者及慢性带菌者是本病的传染源。患者自潜伏期末起即可排菌，在第三周排菌最多，以后逐渐减少。慢性带菌者是引起伤寒与副伤寒流行的主要传染源，也是我国近年来持续散发的主要原因。

2. 传播途径　病菌随大小便排出体外，污染水、食物、手、餐具、苍蝇或蟑螂等，最后经口侵入易感者机体而传播。日常生活接触传播是散发流行的主要传播方式，水源及食物污染则往往造成暴发流行。

3. 易感人群　人群普遍易感，但发病以儿童及青壮年为主，病后获终生免疫。预防接种者可获部分免疫，其发病机会减少，病情较轻。

4. 流行特征　伤寒与副伤寒在世界各地都有发生或流行，在热带和亚热带多见，在战争、自然灾害如洪水、地震等情况下可引起流行，发病率有季节性升高，多见于夏秋季。其发病与水源卫生设施最为密切。

（四）预防与控制

1. 传染源管理　伤寒及副伤寒患者应按肠道传染病隔离治疗，对其排泄物应进行严格消毒处理，病人粪便培养2次阴性后方可解除隔离。对接触者应医学观察2周，如有发热，则应立即隔离。发现病人应协同防疫部门尽早查清传染源，予以根治，并进行卫生监督。

2. 切断传播途径　做好“三管一灭”（管粪、管饮食卫生、管水及消灭苍蝇）。注意个人卫生，做好卫生宣传教育工作。

3. 提高人群免疫力 在流行地区对易感人群普遍进行三联菌预防接种，应在高发季节前完成。预防接种可减少发病或减轻病情。

三、病毒性肝炎

病毒性肝炎是由肝炎病毒引起的、以肝脏病变为主的全身性疾病。目前，病毒性肝炎至少分为甲、乙、丙、丁、戊型五大类。现着重介绍甲型病毒性肝炎及戊型病毒性肝炎。

（一）甲型病毒性肝炎

甲型病毒性肝炎是由甲型肝炎病毒（HAV）感染引起的一种急性肠道传染病，在各类肝炎中占有相当大的比重，是重点防治病种之一。

1. 病原学 HAV 的抵抗力较其他肠道病毒为强，能耐受 56 ℃ 60 分钟及 pH 4.0 的酸度，60 ℃ 10 小时大部分灭活，100 ℃ 5 分钟、紫外线 1 小时、氯 1 mg/L 30 分钟、1∶4 000 福尔马林 37 ℃ 72 小时皆可灭活。

2. 临床表现 本病潜伏期 15～45 天，平均 30 天左右。临床上可分为急性黄疸型、急性无黄疸型、淤胆型和重症型 4 个类型，慢性病例尚未见有报道。

（1）急性黄疸型甲型肝炎：可分为黄疸前期、黄疸期和恢复期 3 个阶段，总病程 2～4 个月。典型患者呈现起病急，有畏寒、发热、乏力、食欲缺乏、厌油、恶心、呕吐、肝区痛等，尿色加深，继而巩膜、皮肤出现黄染，可有大便颜色变浅、皮肤瘙痒、心动徐缓等梗阻性黄疸表现。肝肿大，有压痛及叩击痛，少数病例可有轻度脾肿大。

（2）急性无黄疸型甲型肝炎：远较急性黄疸型为多见，症状较轻，病程中不出现黄疸，仅表现为乏力、食欲减退、肝区痛和腹胀等症状，少数病例有发热、恶心、腹泻等症状。体征以肝肿大为主，脾肿大少见。

病毒性肝炎目前还没有可靠的特效治疗，治疗原则以休息、营养为主，辅以适当的药物，避免饮酒、过劳和使用损害肝脏的药物。

3. 流行病学

（1）传染源：本病的主要传染源是急性患者和亚临床感染者。在急性患者中不典型的无黄疸型患者和儿童患者尤为重要，亚临床感染者亦以儿童为主。在黄疸出现前25天至黄疸出现为止，患者出现HAV病毒血症，在此期间患者的血液具有传染性。

(2) 传播途径：粪—口途径是主要的传播途径。在一般情况下，日常生活接触传播是散发性发病的主要传播方式，水和食物的传播，特别是水生贝类如毛蚶等则是暴发流行的主要传播方式。由于HAV病毒血症持续时间不长，所以经输血或注射的传播方式并不多见。

(3) 人群易感性：人群普遍易感，但感染后可获得较巩固的免疫力，因此一般认为重复感染HAV不会发病。婴儿在出生后6个月内由于血清中含有来自母体的抗—HAV而不易感染，但6个月龄后血中抗—HAV逐渐消失而成为易感者。

(4) 流行特征：甲型病毒性肝炎的流行强度有周期性和季节性变化，一般每隔5～7年出现一次流行高峰，高峰多见于秋、冬季节，持续时间不等。在流行地区，甲型病毒性肝炎的发病相对集中于幼儿。

4. 预防与控制

(1) 对甲型肝炎患者应按肠道传染病常规隔离至起病后3周，对接触者应进行医疗观察45天。

(2) 广泛开展健康教育，提高群众的自我保健意识和能力，自觉把住“病从口入”关。

(3) 加强饮食、饮水卫生管理，防止粪便污染环境。

(4) 加强幼托机构、饮食服务行业的卫生管理，对饮食从业人员、保育员入单位前和在职期间应定期开展健康体检。

(5) 在重点地区、高发季节实施免疫接种，尤其是对学龄前儿童进行免疫接种。

（二）戊型病毒性肝炎

1. 病原学　戊型肝炎过去称为肠道传播的非甲非乙型肝炎。1989年Reyes氏等应用分子克隆技术，获得本病毒的基因克隆，并正式命名为戊型肝炎病(HEV)。

戊肝病毒经口侵入人体，从肠道经门静脉感染肝细胞，在肝细胞浆内增殖复制，复制后的病毒颗粒散布于肝细胞浆基质中，并可分泌于毛细胞管而后混入胆汁之中。在感染戊肝病毒的猴胆汁中,第7日病毒颗粒还是阴性,到第10日开始阳转,同时可在每毫升胆汁中提取10^7～10^{11}个病毒颗粒。病毒在肝内进行一次性繁殖后,大约在潜伏期及急性期可能出现短暂的病毒血症。

病毒主要随胆汁一起经粪便排出体外。在肝外是否也有戊肝病毒繁殖尚不清楚。肝炎发病经治疗后,病毒约2周左右逐渐从粪便中消失,带病毒的粪便可再次经口引发新的感染。

2. 临床表现　戊型肝炎临床表现与甲型肝炎相似。北京医科大学曾对我国11个城市共计1 819例急性散发性戊型肝炎统计观察,其临床表现类似甲型肝炎,不发展成慢性,但病情多数较重,病死率2.5%,明显高于甲型肝炎(0.1%)和乙型肝炎(0.9%)。

3. 流行病学

(1) 传染源:急性病人是主要传染源,一般无慢性病毒携带者。

(2) 传播途径:主要经粪—口途径传播。

(3) 人群易感性:主要为青壮年发病,儿童和老年人发病相对较少,男性发病率高于女性。

(4) 流行特征:本病主要发生在亚洲、非洲和中美洲的发展中国家,而北美和欧洲的一些发达国家尚未发现本病流行,因此,本病发病率与社会经济状况及个人卫生习惯密切相关。流行性戊型肝炎,有明显的季节性,多发生于雨季。戊型肝炎的传染性较甲肝为低。

4. 预防与控制

(1) 加强水源管理,严防水源及食品被粪便污染,改善供水条件,保证安全用水。

(2) 改善卫生设施,提高环境卫生水平,加强食品卫生监督和养成良好的卫生习惯。

(3) 至今无特异性免疫制剂可供预防。

四、传染性肺结核

肺结核是由结核杆菌引起的肺部慢性感染性疾病,是世界上最古老、分布最广泛、危害人类健康时间最长的疾病之一。

（一）病原学

结核杆菌含有大量脂类，抵抗力较强。在室温和暗处的干燥室中可存活6～8个月，飞扬在空气中可保持传染力8～10天，对湿热敏感，60 ℃ 30分钟或煮沸5分钟即可杀灭，75%酒精2分钟亦可杀死结核菌。

（二）临床表现

典型肺结核起病缓慢，病程经过较长。多数病人病状轻微，常无明显症状，经X线检查始被发现，有些病人则因突然咯血而发现。少数病人急剧发病，有高度毒性症状和呼吸道症状，经X线检查，往往是急性粟粒型肺结核或肺结核干酪性改变。

1. 症状　不同类型的肺结核临床可有不同表现。典型表现为低热、盗汗、食欲缺乏、乏力、消瘦、咳嗽和咯血。老年肺结核病人常因合并有慢性呼吸道疾病而使症状不典型、极易误诊，以血行播散型，干酪性肺炎型和慢性纤维空洞多见。长期服用免疫抑制剂病人或糖尿病病人亦常并发肺结核，病灶进展迅速，常呈干酪性坏死和支气管播散，有时类似急性细菌性肺炎。当机体对结核菌处于超敏状态时，可在远离肺原发病灶的皮肤、关节、结膜等处有异常表现。部分结核感染可有自身免疫疾病的临床表现。目前关于艾滋病与结核病双重感染，两者之间相互加速对方的病程的报道日渐增多，两者叠加的结果使得其临床表现既不典型又极为复杂，对此应有清醒的认识。

2. 体征　肺结核早期病变小或位于肺组织深部，可无异常体征。若病变范围较大，患侧肺部呼吸运动减低，叩诊呈浊音，听诊呈湿啰音。当肺部病变发生广泛纤维化或胸膜增厚粘连时，则患侧胸部下陷、肋间变窄、气管移位，叩诊浊音，而对侧可有代偿性肺气肿体征。

3. 分类　目前将肺结核分为原发型肺结核、血行播散型肺结核、浸润型肺结核、慢性纤维空洞型肺结核和结核性胸膜炎五个类型。各种类型的肺结核与结核的病理改变有密切关系，渗出、变性和增生三种病变可以先后发生、同时存在，并以其中一种病变为主，五种类型的肺结核在病理表现均以以上三种病变的一种为主。

4. 结核菌素试验　分旧结核菌素试验（OT试验）和结核菌纯蛋

白衍化物反应(PPD试验)。结核菌素试验对青少年及儿童的诊断价值高,但结核菌素试验阳性反应仅表示受感染,并不表示一定患病。

5. 治疗原则

(1) 早期:指早期发现,早期治疗,使药物发挥最大作用。

(2) 规律:指在规定时间内坚持规律用药,减少发生耐药的机会。

(3) 全程:要保证完成治疗方案所规定的疗程,以减少复发或导致治疗失败。

(4) 联用:采用两种或以上的有效药物同时予以治疗,增加药物协同作用,增强疗效。

(5) 适量:每种药物以发挥最低疗效而不引起毒性反应为佳。

(三) 流行病学

1. 传染源　痰涂片阳性的肺结核病人是本病的主要传染源,病人的传染性不仅取决于是否排菌,而且决定于排菌的数量和细菌的致病力。长期排菌的慢性纤维空洞型肺结核病人是最主要的传染源,患结核病的牛亦可通过带菌牛奶传播本病。

2. 传播途径　结核菌主要通过呼吸道传播。病人在咳嗽打喷嚏时带菌的飞沫漂浮于空气中,或痰干燥后结核菌随尘埃漂浮于空气中,被健康人吸入而被染是常见的途径。而饮用未消毒的污染牛型结核菌的牛奶或食用污染人型结核菌的食物导致由消化道感染者则较为少见。

3. 人群易感性　人群普遍易感,但人体感染结核杆菌后不一定发病,而是形成长期存在的潜伏病灶,在抵抗力低下时潜伏灶可进展为续发肺结核,感染后直接发展成临床上的肺结核者极少。如长期营养不良、过度劳累、急性传染病、妊娠以及分娩等都是结核病的诱发因素。

4. 流行特征　结核病在世界的流行历经了上升、稳定、下降三个阶段。随着经济状况和生活条件的改善以及有效控制措施的实施,本病在发达国家已不再是重要的公共卫生问题,但在一些贫穷的发展中国家结核病的流行仍十分严重。但是,在世界各地流行状况极不均衡的情况下,在艾滋病流行、移民增加、部分人口贫困化未得到根本的改善甚至加剧的情况下，结核病疫情在世界范围出现了徘徊和回升。

（四）预防与控制

1. 有目的地开展肺部集体健康检查，及时发现新的传染源，对新发现的病人，及时按有关治疗方案进行规范治疗，并登记管理、观察动态变化，同时搞好卫生宣传，以减少对公共场所的危害。

2. 大力推广卡介苗的接种工作，增加人群机体免疫力，降低对结核杆菌的易感性。对结核病患者的密切接触者，必要时可采用化学预防以减少发病危险。

3. 加速社会经济发展和倡导卫生文明的社会风尚，以提高人群抗病能力和切断传播途径。

4. 建立健全各级结核病防治组织。各结核病专业机构的工作要面向防治，按分工承担所属范围内的结核病防治、管理、监测和报告工作。这是保证结核病防治工作卓有成效的关键。

5. 根据《中华人民共和国国境卫生检疫法实施细则》(2010)的规定，传染性肺结核属禁止外国人入境的疾病之一，国境检疫机关应做好检疫查验工作，防止传染病由国外传入。

五、化脓性皮肤病

化脓性皮肤病主要由葡萄球菌（尤其是金黄色葡萄球菌）、链球菌或者两者混合感染引起的，简称脓皮病。常见的脓皮病有脓疱疮、深脓疱疮、毛囊炎、疖、痈、丹毒以及蜂窝织炎等。

脓皮病的发生不仅与感染细菌的数量和毒力有关，还决定于人体的抗病力。正常皮肤的酸性膜以及皮脂中的游离脂肪酸均具有抑制细菌的作用，如经常应用碱性洗涤剂或有机溶剂除去皮脂，则皮肤干燥易发生皲裂，此时如皮肤有损伤，则易发生脓皮病。长期应用皮质类固醇剂、贫血、营养不良、卫生习惯较差、糖尿病、结核病、瘙痒性皮肤病患者、免疫功能缺陷者等，以及幼儿皮肤发育不健全，均易发生脓皮病。

（一）临床表现

1. 脓疱疮　脓疱疮亦称脓痂疹，俗称黄水疮，是一种常见的化脓性皮肤病，一般分为寻常性脓疱疮与大疱性脓疱疮。

(1) 寻常性脓疱疮：亦称接触性传染脓疱疮，多由溶血性链球菌感染或与金黄色葡萄球菌混合感染。初发损害为红色斑点或粟粒至黄豆大的丘疹或水疱，迅速变为脓疱。疱壁薄、浑浊，易破溃，周围有红晕，疱破后露出红色糜烂面，脓液干燥后形成层叠形蜡黄色厚痂，邻近脓疱可相互融合。自觉瘙痒，皮损因搔抓而向四周扩延成片，以后痂脱即愈。病程一般约一周左右。本病多流行于学龄前儿童及学龄期儿童，夏秋季高温潮湿气候条件发生较多，传染性强。好发于露出部位，以颜面、口周、鼻子附近及四肢为多，多继发于湿疹或瘙痒性皮肤病患者。

(2) 大疱性脓疱病：主要由金黄色葡萄球菌引起，多见于儿童，常继发于痱子、汗腺炎及虫咬后。皮疹为散在性大疱，疱壁薄、大小约如豌豆、蚕豆或更大。大疱内容初为清澈，以后变混浊，疱壁开始紧张，数日后松弛，脓液常积于脓疱下方，呈半月形坠积状。破裂后，脓液干燥结痂，痂呈淡黄色，痂脱后即愈，愈后遗留暂时性色素沉着。本病好发于颜面、躯干、四肢，偶尔亦见于掌跖。

2. 毛囊炎及疖、痈　毛囊炎、疖、痈都是由金黄色葡萄球菌侵犯毛囊引起的毛囊炎及毛囊周围炎。皮肤不洁、瘙痒、摩擦、高温潮湿，常为本病的诱因。

(1) 毛囊炎：初起为粟粒大毛囊性炎性丘疹，逐渐形成小疱疮，大多分批出现，互不融合，自觉痒痛。脓疱破裂或拔去毛发后，可排出少量脓血，经 5～7 日吸收，可复发。主要发生于头部、四肢、腹部、阴部等处，愈后一般不留瘢痕。

(2) 疖：初起为圆锥形毛囊性炎性丘疹，基底有明显炎性浸润，以后增大形成坚硬结节，自觉有灼痛和压痛。数日后中央形成脓点，以后发展为坏死性脓栓，脓栓脱去，排出血性脓液，逐渐消肿愈合。重者可伴有发热、全身不适，附近淋巴结肿大，甚至可引起败血症。疖通常数目不多，仅为单个或数个，若病菌在皮肤扩散或经血行转移，可陆续发生多数疖肿，且反复出现，经久不愈，则称为疖病。疖好发于颜面、发际、头部、臀部，发生于鼻翼两旁和上唇部者，在未成熟前严禁挤压，以免引起颅内感染。

(3) 痈：是多个相邻的毛囊及其所属皮脂腺或汗腺的急性化脓性感染，或由多个疖融合而成。痈呈一片稍微隆起的紫红色浸润区，质地坚韧、界限不清，表面有多个脓栓，破溃后呈蜂窝状，易向四周及深部发展，周围呈浸润性水肿，局部淋巴结有肿大和疼痛。除局部剧痛外，病人多有全身症状如畏寒、发热、食欲不佳等。

3. 丹毒　丹毒是由β-溶血链球菌引起的急性皮肤炎症。发病前患者常有全身不适，寒战、发热、恶心、呕吐等。继而局部出现境界明显的水肿性鲜红斑片，表面紧张发亮，迅速向周围扩大。有时皮损面可出现大小水疱，疱壁较厚、内容混浊，自觉灼热疼痛，可伴发淋巴管炎及淋巴结炎。

丹毒多见于颜面及小腿部，亦可见于其他部位。婴儿多见于腹部。若于某处多次复发者，称为复发性丹毒。患病时久，可引起慢性淋巴水肿，发于小腿的慢性淋巴水肿，俗称象皮腿。

4. 急性蜂窝织炎　是皮下、筋膜下、肌间隙或深部蜂窝组织的一种急性弥漫性化脓性感染。表浅的急性蜂窝织炎，局部明显红肿、剧痛，并向四周迅速扩大，病变区与正常皮肤无明显分界，病变中央部分常因缺血发生坏死。深在的急性蜂窝织炎，局部红肿多不明显，常只有局部水肿和深部压痛，但病情严重，全身症状剧烈，有高热、寒战、头痛、全身无力等。

(二) 流行病学

1. 传染源　病人和带菌者为脓皮病最主要的传染源。人群中金黄色葡萄球菌的带菌情况相当普遍，尤其是医院内的医护工作人员，带菌率可达50%～90%。

2. 传播途径　主要通过接触传播，偶可经飞沫传播。细菌的入侵途径主要为有损伤的皮肤(如创伤、烧伤以及手术创口等)和黏膜。

3. 人群易感性　人群对金黄色葡萄球菌普遍易感，且病后免疫力不强，可反复感染。对链球菌亦普遍易感，病后能产生具有型特异性的抗体，可抵御同型链球菌的侵袭，但对不同型链球菌无保护作用。

（三）预防与控制

1. 养成良好卫生习惯，避免搔抓，有痱子或瘙痒性皮肤病者，应及时治疗，消除易发生脓皮病的各种因素。脓皮病患者不得从事饮食服务行业，患儿应与健康儿童隔离，对患者的衣、被等用具及时进行消毒处理，对使用过的器械、敷料等进行无害化处理，以防造成交叉传染。

2. 加强劳动保护，保持皮肤清洁与完整，避免发生创伤。一旦发生创伤时，应立即就医及时给予适当的处理。

3. 合理应用皮质类固醇剂，积极治疗和控制慢性疾病如贫血、营养不良、糖尿病、结核病以及免疫功能缺陷者等，消除脓皮病的诱因。

4. 对脓皮病患者应及早应用适宜的抗菌药物进行治疗，同时加强支持疗法，局部保持清洁干燥，早期促进吸收，必要时作切开引流。

六、诺如病毒感染性腹泻

诺如病毒感染性腹泻是由诺如病毒属病毒引起的腹泻，具有发病急、传播速度快、涉及范围广等特点，是引起非细菌性腹泻暴发的主要病因。诺如病毒感染性强，以肠道传播为主，可通过污染的水源、食物、物品、空气等传播，常在社区、学校、餐馆、医院、托儿所、孤老院及军队等处引起集体暴发。

诺如病毒遗传高度变异，在同一时期和同一社区内可能存在遗传特性不同的毒株流行。诺如病毒抗体没有显著的保护作用，尤其是没有长期免疫保护作用，极易造成反复感染。

（一）临床表现

潜伏期多在 24～48 h，最短 12 h，最长 72 h。感染者发病突然，主要症状为恶心、呕吐、发热、腹痛和腹泻。儿童患者呕吐普遍，成人患者腹泻为多，24 h 内腹泻 4～8 次，粪便为稀水便或水样便，无黏液脓血。大便常规镜检 WBC＜15，未见 RBC。原发感染患者的呕吐症状明显多于续发感染者，有些感染者仅表现出呕吐症状。此外，也可见头痛、寒战和肌肉痛等症状，严重者可出现脱水症状。

1. 临床诊断病例　主要依据流行季节、地区、发病年龄等流行病学资料、临床表现以及实验室常规检测结果进行诊断。在一次腹泻流行中符合以下标准者，可初步诊断为诺如病毒感染：

(1) 潜伏期 24～48 h；

(2) 50%以上发生呕吐；

(3) 病程 12～60 h；

(4) 粪便、血常规检查无特殊发现；

(5) 排除常见细菌、寄生虫及其他病原感染。

2. 确诊病例　除符合临床诊断病例条件外，在粪便标本或呕吐物中检测出诺如病毒。目前尚无特效的抗病毒药物，以对症或支持治疗为主，一般不需使用抗生素，预后良好。脱水是诺如病毒感染性腹泻的主要死因，对严重病例尤其是幼儿及体弱者应及时输液或口服补液，以纠正脱水、酸中毒及电解质紊乱。

（二）流行特征

诺如病毒感染性腹泻在全世界范围内均有流行，全年均可发生感染，感染对象主要是成人和学龄儿童，寒冷季节呈现高发。美国每年在所有的非细菌性腹泻暴发中，60%～90%是由诺如病毒引起。荷兰、英国、日本、澳大利亚等发达国家也都有类似结果。在发展中国家，诺如病毒感染性腹泻普遍存在，也常引起暴发流行。在我国 5 岁以下腹泻儿童中，诺如病毒检出率为 15%左右，血清抗体水平调查表明我国人群中诺如病毒的感染亦十分普遍。1995 年，我国报道了首例诺如病毒感染，之后山西、北京、安徽、福州、武汉、广州等地区先后发生多起诺如病毒感染性腹泻暴发疫情。

（三）预防与控制

由于诺如病毒感染性腹泻是一种常见的肠道传染病，且容易在人群密集的场所发生局部聚集病例，预防措施包括加强个人卫生、健康教育和饮用水卫生。

个人卫生：包括勤洗手，不吃生冷食品和未煮熟煮透的食物。

健康教育：加强以预防肠道传染病为重点的宣传教育，提倡喝开水，不吃生的、半生的食物，尤其是禁止生食贝类等水产品，生吃瓜果要洗净，饭前便后要洗手、养成良好的卫生习惯。

饮用水卫生:保护水源,加强饮用水消毒。

目前尚无理想的疫苗。对病人、疑似病人和带菌者要分别隔离治疗。对病人、疑似病人和带菌者的吐泻物和污染过的物品、空气、饮用水、厕所等进行随时消毒,将染菌者送隔离病房或治愈后进行终末消毒。流行期开展群众性爱国卫生运动,搞好环境卫生,及时清除、处理垃圾和人畜粪便。

第四章　常见食品卫生要求

第一节　粮食类食品

粮食类食品包括粮食和粮食制品。根据联合国粮农组织(FAO)定义,粮食就是指谷物,包括稻谷类、麦类和粗粮类三大类。其中稻谷类有籼稻、粳稻和糯稻,麦类有大麦、小麦、荞麦、燕麦、黑麦和元麦,粗粮类有玉米、高粱、粟(谷子、小米)和黍(糜子)。制品种类繁多,有以粮食为主要原料经烘烤、蒸煮、煎炸、膨化或冷加工制成的直接入口的各种方便食品,也有半成品粮食制品,如挂面(或生面条)、米粉、面粉、淀粉等。

国家质量监督检验检疫总局(以下简称质检总局)规定,实施食品生产许可的粮食加工品是指以谷物为原料加工制作未经熟制(或不完全熟制)的食品,如小麦粉、大米、挂面产品,其他粮食加工品包括谷物加工品、谷物碾磨加工品和谷物粉类制成品。谷物加工品是指以谷物为原料,经清理、脱壳、碾米(或不碾米)等工艺加工的粮食制品,如高粱米、小米、糙米、黑米等。谷物碾磨加工品是指以脱壳的原粮经碾、磨、压等工艺加工的粒、粉、片制品,如玉米碴、荞麦粉、燕麦片等。谷物粉类制成品是指以谷物碾磨粉为主要原料,添加(或不添加)辅料,按不同生产工艺加工制作未经熟制(或不完全熟制)的成型食品,如生切面、饺子皮、通心粉、米粉等。

谷类由谷皮、糊粉层、胚乳和谷胚四部分组成。谷皮主要由纤维素和半纤维素组成,还含有较多的矿物质和B族维生素。糊粉层含有较多的蛋白质和B族维生素。胚乳含有大量的淀粉,较多的蛋白质,少量的脂肪和矿物质。谷胚含有丰富的蛋白质、脂肪、微生物和矿物质。

一、谷类的主要卫生问题

(一) 霉菌及霉菌毒素的污染

谷物在农田生长期、收获及贮存过程中的各个环节均可受到霉菌的污染，常见污染谷物的霉菌有曲霉、青霉、赤霉、毛霉、根霉和镰刀菌等。当环境湿度增大，温度增高时，霉菌易在谷物中生长繁殖并分解其营养成分并可能产生霉毒素，使谷物发生霉变，导致感官性状发生改变，营养和食用价值降低。

谷物霉菌毒素污染造成的中毒事件屡有报道。2003 年陕西省白河县发生了一起因食用赤霉病麦加工成面粉引起的食物中毒，当地 10 个自然村 65 个村民小组，5 043 人中发现的病例 701 人，患病率 13.9%。2003 年河南省东明县陆圈镇发生一起七日内同一家庭三次食物中毒的案件，经调查，是面粉中含有赤霉病麦毒素所致。

(二) 农药残留的污染

谷物农药残留主要来源于防治病虫害和除草时直接施用的农药；农药施用对环境造成污染，环境中农药再通过水、空气、土壤等途径进入谷物；储存运输过程中造成农药残留污染。

(三) 有毒有害物质的污染

谷物中的汞、镉、砷、铅、酚和氰化物等主要来自未经处理或处理不彻底的工业废水和生活污水对农田、菜地的灌溉，某些地区自然环境本底较高，加工过程和包装材料。大多数的有害有机成分经过生物、物理及化学方法处理后可减少甚至消除，但以金属毒物为主的无机有害成分或中间产物不易降解，生物半衰期长，可通过富集作用严重污染谷物。

中国科学院地球化学所冯新斌团队以贵州多个汞污染地区为例，在 2010 年 9 月美国《环境健康展望》杂志发表论文说，中国内陆居民摄入水俣病元凶甲基汞的主要渠道是稻米，而非鱼类。浙江大学张俊会在 2009 年的博士论文中分析，浙江台州 9 个有电子废物拆解历史的自然村中，其中 7 个自然村的稻田土壤受到不同程度的镉、铜、锌复合污染。中国科学院地理科学与资源研究所李永华团队 2008 年的研究则表明,湖南湘西铅锌矿区稻米铅、砷污染严重。

（四）仓储害虫的污染

我国常见的仓储害虫有甲虫(大谷盗、米象、谷蠹和黑粉虫等)、螨虫(粉螨)及蛾类(螟蛾)等 50 余种。当仓库温度在 18～21 ℃、相对湿度 65%以上时,适于虫卵孵化及害虫繁殖;当仓库温度在 10 ℃以下时,害虫活动减少。每年因病虫害造成的世界粮谷损失为 5%～30%,所以,控制仓库温度和相对湿度是预防仓储害虫的主要措施。

（五）其他污染

泥土、砂石和金属是谷物中的主要无机夹杂物,可来自田园、晒场、农具和加工机械。麦角、毒麦、麦仙翁籽、槐籽、毛果洋茉莉籽、曼陀罗籽、苍耳子等均是谷物在农田生长期和收割时混杂的高毒植物种子。销售过程中发现有不法分子在谷物中掺伪。如在大米中掺入霉变米、陈米;将陈小米洗后染色冒充新小米;在米粉和粉丝中加入有毒的荧光增白剂;在面粉中掺入滑石粉、钛白粉、石膏;面制品中掺入禁用的吊白块;以低品质的货物冒充高品质的货物,如在粮食中掺入砂石、糯米中掺入大米、藕粉中掺入薯干淀粉;从面粉中抽出面筋后,其余部分还冒充面粉或混入好面粉中出售。

二、谷物食品卫生管理

（一）选购

采购谷物类食品除查验供货商供货资质、合格证、标签和包装外,主要对谷物进行感官检查。下面以大米为例介绍感官检查要点。

首先检查色泽,新大米色泽新鲜,白色有光泽,霉变米一般呈黑、灰黑、绿、紫、黄、黄褐等颜色。其次可闻味道,新大米有清香味。然后检查外形,呈长形或椭圆形;看整体,新米表面有粉状物或白纹沟,或有少量黄粒;看腹白,白米粒的腹部有一个不透明的白斑,在中心部位的叫"心白",在外腹部的叫"外白",腹白小的大米是籽粒饱满的稻谷加工而成的,腹白大的米则是不够成熟或所含水分超标;看爆腰,正常大米不出现爆腰，米粒表面出现横裂纹为“爆腰米”，裂纹越多，品质越差。用这种米做饭易夹生，不仅难吃，而且营养价值较低。最后可用手搓检查硬度，表面光亮、整齐均匀、碾压硬度较高的大米，组织紧密，品质较好；米粒瘦小、碎米多、碾压易碎硬度低的大米，其品质欠佳。

（二）运输和贮存

运输车辆应使用清洁卫生的专用车，禁止使用装过有毒有害物质且未经彻底清洗消毒的运输工具。谷物及制品包装材质应安全卫生，包装后应能有效防尘防渗漏。仓库建筑应坚固，不漏、不潮，防鼠防雀，有良好的通风，合适的温湿度可有效减少霉菌繁殖及其毒素的产生。谷物存放时离墙离地。

第二节　豆类食品

豆类食品包括可食用的各种豆类作物籽粒（有的豆荚也可食用）和以其籽粒为原料的一系列的深加工制品。在我国，豆类包括大豆、花生和其他食用豆类。

一、豆类食品主要卫生问题

豆类食品的主要卫生问题除了本章第一节描述的霉菌及霉菌毒素污染、农药残留污染、有毒有害物质污染和仓储害虫污染等之外，还有食物中毒和非法添加。

（一）食物中毒

豆角因地区不同又称为菜豆、芸豆、梅豆角、芸扁豆、弯子、滚子等，是人们普遍食用的蔬菜，与其他豆类蔬菜一样，都含有皂角和植物凝集素，这两种物质对胃肠黏膜有较强的刺激作用，并对细胞有破坏和溶血作用，严重的还会出现出血性炎症。豆角常因未煮熟煮透食用后中毒，主要为胃肠炎症状，有恶心、呕吐、腹泻、腹痛、头痛等，可采用必要的对症治疗，愈后良好。

（二）非法添加

1. 问题粉丝　部分不法商家为了使粉丝更加白亮，在粉丝中添加非食用物质“吊白块”。“吊白块”学名甲醛合次硫酸氢钠，常用于工业漂白，加入食品中后，具有漂白、增色及防腐等作用，“吊白块”加热后，分解出的有害物质会引起胃痛、呕吐等，长期食用对人体有害，国家明文禁止在粮油食品中使用“吊白块”等非食用物质。

2. 问题豆芽　2011 年 4 月沈阳市警方查获掺入有害物质豆芽 25 吨，经检测豆芽中含有亚硝酸钠、尿素、恩诺沙星等。其中人食用含亚硝酸钠的食品会致癌；恩诺沙星是兽用药，禁止在食品中添加。

另外，以转基因大豆为代表的转基因食品已成为人们关注的热点。1996 年美国伊利诺伊西部种植了一种大豆新品种，这种大豆是移植了矮牵牛的一种基因。这个新大豆品种可以抵抗除草剂草甘膦。草甘膦会把普通大豆植株与杂草一起杀死。转基因大豆的研制是为了配合草甘膦除草剂的使用。有了这样的转基因大豆，农民就不必像过去那样使用多种除草剂，而可以只需要草甘膦一种除草剂就能杀死各种杂草。当前我国转基因大豆主要用来提炼大豆油。转基因食品在世界范围引发了安全与否的讨论，关注热点集中在：首先是毒性，其次是过敏反应，第三是营养，第四是对抗生素的抵抗作用，第五是对环境的威胁。

二、豆类食品卫生管理

（一）选购

豆制品应在证照齐全的商家购买，按食品生产许可管理的豆制品应重点检查食品标签，具体要求按《预包装食品标签通则》(GB 7718—2011)执行。豆制品的感官鉴别包括观察其色泽、组织状态，嗅闻其气味和品尝其滋味。其中应特别注意其色泽有无改变，手摸有无发黏的感觉以及发黏程度如何，不同品种的豆制品具有本身固有的气味和滋味，气味和滋味对鉴别豆制品很重要，一旦豆制品变质，即可通过鼻和嘴感觉到，故在鉴别豆制品时，应有针对性地注意鼻嗅和品尝。

以花生为例介绍采购豆类食品的现场感官检验方法，主要包括花生剥去果荚后对果仁进行观察，嗅其气味及咀嚼细品。良质花生颗粒饱满、形态完整、大小均匀，子叶肥厚而有光泽，无杂质，具有花生特有的气味和香味，而劣质花生一般有发霉，严重虫蚀，有霉味、哈喇味等不良气味，品尝时有油脂酸败味，辣味、苦涩味及其他令人不愉快的滋味。

（二）运输和贮存

运输车辆应使用清洁卫生的专用车，禁止使用装过有毒有害物质且未经彻底清洗消毒的运输工具。豆类包装材质应安全卫生，包装后应能有效防尘防渗漏。库内温湿度要控制在一定范围，较高的温度和湿度可导致霉菌大量繁殖，产生霉菌毒素，如黄曲霉毒素。

第三节 食用油脂

食用油脂是日常膳食的重要组成部分，实施食品生产许可的食用油脂包括植物油和动物油。另外食用油脂制品是指经精炼、氢化、酯交换、分提中的一种或几种工艺加工的动、植物油脂的单品或混合物，添加（或不添加）水及其他辅料，经乳化急冷捏合（或不经过乳化急冷捏合）制造的固状、半固状或流动状的具有某种性能的油脂制品，包括食用氢化油、人造奶油（人造黄油）、起酥油、代可可脂等。

植物油是指从植物根、茎、叶、果实、花或胚芽组织中加工提取的油脂，如大豆油、菜籽油、棉籽油、花生油、芝麻油、米糠油、葵花籽油、玉米油、油茶籽油、亚麻籽油、红花籽油等。动物油是指从动物体内取得的油脂，如牛油、猪油、鱼油等。植物油按生产工艺可分为压榨油和浸出油。压榨油是指原料经蒸炒或不蒸炒处理后压榨出油，该法优点是产品污染少且营养成分不易受破坏，但缺点是出油率低、成本高。浸出油是指将油料中的油脂用食用级有机溶剂萃取后制得，浸出油需经过脱溶、脱胶、脱酸、脱色、脱臭后加工得到的成品油，其优点是出油率高、加工成本低，缺点是毛油中残留物质多。

一、食用油脂有关定义

（一）调和油

又称调合油，它是根据使用需要，将两种以上经精炼的油脂（香味油除外）按比例调配制成的食用油。调和油一般选用精炼大豆油、菜籽油、花生油、葵花籽油、棉籽油等为主要原料，配有米糠油、玉米胚油、油茶籽油、红花籽油、小麦胚油等特种油脂，经脱酸、脱色、脱臭、调合而成。调和油的优点为可克服单种植物油营养成分不均衡、烟点不一等缺点，根据需要可定制各种油脂，如用棉籽油、菜籽油和棕榈油按一定比例调配，制成含芥酸低、脂肪酸组成平衡、起酥性能好、烟点高的煎炸调和油，用精选紫苏油、亚麻油、葵花油、麻油、豆油五种植物油的主要天然成分，根据人体的生理需求，严格按照亚油酸48%、亚麻酸12%的含量要求配制成适合人体需求的健康调和油。调和油透明，可作熘、炒、煎、炸或凉拌用油，保质期一般为12个月。目前调和油只有企业标准，没有国家标准，因此调和油市场比较混乱，存在种类繁多，极少标示油料比例和价差大等问题，影响了消费者的选购。

（二）氢化植物油

氢化植物油，是一种人工油脂，包括为人熟知的奶精、植脂末、人造奶油、代可可脂，是普通植物油在一定温度和压力下加氢催化其中的不饱和脂肪酸形成的产物。因生产工艺、技术、成本等原因，某些氢化植物油未达到完全氢化的标准，使天然植物油中的部分顺式脂肪酸变为反式脂肪酸，因而含有一定的反式脂肪酸。氢化植物油由于反式脂肪酸这一热点话题而渐渐被人们熟悉，但氢化植物油并不等同于反式脂肪酸。氢化植物油不但能延长糕点的保质期，还能让糕点更酥脆；由于熔点高，室温下能保持固体形状，因此广泛用于食品加工。

二、食用油脂主要卫生问题

（一）油脂酸败

油脂由于含有杂质或在不适宜条件下久藏而发生一系列化学变

化和感观性状恶化，称为油脂酸败。

油脂酸败的原因包括生物学和化学两个方面因素。生物学因素引起的酸败被认为是一种酶解过程，来自动植物组织残渣和食品中微生物的酯解酶等催化剂使甘油三酯水解成甘油和脂肪酸，随后高级脂肪酸碳链进一步氧化断裂，生成低级酮酸、甲醛和酮，出现强烈的刺激性气味，因此又称酮式酸败。油脂酸败过程中，生物学酶解和化学性氧化常同时发生，也可能主要表现为一种。脂肪的自动氧化是油脂和含脂高的食物酸败的主要原因。

根据《食用植物油卫生标准》(GB 2716—2005)和《食用动物油脂卫生标准》(GB 10146—2005)，评价油脂酸败的指标主要包括酸价和过氧化值。

酸价指中和 1 克油脂中游离脂肪酸所需氢氧化钾的毫克数，油脂酸败时游离脂肪酸增加，酸价也随之增高，因此可用酸价来评价油脂酸败的程度，我国规定食用植物油酸价≤3 mg/g，猪油≤1.5 mg/g，牛油和羊油≤2.5mg/g。

过氧化值指油脂中不饱和脂肪酸被氧化形成过氧化物的量，一般以 100 克被测油脂使碘化钾析出碘的克数表示。过氧化值是油脂酸败的早期指标，当过氧化值上升到一定程度后，油脂开始出现感官性状上的改变。值得注意的是，过氧化值并非随着酸败程度的加剧而持续升高。当油脂由哈喇味变辛辣味、色泽变深、黏度增大时，过氧化值反而降至较低水平。一般情况下，当过氧化值超过 0.25 g/100 g 时，即表示酸败。我国规定食用植物油过氧化值≤0.25 g/100 g，食用动物油脂≤0.20 g/100 g。

（二）油脂污染和天然存在的有害物质

1. 霉菌毒素　油料种子被霉菌及其毒素污染后，毒素可转移至油脂中。最常见的霉菌毒素是黄曲霉毒素。在各类油料种子中，花生最易受到污染，其次是棉籽和油菜籽。用霉变花生压榨的花生油中黄曲霉毒素按每公斤计可达数千微克。

2. 多环芳烃类化合物　油脂在生产和使用中，可受到多环芳烃类化合物污染，主要来源有以下几种：①油料作物生长过程中受到污染导致油料种子多环芳烃类化合物含量增高，来自上海资料表明某工业区菜籽榨取毛油中苯并芘含量高于周边农业区的 10 倍；②油脂加工过程受到污染，主要与压榨法使用润滑油、浸出法溶剂残留以及中间产品或生产环境的污染有关；③油脂高温下反复加热，也是造成多环芳烃类化合物增高的原因，已证实多种多环芳烃化合物具有致癌性，如苯并 a 芘、苯并 a 蒽等。

3. 棉酚 棉酚是一种原浆毒，可损害心肝肾等器官，对生殖系统也有明显的损害，长期摄入可导致男性不育。棉酚主要来自棉籽，其中具有毒性的是游离棉酚。棉籽油中棉酚含量因加工方法而异，冷榨法较热榨法生产的棉籽油游离棉酚含量高。我国规定食用棉籽油中游离棉酚含量≤0.02%。

（三）高温油脂的有害产物

煎炸油，一般温度在 200 ℃左右，长时间高温状态下的油脂可发生水解作用，产生游离脂肪酸，热氧化作用产生过氧化物，热聚合和热分解作用产生氧化脂肪酸及挥发性二次氧化物。油脂经高温反复加热不但使脂溶性维生素和脂肪酸遭到破坏，热能利用率下降，而且产生不少有害物质，有的可能有致癌作用。含淀粉高的食品，如薯类食品在油炸过程中随着油炸时间延长丙烯酰胺含量明显升高，而丙烯酰胺已证实具有生殖毒性和致癌性。

（四）地沟油

地沟油，即废弃油脂，泛指在生活中存在的各类劣质油，如回收的食用油、反复使用的炸油等。地沟油可分为三类：一是狭义的地沟油，即将下水道中的油腻漂浮物或者将宾馆、酒楼的剩饭剩菜（通称泔水）经过简单加工、提炼出的油，这也是地沟油名字的来源；二是劣质猪肉、猪内脏、猪皮加工以及提炼后产出的油；三是用于油炸食品的油使用次数超过一定次数后，再被重复使用或往其中添加一些新油后重新使用的油，如煎炸废油，烤鸭油等。

据有关报道，地沟油对人体健康的危害包括消化不良、腹泻、腹痛，甚至导致胃肠道肿瘤。《国务院办公厅关于加强地沟油整治和餐厨废弃物管理的意见》（国办发〔2010〕36 号）启动了严厉打击生产销售地沟油的专项整治。2012 年 1 月最高人民法院、最高人民检察院、公安部联合下发《关于依法严惩“地沟油”犯罪活动的通知》，要求各级人民法院、人民检察院、公安机关依法严惩“地沟油”犯罪活动。近年来成效显著，惩治了一批数量巨大、情节严重的不法分子，如 2013 年 3 月 21 日，轰动一时的云南丰瑞油脂有限公司涉嫌非法生产地沟油 3 万多吨的案件在云南省曲靖市中级人民法院审理，15 名涉案人员被公诉涉嫌“制售有毒有害食品罪”等罪名。

目前国内尚未有鉴别地沟油的标准。现行的食用植物油国家标准 GB 2716—2005 中，关于植物原油和食用植物油的理化指标包括酸价、过氧化值、浸出油溶剂残留、游离酚（棉籽油）、总砷、铅、黄曲霉毒素、苯并芘和农药残留共 9 项，这 9 项基本的食用油检测指标，即使是地沟油炼出来的油也都可能符合该标准，根本无法针对地沟油去进行辨别性检测。因此当前最有效的控制地沟油的方式是加强废弃油脂的流向管理，以及食用油脂的采购验收管理。

三、食用油脂的卫生管理

（一）选购

首选预包装食用油脂，慎选散装油脂。检查色泽和生产日期，一般色泽越浅，越透明，说明精炼化程度越高，有害杂质越少。购买日期离生产日期越近越好。根据需要选购油脂，如生拌菜选色拉油，炒菜选烹调油，煎炸食品选烟点较高（230 ℃以上）和稳定性较好的油脂。自行制备固体油脂时应选购合格的原料，《食用猪油》（GB/T 8937—2006）要求猪油原料来自健康猪屠宰后，取其新鲜、洁净和完好的脂肪组织，所用脂肪组织不包含骨、碎皮、头皮、耳朵、尾巴、脏器、甲状腺、淋巴结、气管、粗血管、沉渣、压榨料及其他类似物，尽可能不含肌肉组织和血管。

采购食用油脂时感官检验要点包括色泽、透明度、气味和滋味。

1. 色泽　纯净油脂无色、透明、略带黏性，但因油料本身带有各种色素，在加工过程中这些色素溶解于油脂中而使油脂具有颜色。色泽深浅取决于油料所含脂溶性色素种类和含量，油料品质好坏、加工方法、精炼程度及油脂贮藏中发生的变化，如热压出的油常比冷压出的油色深。可用吸管吸取一定量置于试管或比色管，在白色背景下观察色泽。

2. 透明度　影响油脂透明度的主要因素包括水分、磷脂、蛋白质等非甘油酯类物质。一般情况下，质量好的油脂在 20 ℃静置 24 小时后应呈透明。可用吸管将油吸出后用肉眼判断，结果分为清晰透明、微浊和浑浊。当非甘油酯类含量较多、加工精炼程度差、油脂变质和掺假时油脂常呈浑浊状。

3. 气味和滋味　气味检验可在装油脂容器开口瞬间，将鼻子凑近容器口，闻其气味，也可取 1～2 滴油样放在手掌或手背上，双手合拢，快速摩擦至发热闻其气味。每种食用油均有其特有的气味。滋味检验可取少量油样，点涂在舌上，辨其滋味，不正常油脂会带有酸、辛辣等滋味和焦苦味，正常油脂应无异味。除麻油外，一般食用油多无任何滋味。

（二）运输和贮存

购买散装油时，应使用专用容器，有明显的标记，应定期清洗，保持清洁。运输时要避免日晒、雨淋，防止有毒有害物质的污染。储存场所要干燥、通风，避免阳光直射。

（三）使用

烹饪过程中首先注意油温不宜过高，少用油炸，一般经精炼过的植物油（豆油、花生油）烟点均较高，约为 230 ℃，因此在煎炸中最高油温不得超过 250 ℃，有条件的可安装温度自动控制装置。其次控制反复煎炸次数，食用油如反复发生高温氧化，所含必需脂肪酸基本全部破坏，经聚合作用会产生丙烯醛等大量有害物质，长期食用会致癌。另外需经常过滤煎炸油，减少食物残渣反复煎炸的几率，从而控制有害物质。

第四节　肉与肉制品

肉与肉制品是指经兽医检验符合食用要求，提供给消费者食用的生鲜肉或经过加工制作的肉制品，包括畜类和禽类的肌肉、内脏及其制品。肉与肉制品能供给人体所需的多种营养素，因此营养价值高，但畜禽肉品易受到致病菌和寄生虫污染，易腐败变质，导致发生食物中毒、肠道传染病和寄生虫病。实施食品生产许可的肉制品是指以鲜、冻畜禽肉为主要原料，经选料、修整、腌制、调味、成型、熟化（或不熟化）和包装等工艺制成的肉类加工食品。

一、肉与肉制品主要卫生问题

（一）畜肉

1. 腐败变质　牲畜屠宰后畜肉从新鲜到腐败变质经历僵直、后熟、自溶和腐败四个过程。僵直一般出现在宰后 1.5 小时（夏季）或 3～4 小时（冬季），此阶段肉有异味，肉汤浑浊，食用时味道较差，一般不宜直接作为烹饪原料。僵直后进入后熟过程，此时肉松软多汁、滋味鲜美，微生物侵入甚少，一般在4 ℃时 1～3 天可完成后熟，温度越高后熟速度越快，畜肉处于僵直和后熟阶段均为新鲜肉。如新鲜肉置于常温下存放，畜肉内组织酶在无菌条件下分解蛋白质、脂肪，进入自溶阶段，出现变质并产生多种分解产物，影响肉的质量。为避免畜肉自溶，宰后的畜肉应及时降温或冷藏。自溶为细菌入侵和繁殖提供了条件，细菌酶分解蛋白质和脂肪，进入腐败过程，主要表现为畜肉发黏、发绿和发臭，腐败肉含有大量有毒有害物质和细菌毒素，可引起人体中毒。

2. 瘦肉精　瘦肉精是一类药物，而不是某一种特定的药物，任何能够促进猪牛等牲畜瘦肉生长、抑制肥肉生长的物质都可以叫做“瘦肉精”。当前能实现这种功能的物质主要是 β-兴奋剂药物，约 16 种，包括国内常见的盐酸克伦特罗，以及莱克多巴胺、沙丁胺醇、西布特罗等。人食用含瘦肉精的猪肉后会出现头晕、恶心、手脚颤抖、心跳加速甚至心脏骤停致昏迷死亡，特别对心律失常、高血压、青光眼、糖尿病和甲状腺功能亢进等患者有极大危害。

3. 人畜共患传染病　人畜共患传染病指那些在人类和脊椎动物之间自然传播的疾病和感染，在我国常见的人畜共患传染病主要有炭疽、结核、布氏菌病、口蹄疫、传染性水疱性皮炎、猪丹毒、猪瘟、猪出血性败血症、囊虫病、旋毛虫等。牲畜是否患人畜共患传染病的识别和处置主要由动物检疫部门完成。

4. 掺伪　肉类掺伪主要表现在增重和掩盖劣质，牟取暴利。最常见的是注水肉，注水肉是人为加水以夸大重量增加牟利的生肉，常见于猪肉和牛肉，可通过屠宰前一定时间给动物灌水，或者屠宰后向肉内注水制成。注水肉由于注水水质较差，有的甚至是污水，因此对肉品存在很大的安全隐患。另外近年来部分不法商人使用牛肉膏、羊肉膏，将普通猪肉变成了牛肉和羊肉，从而赚取差价。又如 2013 年江苏某地不法分子利用狐狸、水貂、老鼠等动物肉制品，添加明胶、色素和工业用化学品冒充羊肉攫取巨额利润。

（二）禽肉

禽类有两类微生物污染：一类为病原微生物，如沙门氏菌、金黄色葡萄球菌和其他致病菌，这些菌侵入肌肉深部，食用前未充分加热可引起食物中毒或传染病；另一类为体表的非致病菌，如假单胞杆菌，能在低温下生长繁殖，引起禽肉感官改变甚至腐败变质，在禽肉表面形成各种色斑。未摘取内脏的禽肉，不仅腐败变质速度快，且可伴随有沙门氏菌和其他致病菌的繁殖。近几年禽流感 H5N1、H7N9 的流行不但造成禽类产业巨大损失，而且可导致易感人群发病，甚至引发致命性并发症。

（三）肉制品

肉制品的主要卫生问题有滥用食品添加剂、多环芳烃和亚硝胺类污染、利用未经兽医检疫和病死毒死肉类。滥用食品添加剂以护色剂和着色剂最常见，如香肠中亚硝酸盐含量超标，烤鸡染黄色冒充“三黄鸡”，还有的在肉制品滥用香料和着色剂掩盖其变质，而造成食物中毒事故。多环芳烃类代表物是苯并[a]芘，具有强致癌性，在熏、烤、烧的肉制品含量较高。亚硝胺是公认的致癌物，由于生成亚硝胺的前体物质二级胺和亚硝酸盐在自然界分布很广，肉制品易被污染，而熏制等工艺可显著增加肉制品亚硝胺含量，如生鱼亚硝胺为 4 μg/kg，熏制后可增至 9 μg/kg。不法商户利用未经兽医检疫或病死毒死的家畜、家禽加工成肉制品出售，如 2003 年央视曝光江苏某地一些不法厂家利用“老母猪肉”违规生产肉松。

二、肉及肉制品卫生管理

（一）选购

应选择证照齐全且信誉良好的肉品及肉制品销售商。采购鲜肉时主要检查肉品的动物检疫合格证明、红色或蓝色滚花印章，以及按照下文的感官检验和鉴别要点要求现场检验。采购预包装肉品及肉制品，按 GB 7718—2011 要求检查标签。

1. 畜禽肉感官检验要点　主要从外观、气味、黏度和弹性四个方面进行感官检验。检查表面和切口处的颜色与光泽，有无色泽灰暗，是否存在淤血、水肿、囊肿和污染等情况。肉表面上的气味和试煮后的气味有无腥臭。触摸以感知其弹性和黏度。下面以鲜、冻片猪肉为例，简要介绍肉品感官检验要点（表 4－1）。

表 4－1　鲜、冻片猪肉感官检验指标

	鲜片猪肉	冻片猪肉（解冻后）
色泽	肌肉色泽鲜红或深红，有光泽；脂肪呈乳白色或粉白色	肌肉有光泽，色鲜红；脂肪呈乳白，无霉点
弹性	指压后的凹陷即恢复	肉质紧密，有坚实感
黏度	外表微干或微湿润	外表及切面湿润，不黏手
气味	具有鲜猪肉正常气味。煮沸后肉汤透明澄清，脂肪团聚于液面，具有香味	具有冻猪肉正常气味。煮沸后肉汤透明澄清，脂肪团聚于表面，无异味

摘自《鲜、冻片猪肉》（GB 9959.1—2001）

瘦肉精猪肉、注水肉、米猪肉、注水鸡（鸭）的感官检验要点如下：

（1）瘦肉精猪肉：首先看猪肉皮下脂肪层的厚度，一般情况下，瘦肉精猪肉皮下脂肪层明显较薄，通常不足 1 厘米，而正常猪在皮层和瘦肉之间的脂肪为 1～2 厘米。然后看猪肉的颜色，一般情况下，含有瘦肉精的猪肉特别鲜红、光亮。另外，还可以将猪肉切成二三指宽，如果猪肉比较软，不能立于案上，或者肥肉与瘦肉有明显分离，而且瘦肉与脂肪间有黄色液体流出均说明可能含有瘦肉精。

(2) 注水肉:注水肉可通过观肉色和吸水纸检验法来与正常生肉鉴别。正常肉呈暗红色,且富有弹性,以手按压很快能恢复原状,且无汁液渗出;而注水肉呈红色,严重者泛白色,以手按压,切面有汁渗出,且难恢复原状。用干净吸水纸,附在肉的新切面上,若是正常肉,吸水纸可完整揭下,且可点燃,完全燃烧;若是注水肉则不能完整揭下纸,且揭下的吸水纸不能用火点燃,或不能完全燃烧。

(3) 米猪肉:米猪肉指含有猪囊尾蚴的猪肉。猪囊尾蚴病俗称囊虫病,是猪带绦虫的蚴虫即猪囊尾蚴寄生人体各组织所致的疾病。患有囊虫病的猪肉不能食用。猪的腰肌是囊虫包寄生最多的地方,囊虫包呈石榴粒状,一般为白色、半透明,多寄生于肌纤维中。用刀子在肌肉上切剖,一般厚度间隔为 1 厘米,连切四五刀后,在切面上仔细观察,如发现肌肉中附有石榴籽(或米粒)大小的水泡状物,即为囊虫包,可断定这种肉就是米猪肉。

(4) 注水鸡(鸭):可通过拍、看、掐和摸的方法予以鉴别。注水鸡鸭的肉富有弹性,用手一拍,便会听到“波波”的声音。如果看到皮上有红色针点,周围呈乌黑色,表明注过水。用手指在鸡鸭的皮层下一掐,明显感到打滑的,可能注了水。注过水的鸡鸭用手一摸,会感觉到高低不平,好像长有肿块,而未注水的鸡鸭,摸起来很平滑。

2. 肉类制品的感官检验要点　采购以鲜(冻)畜肉为主要原料制成的腌腊肉时,按《腌腊肉制品卫生标准》(GB 2730—2005)感官检验标准为无黏液、无霉点、无异味和无酸败味。采购以鲜(冻)畜禽肉为主要原料制成的熟肉制品时,按《熟肉制品卫生标准》(GB 2726—2005)感官检验标准为无异味、无酸败味、无异物;熟肉干制品无焦斑和霉斑。

(二) 运输和贮存

根据《鲜、冻肉运输条件》(GB/T 20799—2006)规定,鲜、冻肉运输应使用冷藏或保温车(船),运输工具内部材料应选用光滑、不渗透、容易清洗和消毒的材料,长途运输时运输工具应具备制冷设备和保温条件,并具有温度记录仪器。鲜肉常温条件下运输时间不应超过 4 小时，在 0～4 ℃条件下运输不应超过 12 小时。冷却肉运输时，从一个保鲜库运至另一个保鲜库或零售商时，运输时间少于 4 小时的，可用保温车（船），但应加冰块保持温度，长于 4 小时的，运输设备应保持 0～4 ℃，冷却肉运输时间不应超过 24 小时。冷冻肉运输时，产品中心温度应控制在－12 ℃至－15 ℃。《鲜、冻片猪肉》（GB 9959.1—2001）规定冷冻片猪肉应贮存在相对湿度 95%～100%，温度－18 ℃的冷藏间，且冷藏间一昼夜升降幅度不得超过 1 ℃。

GB 2730—2005 和 GB 2726—2005 要求在腌腊肉和熟肉制品运输时应避免日晒、雨淋，不得与有毒有害有异味或影响产品质量的物品混装运输，运输需要冷藏的熟肉制品应冷藏运输。腌腊肉和熟肉制品产品应贮存在干燥、通风良好的场所，不得与有毒、有害、有异味、易挥发、易腐蚀的物品同处贮存；需冷藏的产品应低温贮存。

肉品内脏不适宜长时间贮存，应随买随用。

第五节　蛋与蛋制品

我国蛋产丰富，涉及品种繁多，以鸡、鸭、鹅、鸽子、鹌鹑等家禽生产的蛋类为主。实施食品生产许可的蛋制品包括以禽蛋为原料加工而制成的蛋制品，包括再制蛋类、干蛋类、冰蛋类和其他类。再制蛋类是指以禽蛋为原料，经腌制或糟腌或卤制等工艺加工制成的蛋制品。干蛋类是指以禽蛋为原料，取其全蛋、蛋白或蛋黄部分，经加工处理（可发酵）、干燥制成的蛋制品。冰蛋类是指以禽蛋为原料，取其全蛋、蛋白或蛋黄部分，经加工处理、冷冻制成的蛋制品。其他类是指以禽蛋或上述蛋制品为主要原料，经一定加工工艺制成的其他蛋制品。

一、蛋及蛋制品卫生问题

（一）微生物污染

鲜蛋微生物污染主要来自条件致病菌（沙门氏菌、金黄色葡萄球菌）和腐败变质性微生物。污染途径有产蛋前污染和产蛋后污染。产蛋前污染指禽类，特别是水禽（如鸭和鹅）感染传染病后病原微生物通过血液进入卵巢卵黄部，使蛋黄带有致病菌。产蛋后污染包括蛋壳在泄殖腔、不洁的产蛋场所及运输、贮藏过程中受到细菌污染。在适宜的条件下，微生物通过蛋壳气孔进入蛋内并迅速生长繁殖，使禽蛋腐败变质。贮存过程中，由于酶和微生物作用，蛋白质分解导致蛋黄移位、蛋黄膜破裂，形成“散黄蛋”。如果条件继续恶化，蛋黄与蛋清混在一起，称为“混汤蛋”。蛋白质分解形成的硫化氢、胺类、粪臭素等产物使蛋具有恶臭气味。外界霉菌进入蛋内可形成黑斑，称“黑斑蛋”。

（二）化学物污染

鲜蛋的化学污染主要来自养殖过程中不正确地使用抗生素和激素。蛋制品的化学污染来自生产中食品添加剂的超范围、超量使用。另外还有不法分子为达到一定目的，非法使用非食用物质，甚至是有毒有害物质，如 2006 年河北“红心鸭蛋”事件中，农业部调查证实了鸭蛋经销商以高价回收红心鸭蛋为诱饵，向养殖户销售化工染料苏丹红，导致养殖户饲喂蛋鸭时使用了苏丹红。制作皮蛋时铅含量容易超标，可采用氧化锌代替氧化铅。

二、蛋及蛋制品卫生管理

（一）选购

根据《鲜蛋卫生标准》（GB 2748—2003）要求，鲜蛋感官检验指标包括色泽、组织形态、气味和杂质。鲜蛋应具有禽蛋固有的色泽；蛋壳清洁、无破裂，打开后蛋黄凸起、完整、有韧性，蛋白澄清透明、稀稠分明；具有产品固有的气味，无异味；无杂质，内容物不得有血块及其他鸡组织异物。鲜蛋还可通过耳听和灯光透视方法检验。蛋制品的感官检验要点见表 4－2。

表 4-2 蛋制品感官指标

品种	指标
巴氏杀菌冰全蛋	坚洁均匀，呈黄色或蛋黄色，具有冰全蛋的正常气味，无异味，无杂质
冰蛋黄	坚洁均匀，呈黄色，具有冰蛋黄的正常气味，无异味，无杂质
冰蛋白	坚洁均匀，白色或乳白色，具有冰蛋白的正常气味，无异味，无杂质
巴氏杀菌全蛋粉	呈粉末状或极易松散之块状，均匀淡黄色，具有全蛋粉的正常气味，无异味，无杂质
蛋黄粉	呈粉末状或极易松散之块状，均匀黄色，具有蛋黄粉的正常气味，无异味，无杂质
蛋白片	呈晶片状，均匀浅黄色，具有蛋白片的正常气味，无异味，无杂质
皮蛋	外壳包泥或涂料均匀洁净，蛋壳完整，无霉变，敲摇时无水响声；剖检时蛋体完整，蛋白呈青褐、棕褐或棕黄色，呈半透明状，有弹性，一般有松花花纹。蛋黄呈深浅不同的墨绿色或黄色，略带溏心或凝心。具有皮蛋应有的滋味和气味，无异味
咸蛋	外壳包泥(灰)或涂料均匀洁净，去泥后蛋壳完整，无霉斑。灯光透视时可见蛋黄阴影；剖检时蛋白液化，澄清，蛋黄呈桔红色或黄色环状凝胶体。具有咸蛋正常气味，无异味
糟蛋	蛋形完整，蛋膜无破裂，蛋壳脱落或不脱落。蛋白呈乳白色、浅黄色，色泽均匀一致，呈糊状或凝固状。蛋黄完整，呈黄色或桔红色，半凝固状。具有糟蛋正常的醇香味，无异味

摘自《蛋制品卫生标准》(GB 2749—2003)

(二) 运输和贮存

蛋及蛋制品运输时应避免日晒、雨淋，不得与有毒、有害、有异味或影响产品质量的物品混装运输。鲜蛋类搬运过程应轻拿轻放。蛋及蛋制品应贮存在阴凉、干燥、通风良好的场所，不得与有毒、有害、有异味、易挥发、易腐蚀的物品同处贮存。鲜蛋入库前破壳蛋应及时清除，贮存温度 1～5 ℃，相对湿度 87%～97%的条件下，一般可保存4～

5个月。

自冷库取出鲜蛋时应先在预暖室内放置一段时间，防止因产生冷凝水而造成微生物对禽蛋的污染。

第六节　乳与乳制品

根据卫生部2010年颁布的乳制品国家安全标准系列，我国的乳及乳制品可分为液态乳（生乳、巴氏杀菌乳、灭菌乳、调制乳、发酵乳）、乳粉、乳清粉和乳清蛋白粉、炼乳、干酪、再制干酪、婴儿配方食品、较大婴儿和幼儿配方食品、婴幼儿谷类辅助食品、婴幼儿罐装辅助食品以及稀奶油、奶油和无水奶油共15类。当前实施食品生产许可的乳制品包括液体乳（巴氏杀菌乳、高温杀菌乳、灭菌乳、酸乳）、乳粉（全脂乳粉、脱脂乳粉、全脂加糖乳粉、调味乳粉、特殊配方乳粉、牛初乳粉）、其他乳制品（炼乳、奶油、干酪、固态成型产品）。实施食品生产许可的婴幼儿配方乳粉是指以牛乳（羊乳）及其加工制品为主要原料，加入适量的维生素、矿物质和其他辅料加工而成的，供婴幼儿（三周岁以内）食用的产品，包括婴儿配方乳粉、较大婴儿配方乳粉、幼儿配方乳粉。

一、乳及乳制品卫生问题

（一）化学污染

乳及乳制品中有时会残留多种有毒有害化学污染物，根据其来源和性质不同，可分为以下几类。

1. 农药　主要有杀虫剂、杀菌剂和除草剂等农药，多来自污染饲料。

2. 兽药　用于防治乳畜疾病的抗生素，磺胺类，驱虫药等兽药残留在乳中。

3. 有害元素　主要有汞、铅和砷等有害元素，来自工业三废，先污染环境，然后通过食物链进入动物体内，最终残留于生乳及乳制品中。

4. 霉菌毒素　牛乳中黄曲霉毒素M1主要来自饲料，由黄曲霉毒素 B1 转换而来。

5. 硝酸盐和亚硝酸盐 牛乳和乳制品残留的硝酸盐和亚硝酸盐主要来源于饲料、生产用水或人为掺假。

6. 激素 目前多种激素用于畜牧业中，如雌二醇、催产素、黄体酮等均可引起残留及掺假物。

7. 掺假物 牛乳中常见掺假掺杂物有防腐剂、中和剂、尿素、硝酸盐、三聚氰胺和芒硝等。

（二）微生物污染

乳及乳制品常见的微生物包括细菌、酵母菌、霉菌等三大类。常见的细菌主要有沙门氏菌、大肠杆菌、蜡状芽孢杆菌、李斯特菌、乳杆菌、链球菌。酵母菌主要有酵母属的脆壁酵母、汉氏酵母、圆酵母属以及假丝酵母属等。霉菌有毛菌、曲霉、根霉。

新鲜生乳并不是无菌的，健康奶畜乳房内存在小球菌属和链球菌属等少量细菌，而患乳腺炎等病的乳畜细菌含量很多，致病菌会进入生乳中。饲料中含有大量的微生物，特别是劣质饲料，乳畜感染及生乳含有致病菌概率大大增加。另外在生乳加工过程中也易受到微生物污染，如挤奶过程及过滤材质、生乳的冷却和贮存、运输、杀菌和灌装。

二、近年来乳制品事件

（一）三聚氰胺事件

2008 年共有多名食用三鹿集团生产的婴幼儿奶粉的婴儿被发现患有肾结石并有数名婴儿死亡，随后在三鹿奶粉中发现化工原料三聚氰胺，后查实是不法分子为了牟取暴利，在原奶收购过程中添加了三聚氰胺所致。

（二）皮革水解蛋白事件

2009 年在浙江金华市某乳业有限公司生产的多批次奶粉中均检出了“皮革水解蛋白粉”。皮革水解物主要成分是皮革水解蛋白，而劣质水解蛋白的生产原料主要来自制革工厂的边角废料，制革边角废料中含有重铬酸钾和重铬酸钠，用这种原料生产水解蛋白，重铬酸钾和重铬酸钠被带入产品中，继而被人体吸收，这些物质在体内无法分解，可导致蓄积中毒，甚至造成死亡。

（三）蒙牛特仑苏 OMP 事件

2009 年，蒙牛在其品牌产品特仑苏中添加名为 OMP 的添加剂，OMP 是 Osteoblasts Milk Protein（造骨牛奶蛋白）的简称，因其中含有 IGF－1（胰岛素样生长因子），据称能促进生长发育。但有人质疑该因子可能致癌，卫生部回应说该添加剂虽在美国允许使用，但尚未进入我国食品添加剂目录，不允许在我国食品中使用。

（四）牛初乳禁令

2012 年 4 月卫生部发文明确婴幼儿配方食品中不得添加牛初乳以及用牛初乳为原料生产的乳制品。牛初乳是乳牛产崽后 7 天之内的乳汁，属于生理异常乳，其物理性质、成分与常乳差别很大，产量低，工业化收集较困难，质量不稳定，因此不适合用于加工婴幼儿配方食品。

三、乳制品卫生管理

（一）选购

由于口岸日常使用的乳制品均为预包装食品，现场感官检验不是主要手段，挑选品牌信誉好、供货商资质齐全的乳制品是关键。除依据 GB 7718—2011 检查标签内容外，选购时应注意以下问题：①分清超高温灭菌奶和巴氏灭菌奶，前者保存时间长不易变质，采用 135 ℃～152 ℃瞬间高温将牛奶中的有害细菌全部杀死，但有益菌少；后者在 62 ℃～75 ℃条件下杀灭有害细菌的同时能最大程度保留对人体有益的菌种，但其保质期很短，多为 3～4 天。②区分牛奶和含乳饮料，牛奶和含乳饮料的营养价值有很大差别，注意看清产品名称有无“饮料”或“饮品”字样，例如“酸酸乳饮品”为含乳饮料。③发酵乳（如酸奶）全部或部分用乳粉生产，需在产品名称紧邻部位标明“复原乳”、“复原奶”或“含××％复原乳”或“含××％复原奶”。

（二）运输和贮存

为防止微生物对生乳的污染和生乳的变质，生乳的运输应保持低温。乳及乳制品运输时应避免日晒、雨淋，不得与有毒、有害、有异味或影响产品质量的物品混装运输。巴氏灭菌乳、发酵乳等易腐败乳制品应按要求冷藏贮存。成品奶油一般需－15 ℃以下冷冻贮存。

第七节　水产及水产制品

水产食品系指供人食用的有鳍鱼类、贝类、头足纲动物（章鱼、鱿鱼）和藻类等淡、海水产品及其加工制品。水产制品包括冷冻品、盐腌制品、干制品、熏制品、罐制品、熟制品和鱼糜制品等。实施食品生产许可的水产加工品是指以新鲜水产品为原料加工制成的产品，即干制水产品、盐渍水产品和鱼糜制品（熟制鱼糜灌肠、冻鱼糜制品）。实施食品生产许可的其他水产加工品是指除干制水产品、盐渍水产品、鱼糜制品以外的所有以水生动植物为主要原料加工而成的产品，即水产调味品、水生动物油脂及制品、风味鱼制品、生食水产品、水产深加工品。冻对虾、带鱼等水产品除包装、冷冻外无其他加工处理，一般未实施食品生产许可，个别采用速冻工艺的实施速冻其他食品的食品生产许可。

一、水产及水产制品主要卫生问题

（一）微生物

水产品的微生物主要来源于所在水环境和生产加工操作过程，最常见的是水环境被粪便或污物污染以及通过带菌或病毒携带者的食品加工者传播。我国水产制品控制的病原微生物主要是肠道致病菌和副溶血性弧菌。据调查，带鱼副溶血性弧菌检出率为 41.2%～95.4%，海蜇 94.1%，大黄鱼 15%～45%，对虾 43.3%。水产品可携带的病毒包括甲肝病毒、诺如病毒等，滤食性贝类由于过滤大量的水，体内病毒远高于周围水域。已报道的所有与水产品有关的病毒感染事件中绝大多数都是由于食用了生的或未经正确烹调的贝类引起，如

1988年上海暴发甲肝大流行，系因食用被污染又未经正确烹调的毛蚶。

（二）生物毒素

生物毒素为在通常环境中正常生理状态下生物所具有的毒素。常见的有河豚毒素和海洋藻类毒素，后者包括麻痹性贝毒、腹泻型贝毒、神经性贝毒和失忆性贝毒。我国规定河豚不得流入市场。2012年浙江等地发生多起因食用织纹螺引起的中毒事件，而引起织纹螺中毒的主要原因是其含有河豚毒素。河豚毒素的中毒症状为面部和四肢刺痛感、麻痹、呼吸困难和心血管衰竭，严重者数小时内死亡。

（三）生物胺

水产品感染微生物后，在氨基酸脱羧酶存在时将游离氨基酸脱羧形成生物胺，包括组胺、尸胺、腐胺、酪胺等，其中组胺毒性最强。近年来，组胺中毒事件时有发生，主要症状包括脸红、头晕、头痛、心跳加快、脉快、胸闷和呼吸促迫、血压下降，个别患者出现哮喘。调查显示鲜活水产品中几乎不含生物胺，或仅含少量的精胺、亚精胺，腐败水产品特别是青皮红肉的海鱼中检出大量的生物胺，其中蓝点马鲛、黄鳍金枪鱼、银鲑、牙鲆中的组胺含量分别为422.57 mg/kg、640.00 mg/kg、309.63 mg/kg、151.86 mg/kg，而虾、蟹、贝类等无脊椎动物几乎不产生组胺。

（四）腐败变质

鱼类营养丰富，水分含量高，污染的微生物多，且酶的活性高，与肉类相比，更易发生腐败变质。鱼离开水体后很快死亡，死后变化与畜肉相似，经历僵直、自溶直至腐败变质。鱼体腐败的表现为鱼鳞脱落、眼球凹陷、腮呈褐色并有臭味、腹部膨胀、肛门肛管突出、鱼肌肉破裂并与鱼骨分离。

（五）有害物质和寄生虫

由于生物富集作用，养殖水体中汞、镉、铅等重金属即使含量较低，水产食品可显著蓄积并对食用人群产生健康危害。如20世纪60年代日本熊本县水俣湾地区由于大量含无机汞的工业污水排入水体，无机汞在鱼虾等水生生物中转变为有机汞，含有有机汞的鱼虾通过食物链又进入了动物和人类的体内，被肠胃吸收，侵害脑部和身体其他部分造成脑萎缩、侵害神经细胞，破坏掌握身体平衡的小脑和知觉系统，从而引发了震惊全球的日本水俣病事件。

鱼类及其他水产品还可受到有机磷、有机氯农药污染，淡水鱼受污染程度重于海水鱼。2006 年上海市售的大菱鲆（俗称多宝鱼）被检出禁用药品残留超标，农业部就此开展了水产品药物残留专项整治，其中孔雀石绿、硝基呋喃类和氯霉素被列为中小养殖场的整治重点。我国常见的鱼类寄生虫有华支睾吸虫、肺吸虫等。

二、水产及水产制品卫生管理

（一）选购

根据《水产品流通管理技术规范》（GB/T 24861—2010）要求，采购的水产品应无污染、无病害，其品质符合《鲜、冻动物性水产品卫生标准》（GB 2733—2005）要求，如泥螺、河蟹、蟛蜞、河虾、淡水贝类必须鲜活。供货方应提供有资质检测监督机构出具的有效产品检验合格证明，采购时应检查检验合格证明、产品合格证、标签标识。预包装产品标签应符合 GB 7718—2011 规定，实施食品生产许可的水产及水产制品应具有 QS 标志。进货时应依据相关标准对水产品的外观、色泽、肌肉组织、气味进行感官检查。常见的水产品标准有《无公害食品 普通淡水鱼》（NY 5053—2005）、《鲜、冻带鱼》（SC/T 3102—2010）、《冻虾》（SC/T 3113—2002）、《干海参》（SC/T 3206—2009）、《鲜、冻动物性水产品卫生标准》（GB 2733—2005）、《动物性水产干制品卫生标准》（GB 10144—2005）、《烤鱼片》（SC/T 3302—2010）、《调味鱼干》（SC/T 3203—2001）、《鱿鱼丝》（SC/T 3304—2001）、《鱿鱼干》（SC/T 3208—2001）、《虾米》（SC/T 3204—2012）、《虾皮》（SC/T 3205—2000）、《烤虾》（SC/T 3305—2003）、《虾片》（SC/T 3901—2000）、《干贝》（SC/T 3207—2000）、《干裙带菜叶》（SC/T 3213—2002）、《干海带》（SC/T 3202—2012）、《小饼紫菜》（SC/T 3201—1981）、《水产调味品卫生标准》（GB 10133—2005）、《蚝油》（SC/T 3601—2003）、《虾酱》

(SC/T 3602—2002)、《海胆制品》(SC/T 3902—2001)和《鲟、鳇鱼籽》(SC/T 3905—2011)。以淡水鱼为例,介绍现场采购感官检验要点,正常活鱼的眼睛是清亮的、鱼鳞片完整有光泽,而病鱼或死鱼鱼眼浑浊、塌陷,鱼鳃紧闭、腮丝不红、鱼鳞粗糙不完整。

(二) 运输和贮存

活体水产品装载容器常用木箱、塑料箱、帆布桶和薄膜袋,重复使用的装载容器应能方便清洗和安装有良好的进排水装置。冰鲜水产品的装载容器采用泡沫塑料保温箱、木箱、塑料箱等坚固、洁净、无毒、无异味和便于冲洗的容器。冷冻产品应冷藏运输。运输工具应清洁卫生,禁止与有毒、有害、有异味物品混运。新鲜鱼可使用盐腌方式延长保存时间,但要注意控制亚硝酸盐含量。冰鲜水产品尽可能贮存在0 ℃左右条件下,如鲜带鱼需贮存在0～4 ℃。冷冻产品应包装完好地贮存在－15 ℃～－18 ℃的冷库内,贮存期不超过9个月。禁止与有毒、有害、有异味物品同库贮存。

第八节　蔬菜水果

蔬菜水果在我国居民膳食结构占有重要地位,研究表明人均日消费量已超过谷类,为人体提供了丰富的维生素、无机盐和膳食纤维。但蔬菜水果食用部位多为根、茎、叶、花及果实,在其生长过程中直接暴露在环境中,易受到各种污染,对人体健康造成威胁。

实施食品生产许可的蜜饯产品适用于以果蔬和糖类等为原料,经加工制成的蜜饯类、凉果类、果脯类、话梅类、果丹(饼)类和果糕类;水果制品是以水果为原料,经各种加工工艺和方法制成的水果干制品和果酱。

一、蔬菜水果主要卫生问题

(一) 细菌和寄生虫污染

蔬菜水果在栽培过程中施用人畜粪便和生活污水灌溉造成的肠道致病菌和寄生虫卵污染的情况比较严重;另外,在运输、贮藏或销售过程中若卫生管理不当,也可受到肠道致病菌污染。污染程度与表皮破损有关，一般表皮破损严重的水果大肠埃希菌检出率高。水生植物，如红菱、茭白、荸荠等有可能污染姜片虫囊蚴，生吃可导致姜片虫病。

（二）有毒有害物质污染

1. 农药污染　蔬菜和水果受到的污染中最严重的是农药残留。《农药管理条例》规定了“剧毒、高毒农药不得用于防治卫生害虫，不得用于蔬菜、瓜果、茶叶和中草药材”。农业部公告第199号规定国家明令禁止使用的农药包括六六六、滴滴涕、毒杀芬、二溴氯丙烷、杀虫脒、二溴乙烷、除草醚、艾氏剂、狄氏剂、汞制剂、砷类、铅类、敌枯双、氟乙酰胺、甘氟、毒鼠强、氟乙酸钠和毒鼠硅（计18种）；在蔬菜和果树不得使用和限制使用的高毒农药包括甲胺磷、甲基对硫磷、对硫磷、久效磷、磷胺、甲拌磷、甲基异硫磷、特丁硫磷、甲基硫环磷、治螟磷、内吸磷、克百威、涕灭威、灭线磷、硫环磷、蝇毒磷、地虫硫磷、氯唑磷和苯线磷（计19种）。文献显示个别省市的有机磷农残在蔬菜检出率达40%，水果检出率达22%。《蔬菜中有机磷和氨基甲酸酯类农药残留量的快速检测》（GB/T 5009.199—2003）适用于监管部门或食品企业对蔬菜中有机磷和氨基甲酸酯类农药残留量的快速检测，判断农残水平并采取措施，杜绝急性有机磷中毒事故发生。

2. 工业废水污染　工业废水含有许多有害物质，如镉、铅、汞、酚等，灌溉蔬菜水果后可导致残留较多，从而引起人体食用后对健康有害。

3. 其他污染　正常情况下，蔬菜水果中硝酸盐与亚硝酸盐含量很少，但在生长时遇到干旱或收获后不恰当地存放、贮藏和腌制，以及土壤长期过量施用氮肥，硝酸盐和亚硝酸盐会增加。另外，蔬菜水果的激素污染日益受到关注，如2011年的爆炸西瓜。GB 2760—2011允许在新鲜水果和蔬菜使用被膜剂，如聚二甲基硅氧烷，一种覆盖在食物的表面后能形成薄膜的物质，可防止微生物入侵，抑制水分蒸发或吸收和调节食物呼吸作用，具有保鲜的功能，而某些不法分子在水果表面非法使用工业蜡，其中所含的汞、铅可能通过果皮渗透进果肉，给人体带来危害。

二、蔬菜水果的卫生管理

（一）选购

应选择新鲜、刚采摘的蔬菜和水果。蔬菜和水果新鲜度的鉴别要点是大多数颜色鲜艳，含水量较高，放置过久则可引起颜色和形态的改变，包括水分减少、颜色变化和质地变化。果皮或蔬菜表面发皱，整体发蔫，显示水分减少；绿色蔬菜变成黄色，有些水果的颜色变暗变淡；水果或蔬菜出现软化、发黏、有汁液渗出甚至果体或茎叶腐烂。有条件的应现场进行农残检测，可极大地减少有机磷和氨基甲酸酯类农药急性中毒的风险。

（二）运输和贮存

运输蔬菜水果的工具应清洁卫生，不得与有毒、有污染的物品混运，运输过程中应避免重压，否则加快蔬菜水果的腐败变质。

一般情况下贮存蔬菜水果最适宜的温度是 0 ℃左右，但因果蔬种类和品种而异，如香蕉 12 ℃以下久藏可出现质地变硬，不能完成后熟作用。低温贮存应防止冷害和结冰。结冰可导致果蔬失去原有风味和外观，受冷害后还可加速腐败变质。

（三）使用

蔬菜水果应尽快食用，叶菜和核果类水果不易久藏。另外叶菜类蔬菜随着贮存时间延长，亚硝酸盐含量会逐渐上升，有学者曾研究了韭菜在不同储存温度和时间下亚硝酸盐含量的变化（表 4－3），提示冷藏控制亚硝酸盐的效果良好。为控制果蔬表面农残，可用清水揉搓冲洗，或用刷子刷，削皮是去除农药好方法。直接入口的蔬菜和水果应经清洗消毒后方能食用。制作好的水果拼盘必须当餐用完。

表 4－3　韭菜在不同储存温度和时间下亚硝酸盐含量

(mg/kg)	第 0 天	第 1 天	第 2 天	第 3 天
室温（20 ℃）	0.37±0.063	5.57±0.31	57.55±10.59	80.44±3.02
冷藏（4 ℃）	0.37±0.063	0.66±0.34	0.83±0.58	0.73±0.20

第九节　调味品

调味品系指在饮食、烹饪和食品加工中广泛应用的，用于调和滋味和气味并具有去腥、除膻、解腻、增香、增鲜等作用的产品。根据《调味品分类》(GB/T 20903—2007)，按调味品终端产品可分为食用盐、食糖、酱油(酿造酱油、配制酱油和铁强化酱油)、食醋(酿造食醋、配制食醋)、味精(味精、加盐味精和增鲜味精)、芝麻油、酱类(豆酱、面酱、番茄酱、辣椒酱、芝麻酱、花生酱、虾酱和芥末酱)、豆豉、腐乳(红腐乳、白腐乳、青腐乳、酱腐乳和花色腐乳)、鱼露、蚝油、虾油、橄榄油、调味料酒、香辛料和香辛料调味品(香辛料调味粉、香辛料调味油、香辛料调味汁和油辣椒)、复合调味料(固态复合调味料、液态复合调味料和复合调味酱，其中固态复合调味料包括鸡精调味料、鸡粉调味料、牛肉粉调味料、排骨粉调味料、海鲜粉调味料和其他固态复合调味料，液态复合调味料包括鸡汁调味料、糟卤和其他液态复合调味料，复合调味酱包括风味酱、沙拉酱、蛋黄酱和其他复合调味酱)和火锅调料(火锅底料和火锅蘸料)计 17 类。

实施食品生产许可的调味品包括酱油、食醋、糖、味精、鸡精调味料、酱类及其他调味品。食盐虽属于调味品，但实行国家专营制，其生产、分装加工和销售依据“食盐定点生产企业证书”和“食盐批发许可证”制度，因此未实施食品生产许可。

香辛料主要来自各种自然生长的植物的果实、茎、叶、皮、根等具有浓烈的芳香味、辛辣味。国家卫生和计划生育委员会关于香辛料标准适用有关问题的批复中明确了列入《香辛料和调味品名称》(GB/T 12729.1—2008)的物质(罂粟种子除外)，可继续作为香辛料和调味品使用。卫生部《关于进一步规范保健食品原料管理的通知》(卫法监发〔2002〕51 号)规定了既是食品又是药品的物品名单，其中多种可作为香辛料和调味品，2013 年 7 月国家卫生计生委又发布了《按照传统既是食品又是中药材的物质目录(2013 版)》(征求意见稿)。口岸食品生产经营单位应结合 GB/T 12729.1—2008 和《按照传统既是食品又是中药材的物质目录》选择香辛料和调味品。

香辛料、增味剂和香料虽然都具有赋予食品一定味道的功能，但是香辛料是调味品中的一种，属于食品范畴，而增味剂和香料不是调味品，属于食品添加剂，具有一定的使用范围和使用剂量。《食品用香料分类与编码》(GB/T 14156—2009)定义食品用香料为能够用于调配食品用香精的香料，包括天然香味物质、天然等同香味物质和人造香味物质三类。

一、调味品主要卫生问题

(一) 食盐

食盐系指以氯化钠为主要成分，用海盐、矿盐、井盐或湖盐加工而成的晶体状调味品。由于颜色、味道与亚硝酸钠接近，极易混淆，每年全国都会发生多起误食亚硝酸钠的食物中毒事件。根据《食盐加碘消除碘缺乏危害管理条例》(中华人民共和国国务院令第 163 号)规定，为消除碘缺乏危害，我国采取长期供应加碘食盐为主的综合防治措施。《食用盐碘含量》(GB 26878—2011)规定了食用盐碘强化剂包括碘酸钾、碘化钾和海藻碘，其中碘酸钾最常用。加碘后碘含量平均水平(以碘元素计)为 20 mg/kg～30 mg/kg，各省、自治区和直辖市人民政府卫生行政部门可根据本地人群实际碘营养水平，适当调整本地食用盐碘含量。由于已证实钠摄入过多是高血压的诱因，同时也会引起心脏疾病，2013 年 1 月 WHO 发布膳食盐及钾摄入新指南，指出成年人每天盐的摄入量不超过 5 克，而此前的指南建议成年人每天盐的摄入以不超过 6 克为宜。

(二) 酱油和食醋

酱油是以富含蛋白质的豆类和富含淀粉的谷类及其制品为主要原料，在微生物酶的催化作用下分解并经浸渍提取制成的调味汁液，按生产工艺可分为酿造酱油和配制酱油，前者以大豆和(或)脱脂大豆、小麦(或)麸皮为原料，经微生物发酵制成的具有特殊色、香、味的液体调味品，后者以酿造酱油为主体，与酸水解植物蛋白调味液、食品添加剂等配制而成的液体调味品。按食用方法酱油还可分为烹调酱油和餐桌酱油，前者为不直接食用的，用于烹调的酱油，后者为既可直接食用，又可用于烹调的酱油。市售的老抽酱油即为烹调酱油，其色浓，多用于烧制菜肴；而生抽酱油为餐桌酱油，其色淡，常用于凉拌菜或餐桌佐餐。

食醋是以粮食、果实、酒类等含有淀粉、糖类、酒精的原料，经微生物酿造而成的一种液体酸性调味品，按原料和工艺的不同可分酿造食醋和配制食醋，前者是单独或混合使用各种淀粉、糖的物料或酒精，经微生物发酵酿制而成，如米醋、熏醋、陈醋、水果醋等，后者以酿造食醋为主体，与食品级冰乙酸、食品添加剂等混合配制而成。我国禁止直接用冰醋酸配制或勾兑方法制备食用醋。

2011 年的陈醋门和酱油门让调味品行业卷入“勾兑”漩涡，遭遇一场前所未见的信任危机。部分食醋和酱油企业食品标签虽然声称酿造产品，却涉嫌勾兑而不能自拔。传统酿造的食醋和酱油工艺复杂且耗时长，而勾兑技术门槛低、产量大且耗时短，导致了个别企业过量使用冰醋酸甚至完全使用冰醋酸勾兑制成食醋。《配制酱油》(SB/T 10336—2012)、《配制食醋》(SB/T 10337—2012)明确了酿造产品与配制产品的区别。

二、卫生管理

（一）选购

调味品大多数是预包装食品，且实施生产许可，因此选购时的重点是采购渠道和食品标签。食盐是国家实行专卖，应从正规渠道购买，否则易购到无碘盐。

酿造食醋和酿造酱油主要供应超市，而配制食醋和酱油由于价格较低，供货渠道是农贸市场、批发市场和农村地区，而配制类产品中的勾兑过程各企业存在显著不同导致产品质量各异，甚至含有毒有害物质，因此口岸食品生产经营单位应优先购置酿造食醋和酿造酱油。实行预包装食品管理的调味品标签检查按 GB 7718—2011 执行，具体要求可参照本书相关章节。《酱油卫生标准》(GB 2717—2003)要求标签必须醒目标出“酿造酱油”或“配制酱油”以及“直接佐餐食用”或“用于烹调”。

（二）运输和贮存

调味品在运输过程中应轻拿轻放，防止日晒雨淋，运输工具应清洁卫生，不得与有毒、有污染的物品混运。

调味品应贮存在干燥、通风良好的场所，不得与有毒有害、有异味、易腐蚀的物品同处贮存。鸡精调味料贮存时应避免太阳暴晒。

第五章　食品添加剂卫生要求

第一节　食品添加剂概述

一、食品添加剂的定义

食品安全法规定食品添加剂是指“为改善食品品质和色、香、味以及为防腐、保鲜和加工工艺的需要而加入食品中的人工合成或者天然物质”，包括营养强化剂、食品用香料、胶基糖果中基础剂物质和食品工业用加工助剂。营养强化剂是指“为增强营养成分而加入食品中天然的或人工合成的，属于天然营养素范围的食品添加剂”。食品工业用加工助剂是指“保证食品加工能顺利进行的各种物质，与食品本身无关。如助滤、澄清、吸附、脱模、脱色、脱皮、提取溶剂、发酵用营养物质等。”

《食品添加剂使用标准》(GB 2760—2011)(以下简称 GB 2760)包括 2400 多个食品添加剂品种，其中加工助剂 158 种，食品用香料 1853，胶姆糖基础剂物质 55 种，其他类别的食品添加剂 334 种。此外，我国允许使用的食品营养强化剂约 200 种。

《复配食品添加剂通则》(GB 26687—2011)(以下简称 GB 26687)定义复配食品添加剂是指“为了改善食品品质、便于食品加工，将两种或两种以上单一品种的食品添加剂，添加或不添加辅料，经物理方法混匀而成的食品添加剂”。

食品产品中添加和使用食品添加剂是现代食品加工生产的需要，对于防止食品腐败变质，保证食品供应，繁荣食品市场，满足人们对食品营养、质量以及色、香、味的追求，起到了重要作用。因此，现代食品工业不能没有食品添加剂。但是一些企业为了经济利益，超范围超剂量使用食品添加剂，而食用过量的食品添加剂会严重危害人类的身体健康甚至是生命安全。另外有人混淆了食品添加剂和非食用物质的界限，将从事违法犯罪活动，向食品中添加的非食用物质都称为添加剂，将添加非食用物质引起的食品安全事件归结为滥用食品添加剂，加深了公众对食品添加剂的误解。

二、食品添加剂的分类

食品添加剂的分类可按其来源、功能和安全性评价进行划分。按来源可分为天然食品添加剂和人工合成食品添加剂。前者是利用动植物或微生物的代谢产物等为原料，经提取而获得天然物质；后者采用化学手段，使元素或化合物通过氧化、还原、缩合、聚合、成盐等合成反应而成，包括一般化学合成与人工合成的天然等同物，如天然等同香料、天然等同色素。食品添加剂分类的主要目的是便于按用途需要，迅速查处所需的添加剂，因此既不宜太粗，也不宜太细，故按主要功能作用进行分类较为适宜。

GB 2760 规定食品添加剂分为酸度调节剂 01，抗结剂 02，消泡剂 03，抗氧剂 04，漂白剂 05，膨化剂 06，胶姆糖基础剂 07，着色剂 08，护色剂 09，乳化剂 10，酶制剂 11，增味剂 12，面粉处理剂 13，被膜剂 14，水分保持剂 15，营养强化剂 16，防腐剂 17，稳定和凝固剂 18，甜味剂 19，增稠剂 20，香料 21，食品加工助剂 22，其他 23。

GB 26687 规定了复配食品添加剂的命名原则。由单一功能且功能相同的食品添加剂品种复配而成的，应按照其在终端食品中发挥的功能命名，即“复配”+“GB 2760 中食品添加剂功能类别名称”，如复配着色剂、复配防腐剂等。由功能相同的多种功能食品添加剂，或者不同功能的食品添加剂复配而成的，可以其在终端食品中发挥的全部功能或者主要功能命名，即“复配”+“GB 2760 中食品添加剂功能类别名称”，也可以在命名中增加终端食品类别名称，即“复配”+“食品类别”+“GB 2760 中食品添加剂功能类别名称”。

第二节 食品添加剂的使用要求与卫生管理

一、食品添加剂的使用原则

（一）食品添加剂使用基本要求

使用食品添加剂时不应对人体产生任何健康危害；不应掩盖食品腐败变质；不应掩盖食品本身或加工过程中的质量缺陷或以掺杂、掺假、伪造为目的而使用食品添加剂；不应降低食品本身的营养价值；在达到预期目的前提下尽可能降低在食品中的使用量。

使用复配食品添加剂时除上述要求外，用于生产复配食品添加剂的各种食品添加剂，应符合 GB 2760 和卫生部公告的规定，具有共同的使用范围；用于生产复配食品添加剂的各种食品添加剂和辅料，其质量规格应符合相应的食品安全国家标准或相关标准；复配食品添加剂在生产过程中不应发生化学反应，不应产生新的化合物；复配食品添加剂的生产企业应按照国家标准和相关标准组织生产，制定复配食品添加剂的生产管理制度，明确规定各种食品添加剂的含量和检验方法。

（二）使用食品添加剂的情形

在以下情形时可使用食品添加剂：保持或提高食品本身的营养价值；作为某些特殊膳食用食品的必要配料或成分；提高食品的质量和稳定性，改进其感官特性；便于食品的生产、加工、包装、运输或者贮藏。

二、食品添加剂的带入原则

食品添加剂可通过食品原料进入食品成品。例如酱油可以使用山梨酸钾，而酱油是沙嗲牛肉（酱卤肉类）原料，虽然肉制品不可以使用山梨酸钾，但是可以通过酱油带入山梨酸钾，这就是食品添加剂的带入现象。

在下列情况下食品添加剂可以通过食品配料（含食品添加剂）带

入食品中：

1. 根据 GB 2760，食品配料中允许使用该食品添加剂；

2. 食品配料中该添加剂的用量未超过 GB 2760 允许的最大使用量；

3. 应在正常生产工艺条件下使用这些配料，并且食品中该添加剂的含量不应超过由配料带入的水平；

4. 由配料带入食品中的该添加剂的含量应明显低于直接将其添加到该食品中通常所需要的水平。

食品添加剂本身可以直接加到食品中，在食品配料中也有，计算的总量不能超过其在食品中的最大限量。另外一种情形是食品添加剂本身不可以直接加到食品中，而只是通过配料带入食品，其限量不能超过配料中的最大限量。在理解“由配料带入食品中的该添加剂的含量应明显低于直接将其添加到该食品中通常所需要的水平”时主要针对第一种情形，主要是为了防止滥用添加剂的企业在食品添加剂超标时辩护是带入原则带入的。

三、食品添加剂的使用要求

1. 经过食品安全性毒理学评价证明在使用限量内长期使用对人体无害。

2. 不影响食品感官理化性质，对食品营养成分不应有破坏作用。

3. 食品添加剂应有严格的卫生标准和质量标准，并经中华人民共和国卫生部正式批准、公布。

4. 食品添加剂在达到一定使用目的后，经加工、烹调或贮存时，能被破坏或排除。

5. 不得使用食品添加剂掩盖食品的缺陷或作为伪造的手段。不得使用非定点生产厂、无生产许可证及污染或变质的食品添加剂。

四、食品添加剂的卫生管理

我国对食品添加剂的卫生管理主要通过三个方面：

（一）制订食品添加剂使用法规和卫生标准

我国于1973年成立“食品添加剂卫生标准科研协作组”，开始有组织、有计划地管理食品添加剂。1977年制订了最早的《食品添加剂使用卫生标准(试行)》；1980年在原协作组基础上成立了“中国食品添加剂标准化技术委员会”，并于1981年制订了《食品添加剂使用卫生标准》编号为GB 2760—81；我国在1982年实施了食品卫生法(试行)就规定了食品添加剂的卫生管理办法，这个办法是由10条规定构成的。1986年增补内容后修订为GB 5760—86，1996年又进行了增补，修改为GB 2760—1996，2011年增补为GB 2760—2011。

此外，2009年6月实施的《中华人民共和国食品安全法》对食品添加剂的生产、使用、标签内容以及违法后承担的法律责任作出了详细的法律规定，如食品生产者应当依照食品安全标准关于食品添加剂的品种、使用范围、用量的规定使用食品添加剂；食品添加剂应当有标签、说明书和包装。标签、说明书应当载明本法第四十二条第一款第一项至第六项、第八项、第九项规定的事项，以及食品添加剂的使用范围、用量、使用方法，并在标签上载明“食品添加剂”字样。

（二）颁布和执行新食品添加剂审批程序

2010年颁布实施的《食品添加剂新品种管理办法》加强了未列入食品安全国家标准和卫生部公告允许使用的食品添加剂品种以及扩大使用范围或者用量的食品添加剂品种的管理。国家卫生和计生委组织医学、农业、食品、营养、工艺等方面的专家对食品添加剂新品种技术上确有必要性和安全性评估资料进行技术审查，并作出技术评审结论；必要时，可以组织专家对食品添加剂新品种研制及生产现场进行核实、评价。食品添加剂新品种行政许可的具体程序按照《行政许可法》和《卫生行政许可管理办法》等有关规定执行。

（三）食品添加剂生产、使用的管理

为了加强食品添加剂的科研、生产、应用和质量管理，有计划地发展生产，满足社会需要，防止食品污染，保障人民身体健康，我国于1992年发布《食品添加剂生产管理办法》。1993年颁布《食品添加剂卫生管理办法》。2002年颁布《食品添加剂卫生管理办法》(2010年废止）。2010 年质检总局颁布《食品添加剂生产监督管理规定》明确我国食品添加剂的生产实施生产许可管理，所称食品添加剂是指经国务院卫生行政部门批准并以标准、公告等方式公布的可以作为改善食品品质和色、香、味以及为防腐、保鲜和加工工艺的需要而加入食品的人工合成或者天然物质。包括已列入 GB 2760 的食品添加剂和 GB 26687 中的复配食品添加剂。

食品添加剂应当有标签、说明书和包装。标签、说明书应当载明：名称、规格、净含量、生产日期；成分或者配料表；生产者的名称、地址、联系方式；保质期；产品标准代号；贮存条件；生产许可证编号；法律、法规或者食品安全标准规定必须标明的其他事项；食品添加剂的使用范围、用量、使用方法，并在标签上载明“食品添加剂”字样。

（四）口岸对食品添加剂的卫生管理

根据质检总局相关文件，口岸食品添加剂监管重点食品为烘焙类、裱花类、熟肉制品、自制饮料、自制火锅底料、自制调味料、煲汤类等类别，食品添加剂采购及使用为重点监管环节，一旦发现食品非法添加和滥用食品添加剂行为按有关规定从严从快查处。

1. 明确企业责任　要推动口岸食品生产经营单位的诚信体系建设，引导企业树立安全发展、诚信经营的理念。进一步明确企业的食品安全主体责任，监督督促其落实食品安全控制关键岗位责任制，进一步明确其主要负责人为防止非法添加和滥用食品添加剂的第一责任人，负责原材料采购和生产配料的人员为直接责任人，逐级签订责任书。

2. 加强企业自律

（1）建立档案：食品生产经营单位应建立和完善所生产加工食品的成分表或配料表档案，及时更新，定期自查，保证成分符合国家相关标准。企业应建立食品添加剂档案，及时报相关检验检疫机构。

（2）严格制度：食品生产经营单位应严格执行索证索票、进货查验和记录制度，不得采购和使用不符合国家标准的食品添加剂。

（3）加强管理：食品生产经营单位使用食品添加剂过程中应做到“六专”（专人采购、专人保管、专人领用、专人登记、专柜保存和专具称量)，严格按照相关法律法规、标准规定的范围和限量使用食品添加剂，做好领用和使用记录。专人签名要报相应检验检疫机构备案。

五、《食品添加剂使用标准》使用方法

对于单一食品添加剂，需结合 GB 2760 和国家卫生和计生委相关公告，根据食品添加剂名称确定其在食品中的使用范围和使用剂量。首先查看 GB 2760 的表 A. 2《可在各类食品中按生产需要适量使用的食品添加剂名单》，确定该食品添加剂作为某特定功能添加剂时是否在内；如是，查看表 A. 3《按生产需要适量使用的食品添加剂所例外的食品类别名单》，确定该食品添加剂作为特定功能食品添加剂时可在除 A. 3 列出食品类别之外的食品中按生产需要适量使用；如不是，需在表 A. 1 中查询确定其使用范围和使用剂量。例如碳酸钠在表 A. 2 中列出，功能是酸度调节剂，结合 A. 3，可确定碳酸钠作为酸度调节剂时，可在除 A. 3 所列食品之外的食品中按需使用。又如红曲米，未在 A. 2 列出，查询 A. 1 得知红曲米功能为着色剂，可在调制乳(食品分类号 01. 01. 03)等食品按生产需要适量使用以及风味发酵乳(食品分类号 01. 02. 02)等食品限量使用。

使用食品用香料时，首先需查询 GB 2760 表 B. 2《允许使用的食品用天然香料名单》、表 B. 3《允许使用的食品用合成香料名单》及国家卫生和计生委相关公告确定该食品用香料是否被允许使用。如是，结合表 B. 1 明确不得添加食品用香料的食品，其他食品是否可以加香料应按相关食品产品标准规定执行。需要注意的是具有其他食品添加剂功能的食品用香料，在食品中发挥其他食品添加剂功能时，应符合 GB 2760 规定，如苯甲酸、肉桂醛、瓜拉纳提取物、二醋酸钠、琥珀酸二钠、磷酸三钙、氨基酸等。

使用食品加工助剂时，应具有工艺必要性，在达到预期目的前提下应尽可能降低使用量，一般应在制成最终成品之前除去，无法完全除去的，应尽可能降低其残留量，其残留量不应对健康产生危害，不应在最终食品中发挥功能作用。根据 GB 2760 确定可使用的食品加工助剂表以及使用功能和使用范围，其中 C. 1 列出可在各类食品加工过

程中使用、残留量不需限定的加工助剂名单(不含酶制剂),表 C.2 列出需要规定功能和使用范围的加工助剂名单(不含酶制剂),表 C.3 列出食品加工中允许使用的酶。

根据 GB 2760 及国家卫生和计生委公告确定的食品添加剂允许使用的食品类别,详细食品分类系统见 GB 2760 附录 F,当允许某食品大类使用时,其子类可使用,反之不可。如瓜尔胶,作为增稠剂使用时,仅可在稀奶油(食品分类号 01.05.01)使用,而不可在凝固稀奶油(01.05.02)及其他乳制品使用。

对某食品添加剂具有多项功能时,应根据 GB 2760 中各功能类别明确其使用范围和使用剂量。如苯甲酸可作为防腐剂和食品用合成香料,当作为防腐剂时,查询 GB 2760 表 A.1 确定使用范围和使用剂量,作为食品用合成香料时,根据 GB 2760 附录 B 执行。

某食品使用多种同一功能食品添加剂时,应注意各食品添加剂的使用剂量与 GB 2760 允许的最大使用量之比的和不大于 1。

第三节　常用食品添加剂

一、抗氧化剂

能防止或延缓油脂或食品成分氧化分解、变质,提高食品稳定性的物质。

食品抗氧化剂应具备的条件:具有优良的抗氧化效果;本身及分解产物都无毒、无害;稳定性好,与食品可以共存;使用方便,价格便宜。

抗氧化剂的作用机理是比较复杂的,如有的抗氧化剂是由于本身极易被氧化,首先与氧反应,从而保护了食品,如 VE。有的抗氧化剂可以放出氢离子,将油脂在自动氧化过程中所产生的过氧化物分解破坏,使其不能形成醛或酮的产物,如硫代二丙酸二月桂酯等。有些抗氧化剂可能与其所产生的过氧化物结合,形成氢过氧化物,使油脂氧化过程中断,从而阻止氧化过程的进行,而本身则形成抗氧化剂自由基,但抗氧化剂自由基可形成稳定的二聚体,或与过氧化自由基 ROO-结合形成稳定的化合物。

我国允许使用的抗氧化剂有茶多酚(又名维多酚)、丁基羟基茴香醚(BHA)、二丁基羟基甲苯(BHT)、亚硫酸钠,亚硫酸氢钠,低亚硫酸钠、甘草抗氧物、4-己基间苯二酚、抗坏血酸(又名维生素 C)、抗坏血酸钠、抗坏血酸钙、抗坏血酸棕榈酸酯、磷脂、硫代二丙酸二月桂酯、没食子酸丙酯(PG)、迷迭香提取物、羟基硬脂精(氧化硬脂精)、乳酸钙、乳酸钠、山梨酸及其钾盐、特丁基对苯二酚、维生素 E、乙二胺四乙酸二钠、乙二胺四乙酸二钠钙、D-异抗坏血酸及其钠盐、植酸(又名肌醇六磷酸)、竹叶抗氧化物。

(一) 抗氧化剂的分类

1. 油溶性抗氧化剂　丁基羟基茴香醚(BHA)、二丁基羟基甲苯(BHT)、没食子酸丙酯(PG)、特丁基对苯二酚(TBHQ)、生育酚(VE)。

2. 水溶性抗氧化剂　抗坏血酸(VC)、D-异抗坏血酸及其钠盐、茶多酚(TP)。

也可按来源分为天然的和人工合成的,天然的抗氧化剂有 VE(生育酚)、茶多酚、迷迭香。

(二) 常用的抗氧化剂

1. 人工合成的抗氧化剂

(1) 叔丁基羟基茴香醚(BHA):不溶于水,对动物油脂的抗氧化作用较强,对不饱和植物油的抗氧化效果较差,可在食品包装材料中应用而对食品起抗氧化作用,可涂抹在包装材料内面,也可在包装袋内冲入抗氧化剂的蒸汽等。

(2) 二丁基羟基甲苯(BHT):不溶于水,价格低,安全性差,耐热,抗氧化效果稍逊于 BHA,但应用于动物油脂时比 BHA 有效,一般不单独使用。

(3) 叔丁基对苯二酚(TBHQ):耐热性好,安全性好,有一种极淡的特殊香味,不与铁或铜形成络合物,耐碱性差,首选的抗氧化剂,其氧化能力是其他三种的 5～7 倍。不得与没食子酸丙酯混合使用;尽量避免在碱性条件下使用，以防止变色；对植物油、猪油等动物油的抗氧化性比 BHA 强，但对含油的面制品抗氧化效果不如 BHA、BHT。

（4）没食子酸丙酯（PG）：难溶于水，安全性高，与铜、铁等金属离子反应变色，遇光分解，且有吸湿性，应避光密闭保存，加入增效剂枸橼酸等时效果增加。

2. 天然的抗氧化剂

（1）生育酚（VE）：油溶性的，热稳定性好，安全性高，对动物油脂的抗氧化效果比对植物油的效果大。

（2）抗坏血酸（VC）：水溶性，主要用于酸性物质，安全性高。

（3）D-异抗坏血酸钠：溶于水，效果好，生理活性低，价格低，耐热性差，但抗氧化效果比 VC 强。

（4）茶多酚：易溶于水及某些有机溶剂，对热、酸较稳定，其含量，绿茶＞乌龙茶＞红茶，在植物油中的抗氧化活性约为 BHT 的 3 倍，其抗氧化效果是 VE 的 4～7 倍。

二、漂白剂

能够破坏、抑制食品的发色因素，使其褪色或使食品免于褐变的物质，包括氧化漂白剂及还原漂白剂两类。漂白剂是通过还原等作用消耗食品中的氧，破坏、抑制食品氧化酶活性和食品的发色因素，使食品褐变色素褪色或免于褐变，同时还具有一定的防腐作用。如硫黄通过燃烧产生二氧化硫，二氧化硫通过其还原性破坏食品中酶氧化系统，阻止其发生氧化作用，从而使食品漂白和防止褐变。GB 2760 规定硫黄可用于熏蒸蜜饯类、干果、干菜、粉丝和食糖。

常见的漂白剂：二氧化硫、焦亚硫酸钾、焦亚硫酸钠、亚硫酸钠、低亚硫酸钠（保险粉）、亚硫酸氢钠、硫黄等。

三、着色剂

赋予食品色泽和改善食品色泽的物质，也称色素。包括食用合成色素和食用天然色素两大类。着色剂能改善食品感官性质，增加对食品的喜好及刺激食欲。

天然着色剂主要来自动、植物组织或微生物代谢产物，色素含量和稳定性不如合成着色剂。合成着色剂指利用人工合成方法制得的有机色素，着色力强、色泽鲜艳、不易褪色、稳定性好、易溶解、易调色、成本低，但安全性较天然着色剂低。在许可使用的食用合成色素中，还包括它们各自的色淀，色淀是由水溶性色素沉淀在许可使用的不溶性基质（通常为氧化铝）上制备的不溶于水的特殊着色剂。常见的着色剂包括：

1. 天然苋菜红　水溶性红色色素，耐酸，对光、热等较稳定，在酸性和碱性食品中使用易于均匀混合。

2. 胭脂虫红　易溶于水，难溶于乙醇，不溶于油脂，对光和酸较稳定，耐热性较强，安全性高。

3. 亮蓝　有金属光泽，有较好的耐光性、耐热性和耐碱性，易溶于水，溶于乙醇、甘油。

4. 靛蓝　在水中溶解性较低，不溶于油脂，对热、光、酸、碱、氧化作用均较敏感，耐盐性也较差，但染着力好。

5. 柠檬黄　易溶于水，对热、酸、光及盐均稳定，耐氧性差，遇碱稍变红色。

6. 日落黄　耐光、耐酸、耐热，易溶于水、甘油，微溶于乙醇，不溶于油脂。

四、护色剂

能与肉及肉制品中呈色物质作用，使之在食品加工、保藏等过程中不致分解、破坏，呈现良好色泽的物质。

常见的护色剂：葡萄糖酸亚铁、硝酸钠，硝酸钾、亚硝酸钠，亚硝酸钾、D-异抗坏血酸及其钠盐。

2012年5月卫生部国家食药监管局明确禁止餐饮服务单位采购、贮存、使用食品添加剂亚硝酸盐（亚硝酸钠、亚硝酸钾）（卫生部公告2012年第10号）。

五、增味剂

补充或增强食品原有风味的物质。它不影响酸、甜、苦、咸等4种基本味和其他呈味物质的味觉刺激，而是增强其各自的风味特征，从而改进食品的可口性。按照来源分类：动物性增味剂，植物性增味剂，微生物增味剂，化学合成增味剂；按照化学合成分类：氨基酸类增味剂，核苷酸类增味剂，有机酸类增味剂，复合增味剂。

常见的护色剂：氨基乙酸（又名甘氨酸）、L-丙氨酸、琥珀酸二钠、辣椒油树脂、糖精钠、5′-呈味核苷酸二钠、5′-肌苷酸二钠、5′-鸟苷酸二钠、谷氨酸钠。

六、防腐剂

防止食品腐败变质、延长食品储存期的物质。防腐剂可以有广义和狭义之不同。狭义的防腐剂主要指山梨酸、苯甲酸等直接加入食品中的化学物质；广义的防腐剂除包括狭义防腐剂所指的化合物外，还包括那些通常认为是调味料而具有防腐作用的物质，如食盐、醋等，以及那些通常不直接加入食品，而在食品贮藏过程中应用的消毒剂和防腐剂等。作为食品添加剂应用的防腐剂是指为防止食品腐败、变质，延长食品保存期，抑制食品中的微生物繁殖的物质，但在食品中具有同样作用的调味品如食盐、糖、醋、香辛料等不包括在内。食品容器消毒灭菌的消毒剂亦不在此列。常见的防腐剂如下：

1. 苯甲酸及其钠盐　苯甲酸在酸性条件下易挥发，易溶于乙醇，难溶于水，所以多用其钠盐-苯甲酸钠。苯甲酸钠溶于水，在空气中稳定。

苯甲酸属于广谱防腐剂。在低酸环境中，对广范围的微生物有效，但对产酸菌作用较弱；当 pH 在 5.5 以上时，对很多霉菌和酵母菌没什么效果，所以苯甲酸及其钠盐为酸型防腐剂。在使用中苯甲酸钠可单独使用，也可与苯甲酸混合使用。

2. 山梨酸与山梨酸钾　山梨酸易溶于乙醇等有机溶剂，稍难溶于水，耐热，但在空气中易氧化，所以多使用其钾盐—山梨酸钾。山梨酸钾极易溶于水，也易溶于高浓度蔗糖和食盐溶液。

山梨酸（钾）能有效抑制霉菌、酵母菌和好氧性细菌的活性，还能防止肉毒杆菌、葡萄球菌、沙门氏菌等有害微生物的生长和繁殖，但对厌氧性芽孢菌与嗜酸乳杆菌等有益微生物几乎无效。

3. 丙酸及丙酸盐　丙酸可溶于水、乙醇、乙醚、氯仿等。丙酸钠、丙酸钙可溶于水。此类防腐剂多用于焙烤食品中。

4. 对羟基苯甲酸酯类　又称尼泊金酯，难溶于水，易溶于乙醇，对霉菌、酵母菌有较强的抑制作用，适用于中性、酸性食品。

5. 双乙酸钠　广谱防腐剂，中性食品首选，价格较低。

6. 乳酸链球菌素　天然无毒，价格高，耐热，适合中性及酸性食品，用于高档食品，主要杀灭革兰氏阳性菌。

七、甜味剂

赋予食品以甜味的物质。按来源分为天然甜味剂和人工合成甜味剂。按营养性分为营养性和非营养性甜味剂，按化学结构和性质分为糖类和非糖类甜味剂。常见的甜味剂有：

1. 甘草和甘草提取物　甘草有增甜作用，甜味慢。

2. 甜菊糖苷　又称甜菊苷，带有后苦味，与甘草苷一起使用可起到相互改善口感的作用，较贵、安全、甜味长。

3. 糖精钠　甜度为蔗糖的200～500倍，一般为300倍。浓度高时带有后苦味，将水溶液长时间放置，甜味慢慢降低，安全性差，价廉，味道质量差。

4. 天门冬酰苯丙氨酸甲酯　又称阿斯巴甜或甜味素。价格较贵，味纯、天然、易水解且水解后浓度降低，可溶于水，难溶于乙醇，不溶于油脂。

5. 环己基氨基磺酸钠　又称甜蜜素，是人工合成的，价格、甜味中等，是应用广泛的甜味剂。

6. 乙酰磺胺酸钾　又称安赛蜜或AK糖，价格适中，味道好，甜味的感觉较快，味觉不延留。可经过人体消化系统排出而不发生变化，不产生热量。

7. 纽甜　便宜，味道感觉慢，甜味强。

八、其他食品添加剂

（一）面粉处理剂

促进面粉的熟化和提高制品质量的物质。

常见的面粉处理剂包括：L-半胱氨酸盐酸盐、抗坏血酸（又名维生素 C）、偶氮甲酰胺、碳酸镁、碳酸钙（包括轻质和重质碳酸钙）。

（二）膨松剂

在食品加工过程中加入的，能使产品发起形成致密多孔组织，从而使制品膨松、柔软或酥脆的物质。

1. 碳酸氢钠　俗称“小苏打”、“苏打粉”、“重曹”，白色细小晶体，在水中的溶解度小于碳酸钠。固体 50 ℃以上开始逐渐分解生成碳酸钠、二氧化碳和水，270 ℃时完全分解。碳酸氢钠是强碱与弱酸中和后生成的酸式盐，溶于水时呈现弱碱性。常利用此特性作为食品制作过程中的膨松剂。碳酸氢钠在作用后会残留碳酸钠，使用过多会使成品有碱味。食用小苏打可作为膨松剂，酸度调节剂，在需要的食品中按生产需要适量使用。使用时避免出现黄斑，影响口味，最好复配。

2. 碳酸氢铵　食品级的碳酸氢铵只要按规定限量添加，可以放心食用。

3. 硫酸铝钾　俗称钾明矾，性味酸涩，寒，有毒。故有抗菌作用、收敛作用等，作膨松剂、中和剂使用。

（三）稳定剂和凝固剂

使食品结构稳定或使食品组织结构不变，增强黏性固形物的物质。

1. 硫酸钙　分无水硫酸钙和二水硫酸钙（生石膏），白色晶体或粉末。生石膏在自然界中以石膏矿存在。生产豆腐时加入量为 2 g/L～14 g/L。

2. 葡萄糖酸-δ-内酯　它一般是白色晶体或结晶粉末。几乎无臭。味先甜后酸。易溶于水，稍溶于乙醇，不溶于乙醚。

3. 氯化钙　它可以做稳定和凝固剂、钙强化剂、螯合剂等。做豆腐凝固剂时，在豆乳中加4%～6%溶液，一般用量为20～25 g/L。对果蔬有护色作用。

(四) 被膜剂

涂抹于食品外表，起保质、保鲜、上光、防止水分蒸发等作用的物质。现允许使用的被膜剂有紫胶、白油（液体石蜡）、吗啉脂肪酸盐果蜡、松香季戊四醇酯等14种，主要应用于水果、蔬菜、软糖、鸡蛋等食品的保鲜。

1. 石蜡　通常是白色、无色无味的蜡状固体，用作被膜剂、消泡剂、胶姆糖基础剂。

2. 紫胶　吸取寄主树树液后分泌出的紫色天然树脂。又称虫胶、赤胶、紫草茸等。主要含有紫胶树脂、紫胶蜡和紫胶色素。紫胶树脂黏着力强，光泽好，对紫外线稳定，电绝缘性能良好，兼有热塑性和热固性，能溶于醇和碱，耐油、耐酸，对人无毒、无刺激。

(五) 抗结剂

用于防止颗粒或粉状食品聚集结块，保持其松散或自由流动的物质。我国允许使用的有亚铁氰化钾、硅铝酸钠、磷酸三钙、二氧化硅、微晶纤维素等。

1. 二氧化硅　用于抗结剂、消泡剂、澄清剂、助滤剂和载体。可用于蛋粉、奶粉、可可粉、可可脂、糖粉、植脂性粉末、速溶咖啡、粉状汤料等。

2. 亚铁氰化钾　别名黄血盐、黄血盐钾，可溶于水，水溶液遇光则分解为氢氧化铁。不溶于乙醇、乙醚。

3. 微晶纤维素　别名纤维素胶、结晶纤维素，用作抗结剂、乳化剂、分散剂、黏合剂以及用于特殊营养食品（低热量、低脂肪食品）。

(六) 消泡剂

在食品加工过程中降低表面张力，消除泡沫的物质。

1. 乳化硅油　食品级乳化硅油是以甲基聚硅氧烷（硅油）为主体组成的有机硅消泡剂，是经加入分散辅助剂乳化的乳白色液体。用于豆制品、饮料和薯片加工工艺、发酵工艺。

2. 聚氧丙烯甘油醚　性状为无色或黄色非挥发性油状液体，溶于苯及其他芳烃溶剂，亦溶于乙醚、乙醇、丙酮、四氯化碳等溶剂，难溶于水，热稳定性好。发酵工艺。

第四节　可能食品非法添加的物质

《国务院办公厅关于严厉打击食品非法添加行为切实加强食品添加剂监管的通知》(国办发〔2011〕20 号)明确规定严禁在食品中添加非食用物质。非食用物质指根据有关法律法规，任何单位和个人禁止在食品生产中使用食品添加剂以外的任何化学物质和其他可能危害人体健康的物质，包括在农产品种植、养殖、加工、收购、运输中使用违禁药物或其他可能危害人体健康的物质。

一、食品非法添加案例

据统计，2011 年共破获食品非法添加等食品安全案件1 100余起，抓获犯罪嫌疑人 2 000 余名，其中十大典型案例如下。

(一) 沈阳蹇某等制售有毒、有害豆芽案

4 月 17 日，沈阳警方破获一起制售有毒有害食品案，抓获蹇某等 4 人，查获用非食品添加剂浸泡的豆芽 6 吨。蹇某等在生产豆芽过程中非法添加亚硝酸钠、尿素、恩诺沙星等有毒、有害非食用物质。

(二) 山东茌平雷某制售伪劣腐竹案

4 月 18 日，山东警方破获一起非法添加吊白块案件。2010 年下半年以来，犯罪嫌疑人雷某雇用段某等 3 人，非法添加含吊白块的添加剂生产食用腐竹。

(三) 广东罗某等制售伪劣食品案

4 月 22 日，广东中山市警方破获一起制售伪劣食品案，抓获罗某等 3 名犯罪嫌疑人，成功捣毁制售伪劣粉条的窝点。今年 2 月以来，罗某等人非法利用工业石蜡、墨汁、果绿、柠檬黄色素、玉米淀粉制作假“红薯粉条”和劣质“珍珠粉”。

（四）重庆徐某等非法利用潲水油制售食用油案

4月27日，重庆警方破获一起特大非法利用潲水油提炼食用油案件，抓获徐某等人。经查，徐某先后从曹某等人处收购潲水油，出售给油脂加工厂，加工提炼成问题食用油，销售给一粮油食品公司。

（五）江苏江阴胡某等制售假牛肉案

5月2日，江阴警方破获一起制售有毒、有害食品案，抓获胡某等7人。经查，胡某等人在无锡市张泾镇开设加工假牛肉的地下加工点，以母猪肉为原料，添加胭脂红、卡拉胶后，冒充假牛肉半成品出售。

（六）河北石家庄张某等生产、销售有毒有害食品案

6月3日，石家庄市有关部门捣毁一非法食品加工黑窝点，查获添加火碱的牛肚、鱿鱼、鸭肠、海参一批，抓获张某等3名犯罪嫌疑人。该团伙主要利用双氧水、工业火碱等有害物质，通过发制、漂白、浸泡等流程，加工有毒有害牛肚、鱿鱼、鸭肠、海参等水发产品进行销售。

（七）黑龙江齐齐哈尔市张某等制售有毒、有害食品案

5月7日，黑龙江齐齐哈尔市警方破获一起制售有毒、有害食品案，抓获张某等3人。经查，2010年9月以来，张某非法使用工业卤水大量生产干豆腐，销往本地菜市场。

（八）江西鹰潭陈某等制售有毒豆制品案

5月13日，江西鹰潭警方会同福建南平警方，成功破获一起制售有毒、有害食品案，抓获陈某等4人。经查，陈某等人非法利用吊白块大量生产腐竹，销往江西、福建、广东等地。

（九）广东东莞昱延食品有限公司制售有毒、有害食品添加剂案

5月31日，广东东莞警方破获一起制售有毒、有害食品添加剂案，抓获4名犯罪嫌疑人。经查，台湾籍人赖某出资成立东莞市昱延食品有限公司，利用从台湾购进的原料非法生产有毒的食品添加剂，销往广东、河南、新疆等地。

（十）辽宁大连王某制售有毒辣椒面案

6月8日，大连市公安局破获一起制售有毒、有害食品案，收缴大

量有毒辣椒面。经查，犯罪嫌疑人王某为增加销量，向普通辣椒面中掺入一种红色玉米皮，用于染红玉米皮的染色剂含碱性橙和罗丹明等有毒、有害的非食用化学物质。

二、严厉打击食品非法添加行为要求

（一）刑法

《中华人民共和国刑法修正案（八）》将刑法第一百四十四条修改为："在生产、销售的食品中掺入有毒、有害的非食品原料的，或者销售明知掺有有毒、有害的非食品原料的食品的，处五年以下有期徒刑，并处罚金；对人体健康造成严重危害或者有其他严重情节的，处五年以上十年以下有期徒刑，并处罚金；致人死亡或者有其他特别严重情节的，依照本法第一百四十一条的规定处罚。"

（二）国务院文件

《国务院办公厅关于严厉打击食品非法添加行为切实加强食品添加剂监管的通知》（国办发〔2011〕20 号）要求各地区、各有关食品监管部门：

1. 督促和重点监管食用农产品生产企业、农民专业合作经济组织、食品生产经营单位　严格依法落实查验、记录制度；督促食品生产经营单位建立健全检验制度，加密自检频次；完善监督抽检制度，强化不定期抽检和随机性抽检，特别要针对生鲜乳收购、活畜贩运、屠宰等重点环节和小作坊、小摊贩、小餐饮等薄弱部位，加大巡查和抽检力度，提高抽检频次，扩大抽检范围。

2. 要求依法从重惩处非法添加行为　各地区、各有关部门要始终保持高压态势，严厉打击非法添加行为；对不按规定落实记录、查验制度，记录不真实、不完整、不准确，或未索证索票、票证保留不完备的，责令限期整改；对提供虚假票证或整改不合格的，一律停止其相关产品的生产销售；对因未严格履行进货查验而销售、使用含非法添加物食品的，责令停产、停业；对故意非法添加的，一律吊销相关证照，依法没收其非法所得和用于违法生产经营的相关物品，要求其对造成的危害进行赔偿；对上述行为，同时依法追究其他相关责任；对生产贩卖非法添加物的地下工厂主和主要非法销售人员，以及集中使用非法添加物生产食品的单位主要负责人和相关责任人，一律依法移送司法机关在法定幅度内从重从快惩处。

3. 完善非法添加行为案件查办机制　要强化行政执法与刑事司法的衔接，相关监管部门发现非法添加线索要立即向公安等部门通报，严禁以罚代刑、有案不移；对涉嫌犯罪的，公安部门要及早介入，及时立案侦查，对影响重大或者跨省份的案件由公安部挂牌督办；有关部门要积极配合公安部门调查取证，提供相关证据资料和检验鉴定证明，确保案件查处及时、有力。

4. 加强非法添加行为源头治理　对国家公布的食品中可能违法添加的非食用物质以及禁止在饲料和饮用水中使用的物质，工业和信息化、农业、质检、工商和食品药品监管等部门要依法加强监管，要求生产企业必须在产品标签上加印"严禁用于食品和饲料加工"等警示标识，并建立销售台账，实行实名购销制度，严禁向食品生产经营单位销售；加强对化工厂、兽药和药品生产企业的监督检查，监督企业依法合规生产经营；要严密监测，坚决打击通过互联网等方式销售食品非法添加物行为；对农村、城乡结合部、县域结合部等重点区域，企业外租的厂房、车间、仓库以及城镇临时建筑、出租民房等重点部位，各地要组织经常性排查，及时发现、彻底清剿违法制造存储非法添加物的"黑窝点"，坚决捣毁地下销售渠道。

（三）质检总局文件

质检总局《关于依法严惩食品生产加工非法添加违法行为的规定》（国质检执〔2011〕328 号）要求各级质量技术监督部门和各地出入境检验检疫机构在开展严厉打击食品非法添加专项工作中，对有下列违法行为之一的，涉嫌犯罪的，一律移送公安机关；不构成犯罪的，一律按照食品安全法第八十五条的规定，没收违法所得和用于非法生产的相关物品，按上限处以罚款，依法吊销生产许可证，出口食品生产企业一律取消备案资格。

1. 使用国家公布的《食品中可能违法添加的非食用物质和易滥用的食品添加剂名单》中明确的非食用物质以及卫生部公布的禁止在

食品中添加的其他物质生产加工食品。

2. 使用未列入《食品安全国家标准食品添加剂使用标准》、《食品营养强化剂使用卫生标准》和卫生部公告批准的食品添加剂以外的任何化学物质生产加工食品。

3. 对食品生产者使用不符合食品安全标准的食品添加剂生产加工食品的以及在食品中添加药物的，依据《食品安全法》第八十六条的规定从重处罚。

4. 加强行政执法与刑事司法衔接，严格依据《行政执法机关移送涉嫌犯罪案件的规定》(国务院令第 310 号)、《关于在行政执法中及时移送涉嫌犯罪案件的意见》(高检会〔2006〕2 号)、《关于公安机关管辖的刑事案件立案追诉标准的规定(一)》(公通字〔2008〕36 号)、《关于加强违法使用非食用物质加工食品案件查办和移送工作的通知》(卫监督发［2011］14 号)和《国家质检总局、公安部关于在打击假冒伪劣商品违法犯罪中加强行政执法与刑事司法衔接工作的通知》的有关要求，加强涉及食品非法添加案件查处和司法移送工作，严禁以罚代刑、有案不移。

附件

卫生部公布的食品中可能违法添加的非食用物质名单(1～6批)

序号	名称	可能添加的食品品种	检测方法
1	吊白块	腐竹、粉丝、面粉、竹笋	GB/T 21126—2007 小麦粉与大米粉及其制品中甲醛次硫酸氢钠含量的测定；卫生部《关于印发面粉、油脂中过氧化苯甲酰测定等检验方法的通知》(卫监发〔2001〕159号)附件2 食品中甲醛次硫酸氢钠的测定方法
2	苏丹红	辣椒粉、含辣椒类的食品(辣椒酱、辣味调味品)	GB/T 19681—2005 食品中苏丹红染料的检测方法高效液相色谱法
3	王金黄、块黄	腐皮	
4	蛋白精、三聚氰胺	乳及乳制品	GB/T 22388—2008 原料乳与乳制品中三聚氰胺检测方法 GB/T 22400—2008 原料乳中三聚氰胺快速检测液相色谱法
5	硼酸与硼砂	腐竹、肉丸、凉粉、凉皮、面条、饺子皮	无
6	硫氰酸钠	乳及乳制品	无
7	玫瑰红 B	调味品	无
8	美术绿	茶叶	无
9	碱性嫩黄	豆制品	
10	工业用甲醛	海参、鱿鱼等干水产品、血豆腐	SC/T 3025—2006 水产品中甲醛的测定
11	工业用火碱	海参、鱿鱼等干水产品、生鲜乳	无
12	一氧化碳	金枪鱼、三文鱼	无
13	硫化钠	味精	无
14	工业硫磺	白砂糖、辣椒、蜜饯、银耳、龙眼、胡萝卜、姜等	无
15	工业染料	小米、玉米粉、熟肉制品等	无
16	罂粟壳	火锅底料及小吃类	参照上海市食品药品检验所自建方法

续上表

序号	名称	可能添加的食品品种	检测方法
17	革皮水解物	乳与乳制品 含乳饮料	乳与乳制品中动物水解蛋白鉴定－L(－)－羟脯氨酸含量测定(检测方法由中国检验检疫科学院食品安全所提供。该方法仅适应于生鲜乳、纯牛奶、奶粉 联系方式：Wkzhong@21cn.com)
18	溴酸钾	小麦粉	GB/T 20188—2006 小麦粉中溴酸盐的测定 离子色谱法
19	β-内酰胺酶（金玉兰酶制剂）	乳与乳制品	液相色谱法(检测方法由中国检验检疫科学院食品安全所提供。联系方式：Wkzhong@21cn.com)
20	富马酸二甲酯	糕点	气相色谱法(检测方法由中国疾病预防控制中心营养与食品安全所提供)
21	废弃食用油脂	食用油脂	无
22	工业用矿物油	陈化大米	无
23	工业明胶	冰淇淋、肉皮冻等	无
24	工业酒精	勾兑假酒	无
25	敌敌畏	火腿、鱼干、咸鱼等制品	GB T 5009.20—2003 食品中有机磷农药残留的测定
26	毛发水	酱油等	无
27	工业用乙酸	勾兑食醋	GB/T 5009.41—2003 食醋卫生标准的分析方法
28	肾上腺素受体激动剂类药物(盐酸克伦特罗，莱克多巴胺等)	猪肉、牛羊肉及肝脏等	GB—T 22286—2008 动物源性食品中多种β-受体激动剂残留量的测定，液相色谱串联质谱法
29	硝基呋喃类药物	猪肉、禽肉、动物性水产品	GB/T 21311—2007 动物源性食品中硝基呋喃类药物代谢物残留量检测方法，高效液相色谱-串联质谱法
30	玉米赤霉醇	牛羊肉及肝脏、牛奶	GB/T 21982—2008 动物源食品中玉米赤霉醇、β-玉米赤霉醇、α-玉米赤霉烯醇、β-玉米赤霉烯醇、玉米赤霉酮和赤霉烯酮残留量检测方法，液相色谱-质谱/质谱法

续上表

序号	名称	可能添加的食品品种	检测方法
31	抗生素残渣	猪肉	无，需要研制动物性食品中测定万古霉素的液相色谱—串联质谱法
32	镇静剂	猪肉	参考 GB/T 20763—2006 猪肾和肌肉组织中乙酰丙嗪、氯丙嗪、氟哌啶醇、丙酰二甲氨基丙吩噻嗪、甲苯噻嗪、阿扎哌垄阿扎哌醇、咔唑心安残留量的测定，液相色谱-串联质谱法 。无，需要研制动物性食品中测定安定的液相色谱—串联质谱法
33	荧光增白物质	双孢蘑菇、金针菇、白灵菇、面粉	蘑菇样品可通过照射进行定性检测 面粉样品无检测方法
34	工业氯化镁	木耳	无
35	磷化铝	木耳	无
36	馅料原料漂白剂	焙烤食品	无，需要研制馅料原料中二氧化硫脲的测定方法
37	酸性橙Ⅱ	黄鱼、鲍汁、腌卤肉制品、红壳瓜子、辣椒面和豆瓣酱	无，需要研制食品中酸性橙Ⅱ的测定方法。参照江苏省疾控创建的鲍汁中酸性橙Ⅱ的高效液相色谱—串联质谱法（说明：水洗方法可作为补充，如果脱色，可怀疑是违法添加了色素）
38	氯霉素	生食水产品、肉制品、猪肠衣、蜂蜜	GB/T 22338—2008 动物源性食品中氯霉素类药物残留量测定
39	喹诺酮类	麻辣烫类食品	无，需要研制麻辣烫类食品中喹诺酮类抗生素的测定方法
40	水玻璃	面制品	无
41	孔雀石绿	鱼类	GB 20361—2006 水产品中孔雀石绿和结晶紫残留量的测定，高效液相色谱荧光检测法（建议研制水产品中孔雀石绿和结晶紫残留量测定的液相色谱—串联质谱法）
42	乌洛托品	腐竹、米线等	无，需要研制食品中六亚甲基四胺的测定方法

续上表

序号	名称	可能添加的食品品种	检测方法
43	五氯酚钠	河蟹	SC/T 3030—2006 水产品中五氯苯酚及其钠盐残留量的测定　气相色谱法
44	喹乙醇	水产养殖饲料	水产品中喹乙醇代谢物残留量的测定 高效液相色谱法(农业部 1077 号公告－5—2008)；水产品中喹乙醇残留量的测定 液相色谱法(SC/T 3019—2004)
45	碱性黄	大黄鱼	无
46	磺胺二甲嘧啶	叉烧肉类	GB 20759—2006 畜禽肉中十六种磺胺类药物残留量的测定 液相色谱—串联质谱法
47	敌百虫	腌制食品	GB/T 5009.20—2003 食品中有机磷农药残留量的测定
48	邻苯二甲酸类物质，主要包括：邻苯二甲酸二(2-乙基)己酯类(DEHP)、邻苯二甲酸二异壬酯(DINP)、邻苯二甲酸二苯酯、邻苯二甲酸二甲酯(DMP)、邻苯二甲酸二乙酯(DEP)、邻苯二甲酸二丁酯(DBP)、邻苯二甲酸二戊酯(DPP)、邻苯二甲酸二己酯(DHXP)、邻苯二甲酸二壬酯(DNP)、邻苯二甲酸二异丁酯(DIBP)、邻苯二甲酸二环己酯(DCHP)、邻苯二甲酸二正辛酯(DNOP)、邻苯二甲酸丁基卞基酯(BBP)、邻苯二甲酸二(2-甲氧基)乙酯(DMEP)、邻苯二甲酸二(2-乙氧基)乙酯(DEEP)、邻苯二甲酸二(2-丁氧基)乙酯(DBEP)、邻苯二甲酸二(4-甲基-2-戊基)己酯(BMPP)等。	乳化剂类食品添加剂、使用乳化剂的其他类食品添加剂或食品等。	GB/T 21911 食品中邻苯二甲酸酯的测定

第五节　可能滥用的食品添加剂

食品添加剂滥用是指能够在食品中使用的食品添加剂，但超量和/或超范围使用的情形。食品添加剂，尤其是人工合成制备的，程度不一地影响人体健康，主要表现包括急性、慢性中毒和变态反应，甚至引发致癌、致畸和致突变效应。食品安全法要求食品添加剂应当在技术上确有必要且经过风险评估证明安全可靠，方可列入允许使用的范围；国务院卫生行政部门应当根据技术必要性和食品安全风险评估结果，及时对食品添加剂的品种、使用范围、用量的标准进行修订。因此按现行 GB 2760 使用食品添加剂是安全的，超范围超量滥用食品添加剂对人体健康有害，是必须严格禁止的。

一、滥用食品添加剂案例

（一）滥用着色剂

2011 年 3 月，上海一些超市销售同一个公司生产的三种馒头，这些看起来白白香软的小麦馒头、淡黄诱人的玉米面馒头，却是靠着色剂柠檬黄染色、甜味剂甜蜜素和防腐剂山梨酸钾生产出来，而在 GB 2760 中，甜蜜素、柠檬黄和山梨酸钾的使用范围不包含发酵面制品。

（二）滥用甜味剂

2012 年 12 月 28 日，国家质检总局网站公布了 2012 年第 2、3 批质量抽查不合格产品生产企业的情况。其中，安徽宝力高汽水、山东顺路核桃露生产厂家因检出甜蜜素超量而被停产。甜味剂在我国被允许使用，其种类很多，甜蜜素是相对便宜的一种，控制生产成本是使用超标的原因之一。据了解，目前甜蜜素价格大约为每吨两万元，蔗糖每吨 7 000 元，但甜蜜素甜度是蔗糖的 30 到 40 倍，达到同等甜度所需甜蜜素的价格约为蔗糖的 1/10。

（三）滥用防腐剂

福建省质监局 2013 年第一季度肉制品抽查结果通报显示，抽查的 186 家企业生产的肉松、肉干等熟肉制品 186 批次，合格 174 批次，抽样批次合格率为 93.5%，经检验，有 12 家企业生产的 12 批次熟肉制品不符合标准的规定，其中 8 批次肉制品检出超范围或超限量使用防腐剂（山梨酸、苯甲酸）。

（四）滥用漂白剂

北京工商局 2013 年 5 月 15 公布的最新下架食品安全信息显示北京某超市经营的日式樱桃二氧化硫残留量 2.17 g/kg，而 GB 2760 规定蜜饯凉果最大使用量仅为 0.35 g/kg，超标达 5.2 倍。

二、严厉打击食品添加剂滥用行为要求

（一）刑法

《刑法修正案（八）》将刑法第一百四十三条修改为："生产、销售不符合食品安全标准的食品，足以造成严重食物中毒事故或者其他严重食源性疾病的，处三年以下有期徒刑或者拘役，并处罚金；对人体健康造成严重危害或者有其他严重情节的，处三年以上七年以下有期徒刑，并处罚金；后果特别严重的，处七年以上有期徒刑或者无期徒刑，并处罚金或者没收财产。"《关于办理危害食品安全刑事案件适用法律若干问题的解释》（法释〔2013〕12 号）"第八条 在食品加工、销售、运输、贮存等过程中，违反食品安全标准，超限量或者超范围滥用食品添加剂，足以造成严重食物中毒事故或者其他严重食源性疾病的，依照刑法第一百四十三条的规定以生产、销售不符合安全标准的食品罪定罪处罚。"

（二）国务院文件

《国务院办公厅关于严厉打击食品非法添加行为切实加强食品添加剂监管的通知》（国办发〔2011〕20 号）要求各地区、各有关食品监管部门：

食品生产经营单位和餐饮服务单位要严格执行食品添加剂进货查验、记录制度，不得购入标识不规范、来源不明的食品添加剂，严格按照相关法律法规和标准规定的范围和限量使用食品添加剂。各监

管部门要加大监管力度，严肃查处超范围、超限量等滥用食品添加剂的行为。卫生部、食品药品监管局要尽快制定餐饮服务环节食品添加剂使用规定，明确允许使用的食品添加剂品种，指导餐饮服务单位规范食品添加剂使用，不得虚假宣传、欺骗消费者。食品药品监管局要重点加强对提供火锅、自制饮料、自制调味料等服务的餐饮单位使用食品添加剂的监管。

卫生部公布的可能滥用的食品添加剂名单(1—5 批)

序号	食品品种	可能易滥用的添加剂品种	检测方法
1	渍菜(泡菜等)、葡萄酒	着色剂(胭脂红、柠檬黄、诱惑红、日落黄)等	GB/T 5009.35—2003 食品中合成着色剂的测定 GB/T 5009.141—2003 食品中诱惑红的测定
2	水果冻、蛋白冻类	着色剂、防腐剂、酸度调节剂(己二酸等)	
3	腌菜	着色剂 、防腐剂、甜味剂(糖精钠、甜蜜素等)	
4	面点、月饼	乳化剂(蔗糖脂肪酸酯等、乙酰化单甘脂肪酸酯等)、防腐剂、着色剂、甜味剂	
5	面条、饺子皮	面粉处理剂	
6	糕点	膨松剂(硫酸铝钾、硫酸铝铵等)、水分保持剂磷酸盐类(磷酸钙、焦磷酸二氢二钠等)、增稠剂(黄原胶、黄蜀葵胶等)、甜味剂(糖精钠、甜蜜素等)	GB/T 5009.182—2003 面制食品中铝的测定
7	馒头	漂白剂(硫黄)	
8	油条	膨松剂(硫酸铝钾、硫酸铝铵)	
9	肉制品和卤制熟食、腌肉料和嫩肉粉类产品	护色剂(硝酸盐、亚硝酸盐)	GB/T 5009.33—2003 食品中亚硝酸盐、硝酸盐的测定
10	小麦粉	二氧化钛、硫酸铝钾	
11	小麦粉	滑石粉	GB 21913—2008 食品中滑石粉的测定
12	臭豆腐	硫酸亚铁	
13	乳制品(除干酪外)	山梨酸	GB/T 21703—2008《乳与乳制品中苯甲酸和山梨酸的测定方法》
14	乳制品(除干酪外)	纳他霉素	参照 GB/T 21915—2008《食品中纳他霉素的测定方法》
15	蔬菜干制品	硫酸铜	无
16	“酒类”(配制酒除外)	甜蜜素	

续上表

序号	食品品种	可能易滥用的添加剂品种	检测方法
17	酒类	安塞蜜	
18	面制品和膨化食品	硫酸铝钾、硫酸铝铵	
19	鲜瘦肉	胭脂红	GB/T 5009.35—2003 食品中合成着色剂的测定
20	大黄鱼、小黄鱼	柠檬黄	GB/T 5009.35—2003 食品中合成着色剂的测定
21	陈粮、米粉等	焦亚硫酸钠	GB 5009.34—2003 食品中亚硫酸盐的测定
22	烤鱼片、冷冻虾、烤虾、鱼干、鱿鱼丝、蟹肉、鱼糜等	亚硫酸钠	GB/T 5009.34—2003 食品中亚硫酸盐的测定

第六章　口岸食品企业卫生要求

第一节　通用卫生要求

一、选址及环境

（一）选址

1. 不应选择对食品有显著污染的区域。如某地对食品安全和食品宜食用性存在明显的不利影响，且无法通过采取措施加以改善，应避免在该地址建厂。

2. 不应选择有害废弃物以及粉尘、有害气体、放射性物质和其他扩散性污染源不能有效清除的地址。

3. 不宜选择易发生洪涝灾害的地区，难以避开时应设计必要的防范措施。

4. 周围不宜有虫害大量孳生的潜在场所，难以避开时应设计必要的防范措施。

（二）环境

1. 应考虑环境给食品生产带来的潜在污染风险，并采取适当的措施将其降至最低水平。

2. 应合理布局，各功能区域划分明显，并有适当的分离或分隔措施，防止交叉污染。

3. 道路应铺设混凝土、沥青、或者其他硬质材料；空地应采取必要措施，如铺设水泥、地砖或铺设草坪等方式，保持环境清洁，防止正常天气下扬尘和积水等现象的发生。

4. 绿化应与生产车间保持适当距离，植被应定期维护，以防止虫害的孳生。

5. 应有适当的排水系统。

6. 宿舍、食堂、职工娱乐设施等生活区应与生产区保持适当距离或分隔。

二、厂房和车间

(一) 设计与布局

1. 内部设计和布局应满足食品卫生操作要求,避免食品生产中发生交叉污染。

2. 设计应根据生产工艺合理布局,预防和降低产品受污染的风险。

3. 应根据产品特点、生产工艺、生产特性以及生产过程对清洁程度的要求合理划分作业区,并采取有效分离或分隔。如通常可划分为清洁作业区、准清洁作业区和一般作业区,或者清洁作业区和一般作业区等。一般作业区应与其他作业区域分隔。

4. 设置的检验室应与生产区域分隔。

5. 面积和空间应与生产能力相适应,便于设备安置、清洁消毒、物料存储及人员操作。

(二) 建筑内部结构与材料

内部结构应易于维护、清洁或消毒。应采用适当的耐用材料建造。

1. 顶棚应使用无毒、无味、与生产需求相适应、易于观察清洁状况的材料建造;若直接在屋顶内层喷涂涂料作为顶棚,应使用无毒、无味、防霉、不易脱落、易于清洁的涂料。

2. 应易于清洁、消毒,在结构上不利于冷凝水垂直滴下,防止虫害和霉菌孳生。

3. 蒸汽、水、电等配件管路应避免设置于暴露食品的上方;如确需设置,应有能防止灰尘散落及水滴掉落的装置或措施。

4. 墙面、隔断应使用无毒、无味的防渗透材料建造,在操作高度范围内的墙面应光滑、不易积累污垢且易于清洁;若使用涂料,应无毒、无味、防霉、不易脱落、易于清洁。墙壁、隔断和地面交界处应结构合理、易于清洁,能有效避免污垢积存。例如设置漫弯形交界面等。

5. 门窗应闭合严密。门的表面应平滑、防吸附、不渗透，并易于清洁、消毒。应使用不透水、坚固、不变形的材料制成。清洁作业区和准清洁作业区与其他区域之间的门应能及时关闭。窗户玻璃应使用不易碎材料。若使用普通玻璃，应采取必要的措施防止玻璃破碎后对原料、包装材料及食品造成污染。窗户如设置窗台，其结构应能避免灰尘积存且易于清洁。可开启的窗户应装有易于清洁的防虫害窗纱。地面应使用无毒、无味、不渗透、耐腐蚀的材料建造。地面的结构应有利于排污和清洗的需要。地面应平坦防滑、无裂缝、并易于清洁、消毒，并有适当的措施防止积水。

三、设施与设备

（一）设施

1. 供水设施　应能保证水质、水压、水量及其他要求符合生产需要，加工用水的水质应符合 GB 5749—2006 的规定，对加工用水水质有特殊要求的食品应符合相应规定。食品加工用水与其他不与食品接触的用水(如间接冷却水、污水或废水等)应以完全分离的管路输送，避免交叉污染。各管路系统应明确标识以便区分。自备水源及供水设施应符合有关规定。

2. 排水设施　排水系统的设计和建造应保证排水畅通、便于清洁维护。应适应食品生产的需要，保证食品及生产、清洁用水不受污染。排水系统入口应安装带水封的地漏等装置，以防止固体废弃物进入及浊气逸出，出口应有适当措施以降低虫害风险。室内排水的流向应由清洁程度要求高的区域流向清洁程度要求低的区域，且应有防止逆流的设计。污水在排放前应经适当方式处理，以符合国家污水排放的相关规定。

3. 清洁消毒设施　应配备足够的食品、工器具和设备的专用清洁设施，必要时应配备适宜的消毒设施。应采取措施避免清洁、消毒工器具带来的交叉污染。

4. 废弃物存放设施　应配备设计合理、防止渗漏、易于清洁的存放废弃物的专用设施；车间内存放废弃物的设施和容器应标识清晰。

必要时应在适当地点设置废弃物临时存放设施，并依废弃物特性分类存放。

5. 个人卫生设施　生产场所、生产车间入口处、特定的作业区入口处应设置更衣室，保证工作服与个人服装及其他物品分开放置。生产车间入口及车间内必要处，应按需设置换鞋(穿戴鞋套)设施或工作鞋靴消毒设施。卫生间不得与食品生产、包装或贮存等区域直接连通，结构、设施与内部材质应易于保持清洁，并在适当位置设置洗手设施。应在清洁作业区入口设置洗手、干手和消毒设施，与消毒设施配套的水龙头其开关应为非手动式，水龙头数量应与同班次食品加工人员数量相匹配，必要时应设置冷热水混合器。根据对食品加工人员清洁程度的要求，必要时应可设置风淋室、淋浴室等设施。

6. 通风设施　应具有适宜的自然通风或人工通风措施，必要时应通过自然通风或机械设施有效控制生产环境的温度和湿度。通风设施应避免空气从清洁度要求低的作业区域流向清洁度要求高的作业区域。进气口与排气口应装有防止虫害侵入的网罩等设施，和户外垃圾存放装置等污染源保持适宜的距离和角度。根据生产需要，必要时应安装除尘设施。

7. 照明设施　厂房内应有充足的自然采光或人工照明，光泽和亮度应能满足生产和操作需要；光源应使食品呈现真实的颜色。如需在暴露食品和原料的正上方安装照明设施，应使用安全型照明设施或采取防护措施。

8. 仓储设施　应具有与所生产产品的数量、贮存要求相适应的仓储设施。仓库的设计应能易于维护和清洁，防止虫害藏匿，并应有防止虫害侵入的装置。仓库应以无毒、坚固的材料建成，地面应平整，便于通风换气。原料、半成品、成品、包装材料等应依据性质的不同分设贮存场所、或分区域码放，并有明确标识，防止交叉污染。贮存物品应与墙壁、地面保持适当距离，以利于空气流通及物品搬运。清洁剂、消毒剂、杀虫剂、润滑剂、燃料等物质应分别安全包装，明确标识，并应与原料、半成品、成品、包装材料等分隔放置。必要时，仓库应设有温、湿度控制设施。

9. 应根据食品生产的特点，配备适宜的加热、冷却、冷冻等设施，以及用于监测温度的设施。

（二）设备

1. 生产设备　生产设备应按工艺流程有序排列，避免引起交叉污染。与原料、半成品、成品接触的设备与用具，应使用无毒、无味、抗腐蚀、不易脱落的材料制作，并应易于清洁和保养。设备、工器具等与食品接触的表面应使用光滑、无吸收性、易于清洁保养和消毒的材料制成，在正常生产条件下不会与食品、清洁剂和消毒剂发生反应，并应保持完好无损。所有生产设备应从设计和结构上避免零件、金属碎屑、润滑油、或其他污染因素混入食品，并应易于清洁消毒、易于检查和维护。设备应不留空隙地固定在墙壁或地板上，或在安装时与地面和墙壁间保留足够空间，以便清洁和维护。

2. 监控设备　用于监测、控制、记录的设备，如压力表、温度计、记录仪等，应定期校准、维护。

3. 设备的保养和维修　应建立设备保养和维修制度，加强设备的日常维护和保养，定期检修，及时记录。

四、卫生管理

（一）卫生管理制度

1. 制定食品加工人员和食品生产卫生管理制度以及相应的考核标准，明确岗位职责，实行岗位责任制。

2. 根据食品的特点以及生产、贮存过程的卫生要求，建立对保证食品安全具有显著意义的关键控制环节的监控制度，良好实施并定期检查，发现问题及时纠正。

3. 制定针对生产环境、食品加工人员、设备及设施等的卫生监控制度，确立内部监控的范围、对象和频率。记录并存档监控结果，定期对执行情况和效果进行检查，发现问题及时整改。

4. 建立清洁消毒制度和清洁消毒用具管理制度。清洁消毒前后的设备和工器具应分开放置、妥善保管，避免交叉污染。

（二）厂房及设施卫生管理

1. 厂房内各项设施应保持清洁，出现问题及时维修或更新；厂房地面、屋顶、天花板及墙壁有破损时，应及时修补。

2. 生产、包装、贮存等设备及工器具、生产用管道、裸露食品接触表面等应定期清洁消毒。

（三）媒介生物控制

1. 保持建筑物完好、环境整洁，防止虫害侵入及孳生。

2. 制定和执行媒介生物控制措施，并定期检查。生产车间及仓库应采取有效措施（如纱帘、纱网、防鼠板、防蝇灯、风幕等），防止鼠类昆虫等侵入。若发现有虫鼠害痕迹时，应追查来源，消除隐患。

3. 绘制虫害控制平面图，标明捕鼠器、粘鼠板、灭蝇灯、室外诱饵投放点、生化信息素捕杀装置等放置的位置。

4. 定期进行除虫灭害工作。

5. 采用物理、化学或生物制剂进行处理时，不应影响食品安全和食品应有的品质、不应污染食品接触表面、设备、工器具及包装材料。除虫灭害工作应有相应的记录。

6. 使用各类杀虫剂或其他药剂前，应做好预防措施避免对人身、食品、设备工具造成污染；不慎污染时，应及时将被污染的设备、工具彻底清洁，消除污染。

（四）废弃物处理

1. 制定废弃物存放和清除制度，有特殊要求的废弃物其处理方式应符合有关规定。废弃物尤其是易腐败的废弃物应定期、尽快清除。

2. 为防止污染，废弃物放置场所应与食品加工场所隔离，同时要防止不良气味或有害有毒气体溢出。

（五）工作服管理

1. 进入作业区域应穿着工作服。

2. 根据食品的特点及生产工艺的要求配备专用工作服，如衣、裤、鞋靴、帽和发网等，必要时还可配备口罩、围裙、套袖、手套等。

3. 制定工作服的清洗保洁制度，必要时应及时更换；生产中应注意保持工作服干净完好。

4. 工作服的设计、选材和制作应适应不同作业区的要求，降低交叉污染食品的风险，同时要防止口袋内容物或扣件掉落污染食品。

（六）食品原料、食品添加剂和食品相关产品

1. 一般要求

（1）要建立食品原料、食品添加剂和食品相关产品的采购、验收、运输和贮存管理制度，确保所使用的食品原料、食品添加剂和食品相关产品符合国家有关要求。不得将任何危害人体健康和生命安全的物质添加到食品中。

（2）向出入境交通工具提供食品的单位还应当建立销售食品及原料单位的卫生档案。卫生档案应当包括下列资料：

①《企业法人营业执照》或《企业名称预先核准申请书》（复印件）；

②生产许可证（复印件）；

③卫生许可证（复印件）；

④使用进口原材料者，需提供进口食品卫生证书（复印件）；

⑤供货合同或者意向书；

⑥相关批次的检验合格证或者化验单；

⑦产品清单及其他需要的有关资料。

（3）食品原料、食品添加剂、食品相关产品进货查验记录、卫生档案应当真实，保存期限不得少于两年。

（4）采购原材料应按该种原材料质量卫生标准或卫生要求进行。采购人员应具有简易鉴别原材料质量、卫生的知识和技能。盛装原材料的包装物或容器，其材质应无毒无害，不受污染，符合卫生要求。重复使用的包装物或容器，其结构应便于清洗、消毒。要加强检验，有污染者不得使用。购入的原料，应具有一定的新鲜度，具有该品种应有的色、香、味和组织形态特征，不含有毒有害物，也不应受其污染。某些农、副产品原料在采收后，为便于加工、运输和贮存而采取的简易加工应符合卫生要求，不应造成对食品的污染和潜在危害，否则不得购入。

(5) 运输工具(车厢、船舱)等应符合卫生要求,应备有防雨、防尘、防虫设施,根据原料特点和卫生需要,还应具备保温、冷藏、保鲜等设施。运输工具做到专车专用,不得使用有毒、有害等有碍食品卫生安全的工具运输,作业时应防止污染,操作要轻拿轻放,不使原料受损伤,不得与有毒、有害物品同时装运。建立卫生保洁和消毒制度,定期清洗、消毒、保持洁净卫生,有保温、冷藏、保鲜要求的,须做到相关设施的维护工作,做好相关记录。

2. 食品原料

(1) 采购的食品原料应当查验供货者的许可证和产品合格证明文件,对无法提供合格证明文件的食品原料,应当依照食品安全标准进行检验。

(2) 食品原料必须经过验收合格后方可使用。经验收不合格的食品原料应在指定区域与合格品分开放置并明显标记,并应及时进行退、换货等处理。

(3) 加工前宜进行感官检验,必要时应进行实验室检验,检验发现涉及食品安全项目指标异常的,不得使用。

(4) 食品原料运输及贮存中应避免日光直射、备有防雨防尘设施,必要时还应具备保温、冷藏、保鲜等设施。

(5) 食品原料运输工具和容器应保持清洁、维护良好,必要时应进行消毒。食品原料不得与有毒、有害物品同时装运,避免污染食品原料。

(6) 食品原料仓库应设专人管理,建立管理制度,定期检查质量和卫生情况,及时清理变质或超过保质期的食品原料。仓库出货顺序应遵循先进先出的原则。

3. 食品添加剂

(1) 采购食品添加剂应当查验供货者的许可证和产品合格证明文件。食品添加剂必须经过验收合格后方可使用。

(2) 运输食品添加剂的工具和容器应保持清洁、维护良好,并能提供必要的保护,避免污染食品添加剂。

(3) 食品添加剂的贮藏应有专人管理,定期检查质量和卫生情况，及时清理变质或超过保质期的食品添加剂。仓库出货顺序应遵循先进先出的原则，必要时应根据食品添加剂的特性确定出货顺序。

4. 食品相关产品

(1) 采购食品包装材料、容器、洗涤剂、消毒剂等食品相关产品，应当查验产品的合格证明文件，实行许可管理的食品相关产品还应查验供货者的许可证。食品包装材料等食品相关产品必须经过验收合格后方可使用。

(2) 运输食品相关产品的工具和容器应保持清洁、维护良好，并能提供必要的保护，避免污染食品原料和交叉污染。

(3) 食品相关产品的贮藏应有专人管理，定期检查质量和卫生情况，及时清理变质或超过保质期的食品相关产品。

5. 其他

(1) 盛装食品原料、食品添加剂、直接接触食品的包装材料的包装或容器，其材质应稳定、无毒无害，不易受污染，符合卫生要求。

(2) 食品原料、食品添加剂和食品包装材料等进入生产区域时应有一定的缓冲区域或外包装清洁措施，以降低污染风险。

五、从业人员卫生

(一) 从业人员健康管理

食品安全法规定食品生产经营者应建立并执行从业人员健康检查制度和健康档案制度。从事接触直接入口食品工作的人员患有痢疾、伤寒、甲型病毒性肝炎、戊型病毒性肝炎等消化道传染病，以及患有活动性肺结核、化脓性或者渗出性皮肤病等有碍食品安全的疾病的，食品生产经营者应当将其调整到其他不影响食品安全的工作岗位。

经治疗后，达到以下标准时，可恢复原工作岗位：

1. 甲型、戊型病毒性肝炎　肝炎患者经系统治疗后基本痊愈（主要症状消失，肝区无明显压痛及肿大，肝功能正常）可恢复原工作。

2. 痢疾（包括阿米巴痢疾、细菌性痢疾）　经治疗临床症状和体征消失，大便培养阴性，停药后两周内大便培养 3 次阴性者，可恢复原工作。

3. 伤寒　临床症状和体征消失，大便连续培养3次阴性者可从事不直接为顾客服务的工作。经卫生防疫机构进行观察，第2年粪便检查连续进行两次培养阴性者，方可从事直接为顾客服务的工作。

4. 活动期肺结核　活动期肺结核和痰带菌者应隔离治疗，痰培养阴性或一周内连续痰涂片两次阴性，达到临床治愈方可恢复原工作。

5. 皮肤病　化脓性皮肤病、渗出性皮肤病及接触性传染的皮肤病患者治愈前不得从事直接为顾客服务的工作，治愈后方可恢复原工作。

食品从业人员每年必须到检验检疫机构认可的医疗卫生机构进行健康检查，新参加工作和临时参加工作的从业人员上岗前必须进行健康检查，体检合格后方可上岗。

食品从业人员有发热、腹泻、皮肤感染、咽部炎症等有碍食品卫生安全病症的，应立即暂时调离工作岗位，待查明原因、排除有碍食品卫生的病症或治愈后，方可重新上岗。

应对新参加工作及临时参加工作的从业人员进行卫生知识培训，合格后方能上岗；在职从业人员应定期进行卫生知识培训，做好培训情况记录。

（二）从业人员个人卫生

从业人员应保持良好个人卫生，操作时应穿戴清洁的工作服、工作帽（专间操作人员还需戴口罩），头发不得外露，不得留长指甲，涂指甲油，佩戴饰物。操作时手部应保持清洁，操作前手部应洗净。接触直接入口食品时，手部还应进行消毒。接触直接入口食品的操作人员在有下列情形时应洗手：①开始工作前；②处理食物前；③上厕所后；④处理生食物后；⑤处理弄污的设备或饮食用具后；⑥咳嗽、打喷嚏、或擤鼻子后；⑦处理动物或废物后；⑧触摸耳朵、鼻子、头发、口腔或身体其他部位后；⑨从事任何可能会污染双手活动（如处理货项、执行清洁任务）后。

专间操作人员进入专间时宜再次更换专间内专用工作衣帽并佩

戴口罩，操作前双手严格进行清洗消毒，操作中应适时地消毒双手。不得穿戴专间工作衣帽从事与专间内操作无关的工作。

个人衣物及私人物品不得带入食品处理区。食品处理区内不得有抽烟、饮食及其他可能污染食品的行为。进入食品处理区的非加工操作人员，应符合现场操作人员卫生要求。从业人员工作服（包括衣、帽、口罩）宜用白色（或浅色）布料制作，也可按其工作的场所从颜色或式样上进行区分，如粗加工、烹调、仓库、清洁等。工作服应有清洗保洁制度，定期进行更换，保持清洁。接触直接入口食品人员的工作服应每天更换。从业人员上厕所前应在食品处理区内脱去工作服。待清洗的工作服应放在远离食品处理区。每名从业人员应有两套或以上工作服。

六、生产过程的食品安全控制

（一）产品污染风险控制

1. 应通过危害分析方法明确生产过程中的食品安全关键环节，并设立食品安全关键环节的控制措施。在关键环节所在区域，应配备相关的文件以落实控制措施，如配料（投料）表、岗位操作规程等。

2. 鼓励采用危害分析与关键控制点体系（HACCP）对生产过程进行食品安全控制。

（二）生物污染的控制

1. 清洁和消毒　根据原料、产品和工艺的特点，针对生产设备和环境制定有效的清洁消毒制度，降低微生物污染的风险。清洁消毒制度应包括以下内容：清洁消毒的区域、设备或器具名称；清洁消毒工作的职责；使用的洗涤、消毒剂；清洁消毒方法和频率；清洁消毒效果的验证及不符合的处理；清洁消毒工作及监控记录。应确保实施清洁消毒制度，如实记录；及时验证消毒效果，发现问题及时纠正。

2. 食品加工过程的微生物监控　根据产品特点确定关键控制环节进行微生物监控；必要时应建立食品加工过程的微生物监控程序，包括生产环境的微生物监控和过程产品的微生物监控。监控程序应包括：微生物监控指标、取样点、监控频率、取样和检测方法、评判原则和整改措施等。微生物监控应包括致病菌监控和指示菌监控，食品加工过程的微生物监控结果应能反映食品加工过程中对微生物污染的控制水平。

（三）化学污染的控制

1. 应建立防止化学污染的管理制度，分析可能的污染源和污染途径，制定适当的控制计划和控制程序。

2. 应当建立食品添加剂和食品工业用加工助剂的使用制度，按照 GB 2760—2011 的要求使用食品添加剂。

3. 不得在食品加工中添加食品添加剂以外的非食用化学物质和其他可能危害人体健康的物质。

4. 生产设备上可能直接或间接接触食品的活动部件若需润滑，应当使用食用油脂或能保证食品安全要求的其他油脂。

5. 建立清洁剂、消毒剂等化学品的使用制度。除清洁消毒必需和工艺需要，不应在生产场所使用和存放可能污染食品的化学制剂。

6. 食品添加剂、清洁剂、消毒剂等均应采用适宜的容器妥善保存，且应明显标示、分类贮存；领用时应准确计量、作好使用记录。

7. 应当关注食品在加工过程中可能产生有害物质的情况，鼓励采取有效措施减低其风险。

（四）物理污染的控制

1. 应建立防止异物污染的管理制度，分析可能的污染源和污染途径，并制定相应的控制计划和控制程序。

2. 应通过采取设备维护、卫生管理、现场管理、外来人员管理及加工过程监督等措施，最大限度地降低食品受到玻璃、金属、塑胶等异物污染的风险。

3. 应采取设置筛网、捕集器、磁铁、金属检查器等有效措施降低金属或其他异物污染食品的风险。

4. 当进行现场维修、维护及施工等工作时，应采取适当措施避免异物、异味、碎屑等污染食品。

七、清洗和消毒

食品原材料以及残留在工具、设备上的残渣，对微生物来说是一种最好的培养基，工厂车间内温度、湿度给微生物的繁殖创造了良好的环境条件。残留的微生物随着时间的推移，可再次剧烈增殖。所以为了确保食品卫生质量，必须对食品用工具、设备加以反复的清洗和消毒。食(饮)具根据不同的消毒方法，应按其规定的操作程序进行消毒、清洗。严格执行一洗、二清、三消毒、四保洁制度。饮食企业所使用的食(饮)具无法进行煮沸或蒸汽消毒或在食品卫生监督机构指定情况下，方可用化学洗消剂进行洗涤和消毒。

(一) 清洗方法

1. 采用手工方法清洗的应按以下步骤进行：

(1) 刮掉沾在餐饮具表面上的大部分食物残渣、污垢。

(2) 用含洗涤剂溶液洗净餐饮具表面。

(3) 最后用清水冲去残留的洗涤剂。

2. 洗碗机清洗按设备使用说明进行。餐具表面食物残渣、污垢较多的，应用手工方法先刮去大部分后，再进入洗碗机清洗。

(二) 消毒方法

1. 物理消毒　包括蒸汽、煮沸、红外线等热力消毒方法。

(1) 煮沸、蒸汽消毒保持 100 ℃ 10 分钟以上。

(2) 红外线消毒一般控制温度 120 ℃保持 10 分钟以上。

(3) 洗碗机消毒一般水温控制 85 ℃，冲洗消毒 40 秒以上。

2. 化学消毒　主要为各种含氯消毒药物。

(1)使用浓度应含有效氯 250 mg/L 以上，餐饮具全部浸泡入液体中，作用 5 分钟以上。

(2)化学消毒后的餐饮具应用净水冲去表面的消毒剂残留。

3. 保洁方法

(1) 消毒后的餐饮具要自然滤干或烘干，不应使用手巾、餐巾擦干，以避免受到再次污染。

(2) 消毒后的餐饮具应及时放入餐具保洁柜内。

（三）常用消毒剂

1. 漂白粉　主要成分为次氯酸钠，还含有氢氧化钙、氧化钙、氯化钙等。配制水溶液时应先加少量水，调成糊状，再边加水边搅拌成乳液，静置沉淀，取澄清液使用。漂白粉可用于环境、操作台、设备、餐饮具、工具及手部浸泡消毒。

2. 次氯酸钙（漂粉精）　使用时充分溶解在水中，普通片剂应碾碎后加入水中充分搅拌溶解，泡腾片可直接加入溶解。使用范围同漂白粉。

3. 次氯酸钠　使用时在水中充分混匀。使用范围同漂白粉。

4. 二氯异氰尿酸钠（优氯净）　使用时充分溶解在水中，普通片剂应碾碎后加入水中充分搅拌溶解，泡腾片可直接加入溶解。使用范围同漂白粉。

5. 二氧化氯　因配制的水溶液不稳定，应在使用前加活化剂现配现用。使用范围同漂白粉。因氧化作用极强，应避免接触油脂，以防止加速其氧化。

6. 碘伏　0.3%～0.5%碘伏可用于手部浸泡消毒。

7. 新洁而灭　0.1%新洁而灭可用于手部浸泡消毒。

8. 乙醇　75%乙醇可用于手部或操作台、设备、工具涂擦消毒。

（四）消毒液配制方法举例

以每片含有效氯 0.25 g 的漂粉精片配制 1 L 的有效氯浓度为 250 mg/L 的消毒液为例：

1. 在专用消毒容器中事先标好 1 L 的刻度线。

2. 容器中加水至满刻度。

3. 将 1 片漂粉精片碾碎后加入水中。

4. 搅拌至药片充分溶解。

（五）化学消毒注意事项

1. 使用的消毒剂应在保质期限内，并按规定的温度等条件贮存。

2. 严格按规定浓度进行配制，固体消毒剂应充分溶解。

3. 配好的消毒液定时更换，一般每 4 小时更换一次。

4. 使用时定时测量消毒液浓度，浓度低于要求立即更换。

5. 保证消毒时间，一般餐具、工具消毒应作用 5 分钟以上。

6. 应使消毒物品完全浸没于消毒液中。

7. 餐具消毒前应洗净，避免油垢影响消毒效果。

8. 消毒后以洁净水将消毒液冲洗干净。

（六）餐饮具消毒要求

物理消毒（包括蒸汽、煮沸等热消毒）：食（饮）具必须表面光洁、无油渍、无水渍、无异味。化学（药物）消毒：食（饮）具表面必须无泡沫、无洗消剂的味道，无不溶性附着物。

八、包装

1. 食品包装应能在正常的贮存、运输、销售条件下最大限度地保护食品的安全性和食品品质。

2. 使用包装材料时应核对标识，避免误用；应如实记录包装材料的使用情况。

九、检验

1. 应通过自行检验或委托具备相应资质的食品检验机构对原料和产品进行检验，建立食品出厂检验记录制度。

2. 自行检验应具备与所检项目适应的检验室和检验能力；由具有相应资质的检验人员按规定的检验方法检验；检验仪器设备应按期检定。

3. 检验室应有完善的管理制度，妥善保存各项检验的原始记录和检验报告。应建立产品留样制度，及时保留样品。

4. 应综合考虑产品特性、工艺特点、原料控制情况等因素，合理确定检验项目和检验频次以有效验证生产过程中的控制措施。净含量、感官要求以及其他容易受生产过程影响而变化的检验项目的检验频次应大于其他检验项目。

5. 同一品种不同包装的产品，不受包装规格和包装形式影响的检验项目可以一并检验。

十、食品的贮存和运输

1. 根据食品的特点和卫生需要选择适宜的贮存和运输条件，必要时应配备保温、冷藏、保鲜等设施。不得将食品与有毒、有害或有异味的物品一同贮存运输。

2. 应建立和执行适当的仓储制度，发现异常应及时处理。

3. 贮存、运输和装卸食品的容器、工器具和设备应当安全、无害，保持清洁，降低食品污染的风险。

4. 贮存和运输过程中应避免日光直射、雨淋、显著的温湿度变化和剧烈撞击等，防止食品受到不良影响。

十一、其他卫生管理要求

（一）卫生管理组织机构与人员要求

1. 口岸食品生产经营者的法定代表人或负责人是食品卫生安全的第一责任人，对本单位的食品卫生安全负全面责任。

2. 应设置卫生管理职责部门，对本单位食品卫生负全面管理职责。

3. 应设置食品卫生管理员，加工经营场所面积 1 500 m^2 以上的餐馆、食堂及连锁经营的生产经营者应设专职食品卫生管理员，其他生产经营者的食品卫生管理员可为兼职，但不得由加工经营环节的工作人员兼任。

4. 加工经营场所面积 3 000 m^2 以上的餐馆、食堂及连锁经营的餐饮业经营者宜设置检验室，对食品原料、接触直接入口食品的餐用具和成品进行检验，检验结果应记录。

5. 食品卫生管理员应具备高中以上学历，有从事食品卫生管理工作的经验，参加过食品卫生管理员培训并经考核合格，身体健康并具有从业人员健康合格证明。食品卫生管理员承担本单位食品生产经营活动卫生管理的职能，主要职责包括：

（1）组织从业人员进行卫生法律和卫生知识培训。

（2）制定食品卫生管理制度及岗位责任制度，并对执行情况进行督促检查。

(3) 检查食品生产经营过程的卫生状况并记录，对检查中发现的不符合卫生要求的行为及时制止并提出处理意见。

(4) 对食品卫生检验工作进行管理。

(5) 组织从业人员进行健康检查，督促患有有碍食品卫生疾病和病症的人员调离相关岗位。

(6) 建立食品卫生管理档案。

(7) 接受和配合检验检疫机构对本单位的食品卫生进行监督检查，并如实提供有关情况。

(8) 与保证食品安全卫生有关的其他管理工作。

6. 生产经营者应制订从业人员食品卫生教育和培训计划，组织各部门负责人和从业人员参加各种上岗前及在职培训。

食品卫生教育和培训应针对每个食品加工操作岗位分别进行，内容应包括法律、法规、规范、标准和食品卫生知识、各岗位加工操作规程等。

(二) 环境卫生管理要求

1. 生产加工经营场所内环境(包括地面、排水沟、墙壁、天花板、门窗等)应保持清洁和良好状况(推荐的场所、设施、设备及工具的清洁计划见附件 1)。

2. 餐厅内桌、椅、台等应保持清洁。

3. 废弃物至少应每天清除 1 次，清除后的容器应及时清洗，必要时进行消毒。

4. 废弃物放置场所不得有不良气味或有害(有毒)气体溢出，应防止有害昆虫的孳生，防止污染食品、食品接触面、水源及地面。

5. 食品加工过程中废弃的食用油脂应集中存放在有明显标志的容器内，按照《食品安全法》、《食品安全法实施条例》、《城市市容和环境卫生管理条例》、《固体废物污染环境防治法》、《水污染防治法》等相关法律法规，以及《国务院办公厅关于加强地沟油整治和餐厨废弃物管理的意见》(国办发〔2010〕36 号)文件规定予以处理。

6. 污水和废气排放应符合国家环保要求和排放标准。

7. 应定期进行除虫灭害工作，防止害虫孳生。除虫灭害工作不能在食品加工操作时进行，实施时对各种食品（包括原料）应有保护措施。

8. 使用杀虫剂进行除虫灭害，应由专人按照规定的使用方法进行；使用时不得污染食品、食品接触面及包装材料，使用后应将所有设备、工具及容器彻底清洗。

9. 场所内如发现有害动物存在，应追查和杜绝其来源。扑灭方法应以不污染食品、食品接触面及包装材料为原则。

（三）媒介生物控制

防尘防鼠防虫害设施卫生要求：

1. 加工经营场所门窗应按规定设置防尘防鼠防虫害设施。

2. 加工经营场所设置灭蝇设施，应悬挂于距地面 2 m 左右高度，两面留有空间，且应与食品加工操作保持一定距离。

3. 排水沟出口和排气口应有网眼孔径小于 6 mm 的金属隔栅或网罩，以防鼠类侵入。

（四）卫生制度

口岸食品生产经营者应制定内部卫生管理制度，实行岗位责任制，制订卫生检查计划，规定检查时间、检查项目及考核标准（餐饮业卫生管理自查建议项目见附件 2）。每次检查应有记录并存档。

十二、食品标签

食品标签是指食品包装上的文字、图形、符号及一切说明物。食品标签主要执行《食品安全法》、《预包装食品标签通则》（GB 7718—2011）及食品的相关食品安全标准。

《预包装食品营养标签通则》（GB 28050—2011）规定直接提供给消费者的预包装食品，应标示营养标签（豁免标示的食品除外），非直接提供给消费者的预包装食品，可以参照执行，也可以按企业双方约定或合同要求标注或提供有关营养信息。GB 28050—2011 规定的核心营养素包括蛋白质、脂肪、碳水化合物、钠四种，其余要求详见 GB 28050—2011。

（一）散装食品标签

食品经营者贮存散装食品，应当在贮存位置标明食品的名称、生产日期、保质期、生产者名称及联系方式等内容。

食品经营者销售散装食品，应当在散装食品的容器、外包装上标明食品的名称、生产日期、保质期、生产经营者名称及联系方式等内容。

（二）预包装食品标签

预包装食品指预先定量包装或者制作在包装材料和容器中的食品，包括预先定量包装以及预先定量制作在包装材料和容器中并且在一定量限范围内具有统一的质量或体积标识的食品。根据 GB 7718—2011，预包装食品标签可分为直接提供给消费者的预包装食品标签和非直接提供给消费者的预包装食品标签。

食品标签基本要求：

(1) 应符合食品安全法及其实施条例等法律法规的规定，并符合相应食品安全标准的规定。

(2) 应清晰、醒目、持久，应使消费者购买时易于辨认和识读。

(3) 应通俗易懂、有科学依据，不得标示封建迷信、色情、贬低其他食品或违背营养科学常识的内容。

(4) 应真实、准确，不得以虚假、夸大、使消费者误解或欺骗性的文字、图形等方式介绍食品，也不得利用字号大小或色差误导消费者。

(5) 不应直接或以暗示性的语言、图形、符号，误导消费者将购买的食品或食品的某一性质与另一产品混淆。

(6) 不应标注或者暗示具有预防、治疗疾病作用的内容，非保健食品不得明示或者暗示具有保健作用。

(7) 不应与食品或者其包装物（容器）分离。

(8) 应使用规范的汉字（商标除外）。具有装饰作用的各种艺术字，应书写正确，易于辨认。可以同时使用拼音或少数民族文字，拼音不得大于相应汉字。可以同时使用外文，但应与中文有对应关系（商标、进口食品的制造者和地址、国外经销者的名称和地址、网址除外）。所有外文不得大于相应的汉字（商标除外）。

(9) 预包装食品包装物或包装容器最大表面面积大于 35 cm^2 时，强制标示内容的文字、符号、数字的高度不得小于 1.8 mm。

(10) 一个销售单元的包装中含有不同品种、多个独立包装可单独销售的食品，每件独立包装的食品标识应当分别标注。

(11) 若外包装易于开启识别或透过外包装物能清晰地识别内包装物(容器)上的所有强制标示内容或部分强制标示内容，可不在外包装物上重复标示相应的内容；否则应在外包装物上按要求标示所有强制标示内容。

(三) 标示内容

1. 直接向消费者提供的预包装食品标签　包括食品名称、配料表、净含量和规格、生产者和(或)经销者的名称、地址和联系方式、生产日期和保质期、贮存条件、食品生产许可证编号、产品标准代号及其他需要标示的内容。

经电离辐射线或电离能量处理过的食品，应在食品名称附近标示“辐照食品”。经电离辐射线或电离能量处理过的任何配料，应在配料表中标明。

农业部《农业转基因生物标识管理办法》规定国家对农业转基因生物实行标识制度，实施标识管理的农业转基因生物目录，由国务院农业行政主管部门商国务院有关部门制定、调整和公布。转基因动植物(含种子、种畜禽、水产苗种)和微生物，转基因动植物、微生物产品，含有转基因动植物、微生物或者其产品成分的种子、种畜禽、水产苗种、农药、兽药、肥料和添加剂等产品，直接标注“转基因××”。转基因农产品的直接加工品，标注为“转基因××加工品(制成品)”或者“加工原料为转基因××”。首批实施标识管理的农业转基因生物目录包括大豆种子、大豆、大豆粉、大豆油、豆粕；玉米种子、玉米、玉米油、玉米粉；油菜种子、油菜籽、油菜籽油、油菜籽粕；棉花种子；番茄种子、鲜番茄、番茄酱(5 大类 17 种)。

特殊膳食类食品和专供婴幼儿的主辅类食品，应当标示主要营养成分及其含量，标示方式按照 GB 13432—2004 执行。其他预包装食品如需标示营养标签，标示方式参照相关法规标准执行。

(1) 生产者、经销者的名称、地址和联系方式：进口预包装食品应标示原产国国名或地区区名(如香港、澳门、台湾)，以及在中国依法登记注册的代理商、进口商或经销者的名称、地址和联系方式，可不标示生产者的名称、地址和联系方式。

(2) 配料表

①配料表中的各种配料应标示具体名称。

②配料表应以"配料"或"配料表"为引导词。当加工过程中所用的原料已改变为其他成分(如酒、酱油、食醋等发酵产品)时，可用"原料"或"原料与辅料"代替"配料"、"配料表"，并标示各种原料、辅料和食品添加剂。加工助剂不需要标示。

③各种配料应按制造或加工食品时加入量的递减顺序一一排列；加入量不超过2%的配料可以不按递减顺序排列。

④如果某种配料是由两种或两种以上的其他配料构成的复合配料(不包括复合食品添加剂)，应在配料表中标示复合配料的名称，随后将复合配料的原始配料在括号内按加入量的递减顺序标示。当某种复合配料已有国家标准、行业标准或地方标准，且其加入量小于食品总量的25%时，不需要标示复合配料的原始配料。

⑤食品添加剂应当标示其在GB 2760—2011中的食品添加剂通用名称。食品添加剂通用名称可以标示为食品添加剂的具体名称，也可标示为食品添加剂的功能类别名称并同时标示食品添加剂的具体名称或国际编码(INS号)。当采用同时标示食品添加剂的功能类别名称和国际编码的形式时，若某种食品添加剂尚不存在相应的国际编码，或因致敏物质标示需要，可以标示其具体名称。加入量小于食品总量25%的复合配料中含有的食品添加剂，若符合GB 2760—2011规定的带入原则且在最终产品中不起工艺作用的，不需要标示。

⑥在食品制造或加工过程中，加入的水应在配料表中标示。在加工过程中已挥发的水或其他挥发性配料不需要标示。

⑦可食用的包装物也应在配料表中标示原始配料，国家另有法律法规规定的除外。

(3) 日期标示

①应清晰标示预包装食品的生产日期和保质期。如日期标示采用“见包装物某部位”的形式，应标示所在包装物的具体部位。日期标示不得另外加贴、补印或篡改。

②当同一预包装内含有多个标示了生产日期及保质期的单件预包装食品时，外包装上标示的保质期应按最早到期的单件食品的保质期计算。外包装上标示的生产日期应为最早生产的单件食品的生产日期，或外包装形成销售单元的日期；也可在外包装上分别标示各单件装食品的生产日期和保质期。

③应按年、月、日的顺序标示日期，如果不按此顺序标示，应注明日期标示顺序。

2. 非直接提供给消费者的预包装食品标签　应按照上述要求标示食品名称、规格、净含量、生产日期、保质期和贮存条件，其他内容如未在标签上标注，则应在说明书或合同中注明。

3. 标示内容的豁免　酒精度≥10%的饮料酒，食醋，食用盐，固态食糖类，味精可免除标示保质期。当预包装食品包装物或包装容器的最大表面面积<10 cm^2 时，可以只标示产品名称、净含量、生产者(或经销商)的名称和地址。

4. 推荐标示内容　包括批号、食用方法和致敏物质。其中以下食品及其制品可能导致过敏反应，如果用作配料，宜在配料表中使用易辨识的名称，或在配料表邻近位置加以提示：

(1) 含有麸质的谷物及其制品(如小麦、黑麦、大麦、燕麦、斯佩耳特小麦或它们的杂交品系)；

(2) 甲壳纲类动物及其制品(如虾、龙虾、蟹等)；

(3) 鱼类及其制品；

(4) 蛋类及其制品；

(5) 花生及其制品；

(6) 大豆及其制品；

(7) 乳及乳制品(包括乳糖)；

(8) 坚果及其果仁类制品。

（四）食品标签常见认证/许可标志

食品标签除了 GB 7718—2011 规定的标示内容外，往往还有认证或许可标志，常见的包括 QS（生产许可）、ISO（如 ISO 9001 和 ISO 22000）、HACCP（危害分析及关键控制点）、无公害食品、绿色食品、有机食品、保健食品等。

1. QS

（1）概述：《实行食品质量安全市场准入制度的产品目录》（2007版）中需要取得生产许可的食品共 28 大类。产品类别及编号分别为粮食加工、食用油、油脂及其制品、调味品、肉制品、乳制品、饮料、方便食品、饼干、罐头、冷冻饮品、速冻食品、薯类和膨化食品、糖类制品、茶叶及相关制品、酒类、蔬菜制品、水果制品、炒货食品及坚果制品、蛋制品、可可制品、焙烤咖啡、水产制品、淀粉及淀粉制品、糕点食品、豆制品、蜂产品、特殊膳食食品及其他食品。

根据质检总局《关于印发〈食品用包装容器工具等制品生产许可通则〉和〈食品用塑料包装容器工具等制品生产许可审查细则〉的通知》（国质检食监〔2006〕334 号）要求，自 2008 年 1 月 1 日以后未获得首批目录中食品用塑料包装容器工具等制品（包括 3 类 39 个产品）生产许可证的企业不得生产该类产品，主要包括食品用包装、容器和工具等制品产品，如 PE 保鲜膜、食品用塑料包装袋、密胺塑料餐具及一次性塑料餐饮具等。

《食品用纸包装、容器等制品生产许可实施细则》（2006）明确包装、盛放食品或者食品添加剂的纸制品和复合纸制品以及食品或者食品添加剂生产、流通、使用过程中直接接触食品或者食品添加剂的纸容器、用具、餐具等制品均需获得生产许可。第一批实施市场准入制度管理的食品用纸包装、容器等制品目录包括 2 大类 21 种产品。

《餐具洗涤剂产品生产许可实施细则》（2008）规定了实施生产许可证管理的餐具洗涤剂产品符合 GB 14930.1—1994、GB 9985—2000 标准规定的洗涤剂产品范围（含食品工业、餐饮业用），包括所有手洗餐具（果、蔬）用洗涤剂、机洗餐具（果、蔬）用洗涤剂、标明用作餐具、水果、蔬菜洗涤用的洗洁产品以及食品生产经营过程中与食品接触的机械、管道、传送带、容器、用具等所使用的各种形态洗涤剂产品(不含洗涤用酸和碱)。首批实施生产许可证管理的餐具洗涤剂产品分为手洗、机洗餐具(果、蔬)用洗涤剂和食品工业用洗涤剂两个单元,1类7个产品。

(2) 标志和编号:国家质检总局《关于使用企业食品生产许可证标志有关事项的公告》(总局2010年第34号公告)规定了企业食品生产许可证标志以“企业食品生产许可”的拼音“Qiyeshipin Shengchanxuke”的缩写“QS”表示,并标注“生产许可”中文字样,统一制定式样见图6-1。

图6-1　企业食品生产许可证标志式样

食品生产许可证编号由英文字母QS加12位阿拉伯数字组成。编号前4位为受理机关编号,中间4位为产品类别编号,后4位为获证企业序号。参照《中华人民共和国行政区划代码》(GB/T 2260—2007),受理机关编号前2位代表省、自治区、直辖市,由国家质检总局统一确定;后2位代表各市(地)由省级质量技术监督部门确定,并上报国家质检总局产品质量监督司备案。前2位编号规定北京11,天津12,河北13,山西14,内蒙古15,辽宁21,吉林22,黑龙江23,上海31,江苏32,浙江33,安徽34,福建35,江西36,山东37,河南41,湖北42,湖南43,广东44,广西45,海南46,重庆50,四川51,贵州52,云南53,西藏54,陕西61,甘肃62,青海63,宁夏64和新疆65。

(3) QS查询:可通过质检总局等官方网站或QS查询网站甄别生产许可证的真伪,如http://www.qszt.cn/,查询字段为QS号码或者单位名称,具体查询格式为:

①食品：QS XXXX XXXX XXXX。如 QS 1001 0101 0001。

②包装容器工具：QS XX—XXXXX—XXXXX。如 QS 15—10301—00001。

③餐具洗涤剂：XK 16—114—XXXXX。如 XK 16—114—00001。

④食品添加剂：XK 13—217—XXXXX。如 XK 13—217—00001。

⑤食用酒精：XK 16—218—XXXXX。如 XK 16—218—00001。

⑥食用香料香精：QS XX—XXXXX—XXXXX。如 QS 15—30100—00001。

⑦食品加工设备：QS XX—XXXXX—XXXXX，如 QS 15—10301—00001；或 XK 01—302—XXXXX，如 XK 01—302—00001。

⑧各省发证：（X）XKXX—XXX—XXXXX。如（鄂）XK 12—001—00018。

2. 无公害食品、绿色食品和有机食品　无公害农产品是指产地环境、生产过程和产品质量符合国家有关标准和规范的要求，经认证合格获得认证证书并允许使用无公害农产品标志（见图 6 - 2）的优质农产品及其加工制品，包括无公害蔬菜、无公害水果、无公害畜禽肉及无公害水产品四类。无公害农产品生产过程中允许使用农药和化肥，但不能使用国家禁止使用的高毒、高残留农药。严格来讲，无公害食品应当是普通食品都应当达到的一种基本要求。无公害食品标准以全程质量控制为核心，主要包括产地环境质量标准、生产技术标准和产品标准三个方面。无公害食品由农业部农产品质量安全中心审批并颁发认证证书。

绿色食品是指产自优良生态环境、按照绿色食品标准生产、实行全程质量控制并获得绿色食品标志（见图 6 - 3）使用权的安全、优质食用农产品及相关产品。绿色食品认证依据的是农业部绿色食品行业标准。绿色食品在生产过程中允许使用农药和化肥，但对用量和残留量的规定通常比无公害标准要严格。绿色食品分为 A 级绿色食品和 AA 级绿色食品。A 级绿色食品标志许可使用的期限为三年，AA 级绿色食品标志有效使用期为一年（农作物为一个生长周期）。

有机产品是指生产、加工、销售过程符合有机产品国家标准的供人类消费、动物食用的产品。有机食品是有机产品的一类，根据认监委 2012 年 3 月 1 日施行的《有机产品认证目录》共有 127 大类有机产品，2013 年 6 月 1 日认监委发布《〈有机产品认证目录〉变更程序》提出可对上述《有机产品认证目录》中产品种类进行增补和删减。认监委规定自 2012 年 3 月 1 日起，认证机构对新申请有机产品认证企业及已获认证企业的认证活动均需依据新版《有机产品认证实施规则》执行。按照《有机产品 第 1 部分：生产》(GB/T 19630.1—2011)要求，由常规生产向有机生产发展需要经过转换，经过转换器后播种或收获的植物产品或经过转换期的动物产品才可作为有机产品销售。生产者在转换期间应完全符合有机生产要求，如饲料作物以外的其他多年生植物的转换期至少为收获前的 36 个月，即在被认证后的三年过渡期内，该类产品生产要按照有机食品的生产标准进行，但尚未获得标注有机食品的资质，需要标注“中国有机转换产品”字样。有机产品标志和有机转换产品标志分别见图 6-4 和图 6-5。

图 6-2 无公害食品标志

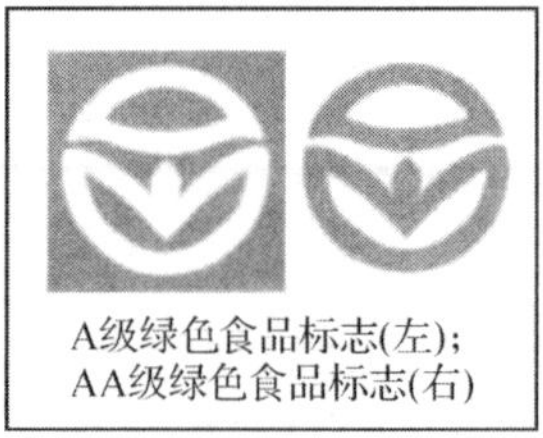

图 6-3 绿色食品标志

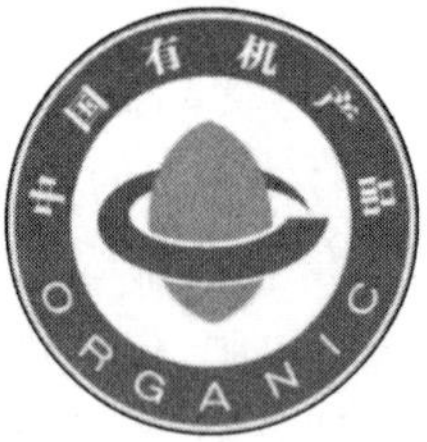

图 6-4 有机产品标志

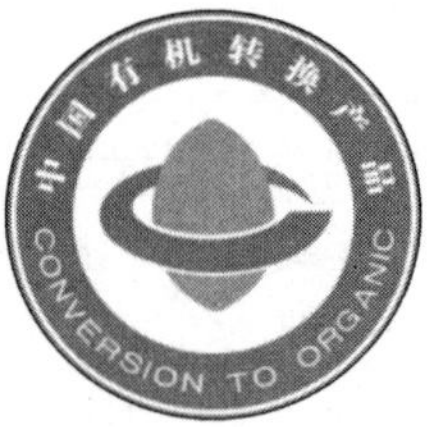

图 6-5 有机转换产品标志

3. 保健食品 《保健食品注册管理办法(试行)》定义保健食品是指声称具有特定保健功能或者以补充维生素、矿物质为目的的食品。

即适宜于特定人群食用，具有调节机体功能，不以治疗疾病为目的，并且对人体不产生任何急性、亚急性或者慢性危害的食品。

将保健食品混同于普通食品或药品进行宣传，是一些保健食品生产企业进行违法宣传的惯用手段。保健食品与普通食品、药品有着本质的区别。保健食品是指具有特定保健功能的食品。作为食品的一个种类，保健食品具有一般食品的共性，既可以是普通食品的形态，也可以使用片剂、胶囊等特殊剂型。但保健食品的标签说明书可以标示保健功能。

需要注意的是保健品的批准文号是“卫食健字”或“国食健字()第××号”。其中2003年以前由卫生部通过审批的批号是“卫食健字”，2003年以后审批职能移交到国家食品监督管理局，因此通过审批的批号是“国食健字”。而保健品的“药健字”在2004年前已被取消，市场上已不允许这种批号流通。保健食品标志见图6-6。

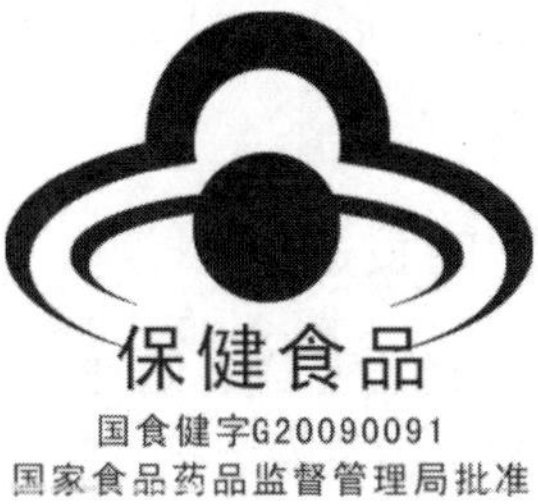

图6-6　保健食品标志

第二节　食品经营单位卫生

一、口岸食品经营应当符合食品安全标准，并符合下列要求

1. 具有与经营的食品品种、数量相适应的食品贮存等场所，保持该场所环境整洁，并与有毒、有害场所以及其他污染源保持规定的距离。

2. 具有与经营的食品品种、数量相适应的经营设备或者设施，有相应的采光、照明、通风、防腐、防尘、防蝇、防鼠、防虫以及存放垃圾和废弃物的设备或者设施。

3. 有食品安全专业技术人员、管理人员和保证食品安全的规章制度。

4. 贮存、运输和装卸食品的容器、工具和设备应当安全、无害，保持清洁，防止食品污染，并符合保证食品安全所需的温度等特殊要求，不得将食品与有毒、有害物品一同运输。

5. 直接入口的食品应当有小包装或者使用无毒、清洁的包装材料、餐具。

6. 食品经营人员应当保持个人卫生，销售食品时，应当将手洗净，穿戴清洁的工作衣、帽；销售无包装的直接入口食品时，应当使用无毒、清洁的售货工具。

7. 用水应当符合国家规定的生活饮用水卫生标准。

8. 使用的洗涤剂、消毒剂应当对人体安全、无害。

9. 法律、法规规定的其他要求。

二、禁止生产经营的食品

1. 用非食品原料生产的食品或者添加食品添加剂以外的化学物质和其他可能危害人体健康物质的食品，或者用回收食品作为原料生产的食品。

2. 致病性微生物、农药残留、兽药残留、重金属、污染物质以及其他危害人体健康的物质含量超过食品安全标准限量的食品。

3. 营养成分不符合食品安全标准的专供婴幼儿和其他特定人群的主辅食品。

4. 腐败变质、油脂酸败、霉变生虫、污秽不洁、混有异物、掺假掺杂或者感官性状异常的食品。

5. 病死、毒死或者死因不明的禽、畜、兽、水产动物肉类及其制品。

6. 未经检验或者检验不合格的肉类制品。

7. 被包装材料、容器、运输工具等污染的食品。

8. 超过保质期的食品。

9. 无标签的预包装食品。

10. 国家为防病等特殊需要明令禁止生产经营的食品。

11. 其他不符合食品安全标准或者要求的食品。

三、食品安全制度

食品经营企业应当建立健全本单位的食品安全管理制度，加强对职工食品安全知识的培训，配备专职或者兼职食品安全管理人员，做好对所生产经营食品的检验工作，依法从事食品经营活动。

四、预包装食品的包装上应当有标签

标签应当标明下列事项：

1. 名称、规格、净含量、生产日期；

2. 成分或者配料表；

3. 生产者的名称、地址、联系方式；

4. 保质期；

5. 产品标准代号；

8. 贮存条件；

7. 所使用的食品添加剂在国家标准中的通用名称；

8. 生产许可证编号；

9. 法律、法规或者食品安全标准规定必须标明的其他事项。

专供婴幼儿和其他特定人群的主辅食品，其标签还应当标明主要营养成分及其含量。

五、贮存及销售

1. 食品经营者应当按照保证食品安全的要求贮存食品，定期检查库存食品，及时清理变质或者超过保质期的食品。

2. 食品经营者贮存散装食品，应当在贮存位置标明食品的名称、生产日期、保质期、生产者名称及联系方式等内容。

3. 食品经营者销售散装食品，应当在散装食品的容器、外包装上标明食品的名称、生产日期、保质期、生产经营者名称及联系方式等内容。

第三节　口岸餐饮单位卫生

口岸餐饮单位是指在口岸区域通过即时加工制作、商业销售和服务性劳动等手段，向消费者提供食品、消费场所和设施的食品生产经营单位，包括餐馆、小吃店、快餐店、食堂等。餐馆（又称酒家、酒楼、酒店、饭庄等）是指以饭菜（包括中餐、西餐、日餐、韩餐等）为主要经营项目的单位，包括火锅店、烧烤店等。小吃店是指以点心、小吃、早点为主要经营项目的单位和提供简单餐饮服务的酒吧、咖啡厅、茶室等。快餐店是指以集中加工配送、当场分餐食用并快速提供就餐服务为主要加工供应形式的单位。食堂是指设于机关、学校、企业、工地等地点（场所），为供应内部职工、学生等就餐的单位。

原料是指供烹饪加工制作食品所用的一切可食用的物质和材料。半成品是指食品原料经初步或部分加工后，尚需进一步加工制作的食品或原料。成品是指经过加工制成的或待出售的可直接食用的食品。凉菜（又称冷菜、冷荤、熟食、卤味等）是指对经过烹制成熟或者腌渍入味后的食品进行简单制作并装盘，一般无需加热即可食用的菜肴。生食海产品是指不经过加热处理即供食用的生长于海洋的鱼类、贝壳类、头足类等水产品。裱花蛋糕是指以粮、糖、油、蛋为主要原料经焙烤加工而成的糕点胚，在其表面裱以奶油、人造奶油、植脂奶油等而制成的糕点食品。现榨果蔬汁是指以水果或蔬菜为主要原料，以压榨等机械方法加工所得的新鲜水果或蔬菜汁。自助餐是指集中加工制作后放置于就餐场所，供就餐者自行选择食用的餐饮食品。

加工经营场所是指与加工经营直接或间接相关的场所，包括食品处理区、非食品处理区和就餐场所。

1. 食品处理区　是指食品的粗加工、切配、烹调和备餐场所、专间、食品库房、餐用具清洗消毒和保洁场所等区域，分为清洁操作区、准清洁操作区、一般操作区。

（1）清洁操作区：是指为防止食品被环境污染，清洁要求较高的操作场所，包括专间、备餐场所。专间是指处理或短时间存放直接入口食品的专用操作间，包括凉菜间、裱花间、备餐专间、集体用餐分装专间等。备餐场所是指成品的整理、分装、分发、暂时置放的专用场所。

（2）准清洁操作区：是指清洁要求次于清洁操作区的操作场所，包括烹调场所、餐用具保洁场所。烹调场所是指对经过粗加工、切配的原料或半成品进行煎、炒、炸、焖、煮、烤、烘、蒸及其他热加工处理的操作场所。餐用具保洁场所是指对经清洗消毒后的餐饮具和接触直接入口食品的工具、容器进行存放并保持清洁的场所。

（3）一般操作区：是指其他处理食品和餐具的场所，包括粗加工操作场所、切配场所、餐用具清洗消毒场所和食品库房。粗加工操作场所是指对食品原料进行挑拣、整理、解冻、清洗、剔除不可食部分等加工处理的操作场所。切配场所是指把经过粗加工的食品进行洗、切、称量、拼配等加工处理成为半成品的操作场所。餐用具清洗消毒场所是指对餐饮具和接触直接入口食品的工具、容器进行清洗、消毒的操作场所。食品库房是指专门用于贮藏、存放食品原料的场所。

2. 非食品处理区　是指办公室、厕所、更衣场所、非食品库房等非直接处理食品的区域。

3. 就餐场所　是指供消费者就餐的场所，但不包括供就餐者专用的厕所、门厅、大堂休息厅、歌舞台等辅助就餐的场所。中心温度是指块状或有容器存放的液态食品或食品原料的中心部位的温度。冷藏是指为保鲜和防腐的需要，将食品或原料置于冰点以上较低温度条件下贮存的过程，冷藏温度的范围应在 0～10 ℃之间。冷冻是指将食品或原料置于冰点温度以下，以保持冰冻状态的贮存过程，冷冻温度的范围应在－20 ℃～－1 ℃之间。清洗是指利用清水清除原料夹带的杂质和原料、工具表面的污物所采取的操作过程。消毒是指用物理或化学方法破坏、钝化或除去有害微生物的操作，消毒不能完全杀死细菌芽孢。交叉污染是指通过生的食品、食品加工者、食品加工环境或工具把生物的、化学的污染物转移到食品的过程。从业人员是指餐饮业从事食品采购、保存、加工、供餐服务等工作的人员。

一、加工经营场所的卫生条件

（一）选址卫生要求

1. 不得设在易受到污染的区域，应选择地势干燥、有给排水条件和电力供应的地区。

2. 应距离粪坑、污水池、垃圾场（站）、旱厕等污染源 25m 以上，并应设置在粉尘、有害气体、放射性物质和其他扩散性污染源的影响范围之外。

3. 应同时符合规划、环保和消防的有关要求。

（二）建筑结构、场所设置、布局、分隔、面积卫生要求

1. 建筑结构坚固耐用、易于维修、易于保持清洁，应能避免有害动物的侵入和栖息。

2. 食品处理区均应设置在室内。

3. 食品处理区应按照原料进入、原料处理、半成品加工、成品供应的流程合理布局，食品加工处理流程宜为生进熟出的单一流向，并应防止在存放、操作中产生交叉污染。成品通道、出口与原料通道、入口，成品通道、出口与使用后的餐饮具回收通道、入口均宜分开设置。

4. 食品处理区，应设置专用的粗加工（全部使用半成品原料的可不设置）、烹调（单纯经营火锅、烧烤的可不设置）和餐用具清洗消毒的场所，并应设置原料和（或）半成品贮存、切配及备餐（酒吧、咖啡厅、茶室可不设置）的场所。制作现榨果蔬汁和水果拼盘的，应设置相应的专用操作场所。进行凉菜配制、裱花操作的，应分别设置相应专间。

5. 食品处理区宜根据附件 3 的规定设置独立隔间的场所。

6. 食品处理区的面积应与就餐场所面积、供应的最大就餐人数相适应，各类餐饮业食品处理区与就餐场所面积之比、切配烹饪场所面积宜符合附件 3 规定。

7. 粗加工操作场所内应至少分别设置动物性食品和植物性食品的清洗水池，水产品的清洗水池宜独立设置，水池数量或容量应与加工食品的数量相适应。食品处理区内应设专用于拖把等清洁工具的清洗水池，其位置应不会污染食品及其加工操作过程。

8. 烹调场所食品加工如使用固体燃料，炉灶应为隔墙烧火的外扒灰式，避免粉尘污染食品。

9. 拖把等清洁工具的存放场所应与食品处理区分开，加工经营场所面积 500 m^2 以上的餐馆和食堂宜设置独立隔间。

10. 加工经营场所内不得圈养、宰杀活的禽畜类动物。在加工经营场所外设立圈养、宰杀场所的，应距离加工经营场所 25 m 以上。

（三）设施卫生要求

1. 地面与排水卫生要求　食品处理区地面应用无毒、无异味、不透水、不易积垢的材料铺设，且应平整、无裂缝。粗加工、切配、餐用具清洗消毒和烹调等需经常冲洗的场所、易潮湿场所的地面应易于清洗、防滑，并应有一定的排水坡度（不小于 1.5%）及排水系统。排水沟应有坡度、保持通畅、便于清洗，沟内不应设置其他管路，侧面和底面接合处宜有一定弧度（曲率半径不小于3 cm），并设有可拆卸的盖板。排水的流向应由高清洁操作区流向低清洁操作区，并有防止污水逆流的设计。排水沟出口应有防止有害动物侵入的设施。清洁操作区内不得设置明沟，地漏应能防止废弃物流入及浊气逸出（如带水封地漏）。废水应排至废水处理系统或经其他适当方式处理。

2. 墙壁与门窗卫生要求　食品处理区墙壁应采用无毒、无异味、不透水、平滑、不易积垢的浅色材料构筑。其墙角及柱角（墙壁与墙壁间、墙壁及柱与地面间、墙壁及柱与天花板）间宜有一定的弧度（曲率半径在 3 cm 以上），以防止积垢和便于清洗。粗加工、切配、餐用具清洗消毒和烹调等需经常冲洗的场所、易潮湿场所应有 1.5 m 以上的光滑、不吸水、浅色、耐用和易清洗的材料（例如瓷砖、合金材料等）制成的墙裙，各类专间应铺设到墙顶。食品处理区的门、窗应装配严密，与外界直接相通的门和可开启的窗应设有易于拆下清洗且不生锈的防蝇纱网或设置空气幕，与外界直接相通的门和各类专间的门应能自动关闭。窗户不宜设室内窗台，若有窗台台面应向内侧倾斜（倾斜度宜在 45°以上）。粗加工、切配、烹调、餐用具清洗消毒等场所和各类专间的门应采用易清洗、不吸水的坚固材料制作。供应自助餐的餐饮单位或无备餐专间的快餐店和食堂，就餐场所窗户应为封闭式或装有防蝇防尘设施，门应设有防蝇防尘设施，以设空气幕为宜。

3. 屋顶与天花板卫生要求　加工经营场所天花板的设计应易于清扫，能防止害虫隐匿和灰尘积聚，避免长霉或建筑材料的脱落等情形发生。食品处理区天花板应选用无毒、无异味、不吸水、表面光洁、耐腐蚀、耐温、浅色材料涂覆或装修，天花板与横梁或墙壁结合处宜有一定弧度（曲率半径在 3 cm 以上）；水蒸气较多场所的天花板应有适当坡度，在结构上减少凝结水滴落。清洁操作区、准清洁操作区及其他半成品、成品暴露场所屋顶若为不平整的结构或有管道通过，应加设平整易于清洁的吊顶。烹调场所天花板离地面宜在 2.5 m 以上，小于 2.5 m 的应采用机械通风使换气量符合 JGJ 64《饮食建筑设计规范》要求。

4. 专间卫生要求　凉菜间、裱花间应设有专用冷藏设施，需要直接接触成品的用水，还宜通过净水设施。专间应为独立隔间，不得设置两个以上（含两个）的门，专间如有窗户应为封闭式（传递食品用的除外）。专间内外食品传送宜为可开闭的窗口形式，窗口大小宜以可通过传送食品的容器为准。专间的面积应与就餐场所面积和供应就餐人数相适应，各类餐饮业专间面积要求宜符合附件 3 规定。专间内应设有专用工具清洗消毒设施和空气消毒设施，专间内温度应不高于 25 ℃，宜设有独立的空调设施。加工经营场所面积 500 m^2 以上餐馆和食堂的专间入口处应设置有洗手、消毒、更衣设施的通过式预进间。500 m^2 以下餐馆和食堂等其他餐饮单位，不具备设置预进间条件的，应在专间内入口处设置洗手、消毒、更衣设施。洗手消毒设施应符合本条第八项规定。

以紫外线灯作为空气消毒装置的，紫外线灯（波长 200～275 nm）应按功率不小于 1.5 W/m^3 设置，紫外线灯宜安装反光罩，强度大于 70 $\mu W/cm^2$。专间内紫外线灯应分布均匀，距离地面 2 m 以内。

5. 洗手消毒设施卫生要求

（1）食品处理区内应设置足够数目的洗手设施，其位置应设置在方便从业人员的区域。

（2）洗手消毒设施附近应设有相应的清洗、消毒用品和干手设施。员工专用洗手消毒设施附近应有洗手消毒方法标示。

(3) 洗手设施的排水应具有防止逆流、有害动物侵入及臭味产生的装置。

(4) 洗手池的材质应为不透水材料(包括不锈钢或陶瓷等),结构应不易积垢并易于清洗。

(5) 水龙头宜采用脚踏式、肘动式或感应式等非手动式开关或可自动关闭的开关,并宜提供温水。

(6) 就餐场所应设有数量足够的供就餐者使用的专用洗手设施。

6. 供水设施卫生要求　供水应能保证加工需要,水质应符合 GB 5749《生活饮用水卫生标准》规定。不与食品接触的非饮用水(如冷却水,污水或废水等)的管道系统和食品加工用水的管道系统,应以不同颜色明显区分,并以完全分离的管路输送,不得有逆流或相互交接现象。

7. 通风排烟设施卫生要求

(1) 食品处理区应保持良好通风,及时排除潮湿和污浊的空气。空气流向应由高清洁区流向低清洁区,防止食品、餐饮具、加工设备设施污染。

(2) 烹调场所应采用机械排风。产生油烟的设备上部,应加设附有机械排风及油烟过滤的排气装置,过滤器应便于清洗和更换。

(3) 产生大量蒸汽的设备上方除应加设机械排风外,还宜分隔成小间,防止结露并做好凝结水的引泄。

(4) 排气口应装有易清洗、耐腐蚀的可防止有害动物侵入的网罩。

(5) 采用空调设施进行通风的,就餐场所空气应符合 GB 16153—1996《饭馆(餐厅)卫生标准》要求。

8. 餐用具清洗消毒和保洁设施卫生要求

(1) 餐用具宜用热力方法进行消毒,因材质、大小等原因无法采用的除外。

(2) 餐用具清洗消毒水池应专用,与食品原料、清洁用具及接触非直接入口食品的工具、容器清洗水池分开。水池应使用不锈钢或陶瓷等不透水材料、不易积垢并易于清洗。采用化学消毒的，至少设有3个专用水池。各类水池应以明显标识标明其用途。

(3) 清洗消毒设备设施的大小和数量应能满足需要。

(4) 采用自动清洗消毒设备的，设备上应有温度显示和清洗消毒剂自动添加装置。

(5) 应设专供存放消毒后餐用具的保洁设施，其结构应密闭并易于清洁。

9. 采光照明设施卫生要求

(1) 加工经营场所应有充足的自然采光或人工照明，食品处理区工作面不应低于220 Lux，其他场所不应低于110 Lux。光源应不至于改变所观察食品的天然颜色。

(2) 安装在食品暴露正上方的照明设施宜使用防护罩，以防止破裂时玻璃碎片污染食品。

10. 废弃物暂存设施卫生要求

(1) 食品处理区内可能产生废弃物或垃圾的场所均应设有废弃物容器。

(2) 废弃物容器应配有盖子，以坚固及不透水的材料制造，能防止有害动物的侵入、不良气味或污水的溢出，内壁应光滑以便于清洗。

(3) 在加工经营场所外适当地点宜设置废弃物临时集中存放设施，其结构应密闭，能防止害虫进入、孳生且不污染环境。

11. 设备与工具卫生要求

(1) 食品加工用设备和工具的构造应有利于保证食品卫生、易于清洗消毒、易于检查，避免因构造原因造成润滑油、金属碎屑、污水或其他可能引起污染的物质滞留于设备和工具中。

(2) 食品容器、工具和设备与食品的接触面应平滑、无凹陷或裂缝，设备内部角落部位应避免有尖角，以避免食品碎屑、污垢等的聚积。

(3) 设备的摆放位置应便于操作、清洁、维护和减少交叉污染。

(4) 用于原料、半成品、成品的工具和容器，应分开并有明显的区分标志；原料加工中切配动物性和植物性食品的工具和容器，宜分开并有明显的区分标志。

(5) 所有用于食品处理区及可能接触食品的设备与工具,应由无毒、无臭味或异味、耐腐蚀、不易发霉的,符合卫生标准的材料制造。不与食品接触的设备与工具的构造,也应易于保持清洁。

(6) 食品接触面原则上不得使用木质材料(工艺要求必须使用除外),必须使用木质材料的工具,应保证不会对食品产生污染。

二、加工操作卫生要求

(一) 加工操作规程的制定与执行

1. 生产经营者应根据预防食物中毒的基本原则(餐饮业预防食物中毒的基本原则见附件 4),制定相应的加工操作规程。

2. 加工操作规程应包括对食品采购、运输和贮存、粗加工、切配、烹调、凉菜配制、现榨果蔬汁及水果拼盘制作、点心加工、裱花操作、烧烤加工、生食海产品加工、备餐及供餐、食品再加热和工具、容器、餐饮具清洗、消毒、保洁、食品配送等各道操作工序的具体规定和详细的操作方法与要求。

3. 加工操作规程应具体规定标准的加工操作程序、加工操作过程关键项目控制标准和设备操作与维护标准,明确各工序、各岗位人员的要求及职责。

4. 应教育培训员工按照加工操作规程进行操作,使其符合加工操作、卫生及品质管理要求。

加工经营场所面积 2 000 m^2 以上的餐馆、就餐场所有 300 座位以上或单餐供应 300 人以上的餐馆、食堂及连锁经营的餐饮业经营者宜建立和实施 HACCP 食品安全管理体系,制定 HACCP 计划和执行文件。

(二) 粗加工及切配卫生要求

1. 加工前应认真检查待加工食品,发现有腐败变质迹象或者其他感官性状异常的,不得加工和使用。

2. 各种食品原料在使用前应洗净,动物性食品、植物性食品应分池清洗,水产品宜在专用水池清洗,禽蛋在使用前应对外壳进行清洗,必要时消毒处理。

3. 易腐食品应尽量缩短在常温下的存放时间，加工后应及时使用或冷藏。

4. 切配好的半成品应避免污染，与原料分开存放，并应根据性质分类存放。

5. 切配好的食品应按照加工操作规程，在规定时间内使用。

6. 已盛装食品的容器不得直接置于地上，以防止食品污染。

7. 生熟食品的加工工具及容器应分开使用并有明显标志。

三、烹调加工卫生要求

1. 烹调前应认真检查待加工食品，发现有腐败变质或者其他感官性状异常的，不得进行烹调加工。

2. 不得将回收后的食品（包括辅料）经烹调加工后再次供应。

3. 需要熟制加工的食品应当烧熟煮透，其加工时食品中心温度应不低于 70 ℃。

4. 加工后的成品应与半成品、原料分开存放。

5. 需要冷藏的熟制品，应尽快冷却后再冷藏。

四、凉菜配制卫生要求

1. 加工前应认真检查待配制的成品凉菜，发现有腐败变质或者其他感官性状异常的，不得进行加工。

2. 操作人员进入专间前应更换洁净的工作衣帽，并将手洗净、消毒，工作时宜戴口罩。

3. 专间内应当由专人加工制作，非操作人员不得擅自进入专间。不得在专间内从事与凉菜加工无关的活动。

4. 专间每餐（或每次）使用前应进行空气和操作台的消毒。使用紫外线灯消毒的，应在无人工作时开启 30 分钟以上。

5. 专间内应使用专用的工具、容器，用前应消毒，用后应洗净并保持清洁。

6. 供加工凉菜用的蔬菜、水果等食品原料，未经清洗处理的，不得带入凉菜间。

7. 制作好的凉菜应尽量当餐用完。剩余尚需使用的应存放于专用冰箱内冷藏或冷冻，食用前按规定进行再加热。

五、现榨果蔬汁及水果拼盘制作卫生要求

1. 从事现榨果蔬汁和水果拼盘加工的人员操作前应更衣、洗手并进行手部消毒，操作时佩戴口罩。

2. 现榨果蔬汁及水果拼盘制作的设备、工用具应专用。每餐次使用前应消毒，用后应洗净并在专用保洁设施内存放。

3. 用于现榨果蔬汁和水果拼盘的瓜果应新鲜，未经清洗处理的不得使用。

4. 制作的现榨果蔬汁和水果拼盘应当餐用完。

六、点心加工卫生要求

1. 加工前应认真检查各种食品原辅料，发现有腐败变质或者其他感官性状异常的，不得进行加工。

2. 需进行热加工的应按要求进行操作。

3. 未用完的点心馅料、半成品点心，应在冷柜内存放，并在规定存放期限内使用。

4. 奶油类原料应低温存放。水分含量较高的含奶、蛋的点心应当在 10 ℃以下或 60 ℃以上的温度条件下贮存。

七、裱花操作卫生要求

1. 蛋糕胚应在专用冰箱中贮存，贮存温度 10 ℃以下。

2. 裱浆和新鲜水果(经清洗消毒)应当天加工、当天使用。

3. 植脂奶油裱花蛋糕储藏温度在 3±2 ℃，蛋白裱花蛋糕、奶油裱花蛋糕、人造奶油裱花蛋糕贮存温度不得超过 20 ℃。

八、烧烤加工卫生要求

1. 烧烤加工前应认真检查待加工食品，发现有腐败变质或者其

他感官性状异常的，不得进行加工。

2. 原料、半成品应分开放置，成品应有专用存放场所，避免受到污染。

3. 烧烤时宜避免食品直接接触火焰和食品中油脂滴落到火焰上。

九、生食海产品加工卫生要求

1. 从事生食海产品加工的人员操作前应清洗、消毒手部，操作时佩戴口罩。

2. 用于生食海产品加工的工具、容器应专用。用前应消毒，用后应洗净并在专用保洁设施内存放。

3. 用于加工的生食海产品应符合相关卫生要求。

4. 加工操作时应避免生食海产品的可食部分受到污染。

5. 加工后的生食海产品应当放置在食用冰中保存并用保鲜膜分隔。

6. 加工后至食用的间隔时间不得超过 1 小时。

十、备餐及供餐卫生要求

1. 操作前应清洗、消毒手部，在备餐专间内操作应符合要求。

2. 操作人员应认真检查待供应食品，发现有感官性状异常的，不得供应。

3. 操作时要避免食品受到污染。

4. 菜肴分派、造型整理的用具应经消毒。

5. 用于菜肴装饰的原料使用前应洗净消毒，不得反复使用。

6. 在烹饪后至食用前需要较长时间（超过 2 小时）存放的食品，应当在高于 60 ℃或低于 10 ℃的条件下存放。

十一、食品再加热卫生要求

1. 无适当保存条件（温度低于 60 ℃、高于 10 ℃条件下放置 2 小时以上的），存放时间超过 2 小时的熟食品，需再次利用的应充分加热。加热前应确认食品未变质。

2. 冷冻熟食品应彻底解冻后经充分加热方可食用。

3. 加热时中心温度应高于 70 ℃,未经充分加热的食品不得食用。

十二、餐用具卫生要求

1. 餐用具使用后应及时洗净,定位存放,保持清洁。消毒后的餐用具应贮存在专用保洁柜内备用,保洁柜应有明显标记。餐具保洁柜应当定期清洗,保持洁净。

2. 接触直接入口食品的餐用具使用前应洗净并消毒(推荐的餐饮具清洗消毒方法见附件 3)。

3. 应定期检查消毒设备、设施是否处于良好状态。采用化学消毒的应定时测量有效消毒浓度。

4. 消毒后餐具应符合 GB 14934《食(饮)具消毒卫生标准》规定。

5. 不得重复使用一次性餐饮具。

6. 已消毒和未消毒的餐用具应分开存放,保洁柜内不得存放其他物品。

十三、留样要求

1. 重要接待活动供应的食品成品应留样。

2. 留样食品应按品种分别盛放于清洗消毒后的密闭专用容器内,在冷藏条件下存放 48 小时以上,每个品种留样量不少于 100 g。

3. 生产经营者应建立投诉管理制度,对消费者提出的口头或书面意见与投诉,应立即追查原因,妥善处理。

十四、记录管理

1. 原料采购验收、加工操作过程关键项目、卫生检查情况、人员健康状况、教育与培训情况、食品留样、检验结果及投诉情况、处理结果、发现问题后采取的措施等均应予以记录。

2. 各项记录均应有执行人员和检查人员的签名。

3. 各岗位负责人应督促相关人员按要求进行记录,并每天检查记录的有关内容。食品卫生管理员应经常检查相关记录，记录中如发现异常情况，应立即督促有关人员采取措施。

4. 有关记录至少应保存 12 个月。

第四节　航空配餐企业卫生

航空配餐食品是指提供给航空运输这一特定环境的食用品或饮用品。空中餐是用于飞行航班上旅客和机组人员食用或饮用的食品。回程配餐是指在航班始发站为回程航班提供的空中餐。易腐败食品是指那些含水分、蛋白质和碳水化合物较高，微生物沾染后易于在其中生长繁殖并破坏其固有性状的食品，如肉、禽、水产品及蛋乳类制品。航空食品配餐人员是指从事航空食品采购、生产、加工、运输、贮藏及机上供餐服务的人员。

一、设计与设施的卫生要求

（一）选址

应设置在机场或其附近，水源充足，交通方便，无有害气体、烟尘、放射性物质和其他有危害食品安全的污染源的地区。厂区应与生活区及其他非食品生产区隔开。厂区内生产区应与行政区相对间隔一定距离。

（二）配餐间设计与操作流程

须设有与生产量相适应的各类航空食品加工车间。一般生产流程包括货物接收—贮存—原料粗加工—餐食制作—综合装配—过渡冷藏—运送装机—机上供餐服务，应避免食品操作流程设计程序的反向流动。

必须分开设置供独立使用的食品原辅材料入口、垃圾出口、餐食装机出口、机上餐食及食具卸机入口和人员出入口。

（三）设施和设备

1. 各加工车间应安装通风和温度控制设备，保持车间内空气对流和所要求的温度（以 18～20 ℃为宜）。

2. 应有充足的自然采光和人工照明，照度充足、均匀，符合《食品生产通用卫生规范》(GB 14881—2013)有关规定。食品上方的灯具应有防护罩。

3. 与食品接触的一切设备、器具，必须采用无毒、无害、不吸水、耐腐蚀、易清洗消毒的材料制作。工作台表面应光滑，无切凹痕，无裂隙，避免使用木质器具。

4. 应配备足够的速冷设备和速冷车间。速冷车间温度应控制在室温 22 ℃以下；每天工作前室内应进行紫外线消毒，经常保持清洁。

（四）冷藏设施

应根据食品种类、数量配备足够的低温冷库(−32～−18 ℃)和冷藏库(0～5 ℃)，冷库内货架至少应离地面 20～30 cm，离墙 5 cm 以上；温度计显示应准确，清晰，便于监测。

（五）除虫灭害设施

应在车间适当位置安装灭蝇灯或其他同类设施，所有门、窗及其他与外界的开口通道均应安装纱门、纱窗、纱帘等防虫鼠害设施。

（六）清洗消毒设施

各加工车间应备有充足的洗涤池(槽)或设置与加工区相对隔离的洗、消区，并配备冷、热水及洗、消设施，对常用的食品设备和器具随时进行清洗和消毒。应设置专门的洗、消车间，按食具回收—分检—洗、消—贮藏—再使用的程序对飞机上卸下的非一次性食(饮)具进行清洗和消毒。洗、消后的设备和食(饮)具应存放在专门的贮藏室，至少应离地面 20～30 cm 整齐摆放。室内应保持洁净卫生，无污染，并应定期消毒。

（七）卫生设施

供水系统：应有足够的生产用水，水质必须符合 GB 5749—2006 的规定。

废水、废气处理系统：应设有良好的废水、废气处理设施。废水、废气的排放必须符合 GBJ 4—73 的规定。

洗手设备：应在车间进出口处、更衣室、厕所或其他适宜位置配备与生产人数相适应的脚踏式、肘触式等非手动式冷、热水洗手池，并配有肥皂(液)、指甲刷、消毒液、一次性干手纸巾、废纸篓或干手器等洗、消用品。

更衣室、淋浴室:应设有与生产人数相适应并与生产车间相连接的员工更衣室,内设淋浴室、洗手池和个人更衣柜。

废弃物贮放设施:必须在远离配餐间的适宜位置设置废弃物贮放设施,其结构应密闭。废弃物不得外露及外溢;加工车间内废弃物应当放在有盖(脚踏)并衬以一次性塑料袋的容器内,及时倒空、清洗和消毒。盛放废弃物的容器应有特殊标记。

二、生产加工过程卫生

(一) 原辅材料采购、运输、贮藏

1. 采购　采购的原辅材料必须符合国家有关的食品卫生标准或规定,必须采用国家允许使用的、定点厂生产的食用级食品添加剂。采购原辅材料时,必须向供应商索取该批原辅材料的卫生质量检验合格证或检验报告。

应配备熟悉业务的专业技术人员,对采购的原辅材料进行卫生学检查,不合格者拒绝接收。验收时应认真核对货单,包括:产品名称、数量、批号、生产日期、出厂日期、保质期(有效期)、产地及厂家;检查该批产品的卫生检验合格证及检验报告;检查货物的卫生状况:外观、色泽、气味;冷冻食品要注意检查是否有解冻现象。

2. 运输　运输原辅材料应专车专用,有防尘、防雨、防虫设施,定期清洗、消毒,保持清洁、干燥。运输原辅材料时,生原料必须与成品及半成品分开,不得与有毒有害物品混装混运。运输冷冻和冷藏食品必须有保温、冷藏设施,长距离运输时,其温度上升不得超过 3 ℃。

3. 贮藏　食品原辅材料不得与非食品同库存放。用于洗、消、杀的化学类药品(如杀虫剂、消毒剂、清洁剂、酒精等)必须远离食品单独存放,专人管理。

干货仓库须保证良好的通风,应有防潮、防霉、防虫、防鼠设施及温、湿度控制和监测设施。定期清洁、消毒,保持洁净和干燥。

原辅材料贮存应置于离地面 20～30 cm、离墙 5 cm 以上的货架或

垫板上，分类摆放。装食品的餐盒或纸箱不得直接放在地上。

原辅材料应严格遵循“先进先出”的库存周转原则，随时检查确保在保质期（有效期）内使用。

易腐败食品必须冷藏（0～5 ℃）或冷冻（－32～－18 ℃）。冷藏或冷冻库内应定期清洁和消毒。冷库温度应有专人检查，每日有温度记录，发现异常及时检修。

生、熟食品应分库存放。条件不具备时可分别存放于同一冷库内的两侧，并明确标记。

水果、蔬菜、肉禽、蛋、水产品等易腐败食品原料，应分开单独进行冷藏或冷冻；有浓烈气味的食品应密封包装或单独存放。

（二）原料处理

1. 原料必须经过严格筛选，不合格者不得投入生产　各种易腐败食品原料的粗加工（清洗、切割等）应分室进行。从冷藏库取出的易腐败食品原料，必须控制在 1 h 内处理完毕。不需热加工而直接入口的果蔬类，必须用卫生部门批准的洗消剂进行浸泡消毒，然后用流水彻底冲洗干净。

2. 解冻　从冷库中拿出的冷冻食品原料，在烹调之前必须完全解冻，解冻后应在当日用完。解冻后的易腐败食品原料即使没有用完，也不得再放回冷冻库，应统一处理或毁掉。必须采用正确的解冻方式，方法是：a. 在温度为 10 ℃的冰箱或冷库内解冻；b. 冷自来水解冻，食品原塑料包装解冻时不要除掉；c. 用微波炉、烤箱解冻。用于解冻的自来水应按污水妥善处理，防止四处溢淌而污染环境、设备或其他食品。

（三）烹调加工

烹调食品时必须达到安全烹调温度 71～82 ℃，制成品的中心温度应达到 71 ℃以上。烹调加工的生肉、生禽等，个体重量最大不得超过 3 kg，以确保食品中心充分加热。

（四）冷却和冷藏

已烹调的食品，必须尽快冷却后加以冷藏（中间过渡冷藏）。冷藏 2 h 后方可加盖或覆以一次性无毒塑料薄膜。

应根据所烹调食品的不同状态（如固态、半固态、液态），制定安全的冷却工艺流程，严格控制冷却速率，以保证烹调后食品在规定时间内迅速通过适宜微生物生长繁殖的危险温度带(18～50 ℃)。烹调后食品在 2 h 内由 75 ℃下降到20 ℃，然后进行冷藏，2 h 内食品中心温度应下降到 0～5 ℃。

(五) 配制和包装

配制和包装应在室温 22 ℃以下的专用加工间进行。每天工作前室内必须用紫外线消毒，工作台、设备、器具等与食品接触的所有物品均应用洗消剂消毒。

每次从冷藏库取出的易腐败食品数量，不得超过 1 h 内配制或包装所用量，应做到：定量提取，快速装配，及时冷藏。

装配餐盒时，不得将小包装的成品食品、纸巾餐具、带皮水果等与无包装的食品放在一起，除非各种食品均单独封装或覆以消毒的保鲜膜。

所有用于食品包装的薄膜、纸箱(盒)、包装纸、锡箔盒、塑料制品等材料必须符合国家卫生标准有关规定。

(六) 过渡冷藏

装配好的空中餐，均应迅速放入 3～5 ℃的过渡冷库中进行冷藏。冷库应定期清洁、消毒，保持洁净、卫生。

用于摆放空中餐的餐食箱(车)，应预先放入冷库预冷，摆放餐食后应当开着箱(车)门放入过渡冷库，以保证餐食充分冷藏。

进行过渡冷藏的空中餐，冷藏时间(从餐食放入冷库至出冷库装机之间的时间间隔)不得超过 24 h(不包括低温冷冻食品)。进、出冷库的空中餐应有专人负责管理，注明进、出时间、冷藏措施(有无干冰)等有关内容。

(七) 空中餐运送和装机

运送空中餐应专车专用，车辆应定期消毒，保持卫生。自过渡冷库中取出的空中餐，须注明生产日期、出库时间、餐食温度、冷藏措施(有无干冰)及其他有关信息。

空中餐装车和装机时应注意轻装轻卸，端正摆放，不得抛扔。

空中餐自过渡冷库中取出到装上飞机所用的时间应控制在60 min之内，炎热季节应限制在 30 min 之内。

附件 1

推荐的场所、设施、设备及工具清洁计划

项目	频率	使用物品	方法
地　面	每天完工或有需要时	扫帚、拖把、刷子、清洁剂及消毒剂	1. 用扫帚扫地 2. 用拖把以清洁剂、消毒剂拖地 3. 用刷子刷去余下污物 4. 用水彻底冲净 5. 用干拖把拖干地面
排水沟	每周一次或有需要时	铲子、刷子、清洁剂及消毒剂	1. 用铲子铲去沟内大部分污物 2. 用水冲洗排水沟 3. 用刷子刷去沟内余下污物 4. 用清洁剂、消毒剂洗净排水沟
墙壁、天花板(包括照明设施)及门窗	每月一次或有需要时	抹布、刷子及清洁剂	1. 用干布除去干的污物 2. 用湿布抹擦或用水冲刷 3. 用清洁剂清洗 4. 用湿布抹净或用水冲净 5. 风干
冷　库	每周一次或有需要时	抹布、刷子及清洁剂	1. 清除食物残渣及污物 2. 用湿布抹擦或用水冲刷 3. 用清洁剂清洗 4. 用湿布抹净或用水冲净 5. 用清洁的抹布抹干/风干
工作台及洗涤盆	每次使用后	抹布、清洁剂及消毒剂	1. 清除食物残渣及污物 2. 用湿布抹擦或用水冲刷 3. 用清洁剂清洗 4. 用湿布抹净或用水冲净 5. 用消毒剂消毒 6. 风干
工具及加工设备	每次使用后	抹布、刷子、清洁剂及消毒剂	1. 清除食物残渣及污物 2. 用水冲刷 3. 用清洁剂清洗 4. 用水冲净 5. 用消毒剂消毒 6. 风干

续上表

项目	频率	使用物品	方法
排烟设施	表面每周一次或有需要时	抹布、刷子及清洁剂	1. 用清洁剂清洗 2. 用刷子、抹布去除油污 3. 用湿布抹净或用水冲净 4. 风干
废弃物暂存容器	每天完工或有需要时	刷子、清洁剂及消毒剂	1. 清除食物残渣及污物 2. 用水冲刷 3. 用清洁剂清洗 4. 用水冲净 5. 用消毒剂消毒 6. 风干

附件 2

餐饮业卫生管理自查建议项目

检查项目		结果
环境卫生	厨房内墙壁、天花板、门窗等是否有涂层脱落或破损	
	食品生产经营场所环境是否整洁	
	防蝇、防鼠、防尘设施是否有效	
	废弃物处理是否符合要求	
食品生产经营过程	加工用设施、设备工具是否清洁	
	食物热加工中心温度是否大于 70 ℃	
	10～60 ℃存放的食物，烹调后至食用前存放时间是否未超过 2 小时；存放时间超过 2 小时的食用前是否经充分加热	
	用于原料、半成品、成品的容器、工具是否明显区分，存放场所是否分开、不混用	
	食品原料、半成品、成品存放是否存在交叉污染	
	专间操作是否符合要求	
餐饮具、直接入口食品容器	使用前是否经有效清洗消毒	
	清洗消毒水池是否与其他用途水池混用	
	消毒后餐具是否贮存在清洁专用保洁柜内	
个人卫生	从业人员操作时是否穿戴清洁工作衣帽，专间操作人员是否规范佩戴口罩	
	从业人员操作前及接触不洁物品后是否洗手，接触直接入口食品之前是否洗手、消毒	
	从业人员操作时是否有从事与食品加工无关的行为	
	从业人员是否留长指甲或涂指甲油、戴戒指	
	从业人员上厕所前是否在厨房内脱去工作服	
健康管理	从业人员是否有取得有效健康培训证明而上岗操作	
	从业人员是否有有碍食品卫生的病症	
食品采购	是否索取销售发票，批量采购是否索取卫生许可证、卫生检验检疫合格证明	
	食品及原料是否符合食品卫生要求	

续上表

	检查项目	结果
食品贮存	库房存放食品是否离地隔墙	
	冷冻、冷藏设施是否能正常运转,贮存温度是否符合要求	
	食品贮存是否存在生熟混放	
	食品或原料是否与有毒有害物品存放在同一场所	
违禁食品	是否生产经营超过保质期食品	
	是否生产经营腐败变质食品	
	是否生产经营其他违禁食品	

附件 3

推荐的各类餐饮业场所布局要求

	加工经营场所面积(m^2)	食品处理区与就餐场所面积之比	切配烹饪场所累计面积	凉菜间累计面积	食品处理区为独立隔间的场所
餐馆	≤150	≥1∶2.0	≥食品处理区面积50%且≥8 m^2	≥5 m^2	加工、烹饪、餐用具清洗消毒
	150～500(不含150，含500)	≥1∶2.2	≥食品处理区面积50%	≥食品处理区面积10%	加工、烹饪、餐用具清洗消毒
	500～3 000(不含500，含3 000)	≥1∶2.5	≥食品处理区面积50%	≥食品处理区面积10%	粗加工、切配、烹饪、餐用具清洗消毒、清洁工具存放
	>3 000	≥1∶3.0	≥食品处理区面积50%	≥食品处理区面积10%	粗加工、切配、烹饪、餐用具清洗消毒、餐用具保洁、清洁工具存放
快餐店、小吃店	≤50	≥1∶2.5	≥8 m^2	≥5 m^2	加工、(快餐店)备餐
	>50	≥1∶3.0	≥10 m^2	≥5 m^2	
食堂	供餐人数100人以下食品处理区面积不小于30 m^2，100人以上每增加1人增加0.3 m^2，1 000人以上超过部分每增加1人增加0.2 m^2。切配烹饪场所占食品处理区面积50%以上。			≥5 m^2	备餐、其他参照餐馆相应要求设置

注：1. 上表中所示面积为实际使用面积或相对使用面积。

2. 全部使用半成品加工的餐饮业经营者以及单纯经营火锅、烧烤的餐饮业经营者，食品处理区与就餐场所面积之比在上表基础上可适当减少。

3. 表中“加工”指对食品原料进行粗加工、切配。

4. 各类专间要求必须设置为独立隔间，未在表中“食品处理区为独立隔间的场所”栏列出。

附件 4

餐饮业预防食物中毒的基本原则

一、食物中毒的常见原因

（一）细菌性食物中毒常见原因

1. 生熟交叉污染。如熟食品被生的食品原料污染，或被与生的食品原料接触过的表面（如容器、手、操作台等）污染，或接触熟食品的容器、手、操作台等被生的食品原料污染。

2. 食品贮存不当。如熟食品被长时间存放在 10 ℃至 60 ℃之间的温度条件下（在此温度下的存放时间应小于 2 小时），或易腐原料、半成品食品在不适合温度下长时间贮存。

3. 食品未烧熟煮透。如食品烧制时间不足、烹调前未彻底解冻等原因使食品加工时中心温度未达到 70 ℃。

4. 从业人员带菌污染食品。从业人员患有传染病或是带菌者，操作时通过手部接触等方式污染食品。

5. 经长时间贮存的食品食用前未彻底再加热至中心温度 70 ℃以上。

6. 进食未经加热处理的生食品。

（二）化学性食物中毒常见原因

1. 作为食品原料的食用农产品在种植养殖过程或生长环境中，受到化学性有毒有害物质污染。如蔬菜中农药、猪肝中瘦肉精等。

2. 食品中含有天然有毒物质，食品加工过程未去除。如豆浆未煮透使其中的胰蛋白酶抑制物未彻底去除，四季豆加工时加热时间不够使其中的皂素等未完全破坏。

3. 食品在加工过程受到化学性有毒有害物质的污染。如误将亚硝酸盐当做作食盐使用。

4. 食用有毒有害食品，如毒蕈、发芽马铃薯、河豚。

二、预防食物中毒的基本原则

（一）预防细菌性食物中毒的基本原则和关键点

预防细菌性食物中毒，应根据防止食品受到细菌污染、控制细菌的繁殖和杀灭病原菌三项基本原则采取措施，其关键点主要有：

1. 避免污染　即避免熟食品受到各种致病菌的污染。如避免生食品与熟食品接触、经常性洗手、接触直接入口食品的还应消毒手部、保持食品加工操作场所清洁，避免昆虫、鼠类等动物接触食品。

2. 控制温度　即控制适当的温度以保证杀灭食品中的微生物或防止微生物的生长繁殖。如加热食品应使中心温度达到 70 ℃以上。贮存熟食品，要及时热藏，使食品温度保持在 60 ℃以上，或者及时冷藏，把温度控制在 10 ℃以下。

3. 控制时间　即尽量缩短食品存放时间，不给微生物生长繁殖的机会。熟食品应尽快吃掉；食品原料应尽快使用完。

4. 清洗和消毒　这是防止食品污染的主要措施。对接触食品的所有物品应清洗干净，凡是接触直接入口食品的物品，还应在清洗的基础上进行消毒。一些生吃的蔬菜水果也应进行清洗消毒。

5. 控制加工量　食品的加工量应与加工条件相吻合。食品加工量超过加工场所和设备的承受能力时，难以做到按卫生要求加工，极易造成食品污染，引起食物中毒。

（二）预防常见化学性食物中毒的措施

1. 农药引起的食物中毒　蔬菜粗加工时以食品洗涤剂（洗洁精）溶液浸泡 30 分钟后再冲净，烹调前再经烫泡 1 分钟，可有效去除蔬菜表面的大部分农药。

2. 豆浆引起的食物中毒　生豆浆烧煮时将上涌泡沫除净，煮沸后再以文火维持煮沸 5 分钟左右，可使其中的胰蛋白酶抑制物彻底分解破坏。应注意豆浆加热至 80 ℃时，会有许多泡沫上浮，出现“假沸”现象。

3. 四季豆引起的食物中毒　烹调时先将四季豆放入开水中烫煮 10 分钟以上再炒。

4. 亚硝酸盐引起的食物中毒　加强亚硝酸盐的保管，避免误作食盐使用。在腌制肉制品时，所使用的亚硝酸盐不得超过《食品添加剂使用卫生标准》（GB 2760）的限量规定。

第七章　饮用水卫生

第一节　饮用水概述

水是人类赖以生存和发展的物质基础，是维持生命必不可少的物质。饮用水水质与人们身体健康息息相关，获取安全卫生的饮用水是一项基本人权，是每一个健康生命的需求和渴望，是保障身体健康的一项行之有效的措施。正如“民以食为天，食以水为先”，“药补不如食补，食补不如水补”的名言。

我国经济持续发展，用水量与日俱增，而水源污染却日趋加重，一些地区频繁发生饮用水污染事件，加之人们对水质要求又不断提高，各地政府与供水单位面临着水量和水质的双重压力。

鉴于饮用水与健康和生活关系密切，保护好我们赖以生存的水资源，供给量足质佳的饮用水对防止疾病的发生，促进人体健康以及维持和提高人民生活卫生水平都具有重要意义。而在口岸区域，饮用水的安全对于维护出入境人员的健康、保障口岸安全，具有显著的重要意义。

一、饮用水的重要性

（一）水是人类生存和经济发展的基础

水为地球上的一切生物所必需，是生命之源。水的存在维持了生态系统的平衡，保证了人类获得所需的食物。在社会发展和科技进步的进程中，人们择水而居、逐步形成村庄、乡镇、城市，并得以生存和发展。人类生活中除了饮用水外，在保障个人卫生、改善环境卫生、绿化和改良环境气候等方面都需要水，工农业生产需要的水量更大，水成为基础性的自然资源和战略性的经济资源。

由于人口的增加、生活水平的提高、经济和社会的发展，使水资源需要量增加；另一方面，又由于生活、生产污染水源加剧，水资源可用量减少；再是浪费水资源现象严重，水资源无效使用量增加。目前全世界每年在生产和生活方面对水的需求几乎占世界径流量的1/10。

（二）水是生命之源

水是生物机体组成中含量最大的一种物质，人体内的一切生理活动和生化反应都需要在水的参与下完成，同时水作为营养物质的载体，参与食物的消化和吸收，并且在机体代谢过程和体温调节、润滑组织等方面发挥重要作用。

（三）优质充足的生活用水，是生活水平提高的体现

饮用水的水质、用量以及水资源的科学合理利用和保护，是衡量一个国家经济发展水平、生活质量高低、卫生优劣的一项重要指标。优质的饮用水水量充足，取用方便，有利于个人卫生习惯的形成。如若能坚持经常洗手，则对肠道传染病和肠寄生虫病的控制有十分重要的作用；经常沐浴和洗衣服可预防皮肤病和体外寄生虫病。

二、饮用水污染与疾病

水质被污染的机会很多，成分复杂，世界卫生组织调查表明人类疾病80%与水有关。我国的饮水卫生现状调查表明，饮水的生物性污染和化学性污染是同时存在的，但总体而言，以生物性污染为主，饮用水受病原体污染可引起介水传染病的流行，尤其是肠道传染病的暴发流行。饮水化学性污染虽然不占主导地位，但化学性污染对人体健康的危害较为严重，如工业性污染造成急性中毒以及导致癌变、畸变和突变等远期危害效应等。随着我国社会经济的发展，水质受污染的危险性也不断增加，饮用水污染对健康的影响应引起高度重视。

（一）生物性污染

已知天然水体中有80多种可能的致病菌，例如假单胞菌、沙雷菌、腺状菌、色素杆菌、无色杆菌等，枯草芽孢杆菌、肠细菌、克雷伯杆菌、放线菌属和链霉菌属等是从土壤或蔬菜上不时冲入水体中的，这些可能致病菌一旦进入自来水厂便可附着于水处理设备的生物膜上或在输配水管道中再生长。饮用水中可能含有各种各样病菌对人或

动物可能或肯定致病，它们通过接触或损害皮肤、吸入、饮用、呼出或与眼、鼻、耳、口、生殖器的黏膜直接接触危害人体健康。常见的户外活动，如游泳、划船、野营和滑水，活动者因吞入或直接接触污染的水而处于罹患肠炎、咽炎、毛囊炎、耳炎等水致疾病的危险之中，过度拥挤的公园和娱乐场所均可污染地表水和地下水。

介水传染病指通过饮用或接触受病原体污染的水而传播的疾病，其流行原因是：水源受病原体污染后，未经妥善处理和消毒即供居民饮用；处理后的饮用水在输配水和贮水过程中重新被病原体污染。介水传染病的病原体来自人粪便、生活污水、医院以及畜牧屠宰、皮革和食品工业等废水。

地面水和浅井水都极易受病原体污染而导致介水传染病的发生，其流行特点表现为：呈暴发流行，短期内突然出现大量病人，且多数患者发病日期集中在同一潜伏期内，若水源经常受污染，则发病者可终年不断；病例分布与供水范围一致，大多数患者都有饮用或接触同一水源的历史；一旦对污染源采取处理措施，并加强饮用水的净化和消毒后，疾病的流行能迅速得到控制。介水传染病一旦发生，危害较大。因为饮用同一水源的人较多，发病人数往往很多；且病原体在水中一般都能存活数日甚至数月，有的还能繁殖生长，一些肠道病毒和原虫包囊等不易被常规消毒所杀灭。1993 年，美国威斯康辛州某地也发生过一次涉及 40.3 万人的经自来水传播的隐孢子虫病大暴发，引起了全世界的关注。

（二）物理性污染物

由于暴雨或潮水冲刷将地面的黏土和其他土壤颗粒、动植物组织的碎片以及某些矿物质带入水体，一些工矿企业的废水中也含有大量固体悬浮物，导致水体悬浮物急剧升高，引起水的浑浊度改变。水中的病原体如细菌、病毒等可吸附在固体悬浮物的表面，若饮用水的净化措施欠佳，不能将它们去除，则将严重影响消毒效果，从而增加介水传染病传播和暴发流行的危险性。如果水中的悬浮物是由藻类和细菌本身组成的，除了传播疾病外，还会使水产生令人不愉快的臭和味；当藻类和细菌最终死亡时，水体中的有机负荷增加，溶解氧含量下降，水质进一步恶化。

油污染使水体表面形成一层薄的油膜，阻止空气中的氧进入水体，水体中的鱼类等生物会因缺氧而死亡，水体缺氧后会发生厌氧分解，产生异臭和异味。水体中的油还可溶解动物、植物和微生物的类脂化合物，因而可破坏细胞膜中一些关键组分，导致细胞破裂死亡，使水体水质进一步恶化。

热污染导致水体水温增加，使水体中悬浮物的沉降速度改变，水分蒸发加快，化学反应加速，溶解氧含量下降，影响鱼类的生存和繁殖。

水体中的放射性物质分为天然和人工两类。人体接触含放射性物质的水可引起外照射，当放射性物质随饮水或食物进入人体后可产生内照射，其结果是引发一些相关的疾病并使人群肿瘤发病率增加。如^{233}U、^{235}U可损害肝脏、骨髓和造血功能；^{131}I可损伤甲状腺，引起甲状腺炎；^{81}Sr、^{90}Sr可以导致骨肿瘤及白血病等。大量研究表明：胎儿和青少年对放射性的敏感性比成人高，其损害表现为胎儿畸形及青少年生长发育障碍。

（三）化学性污染物

化学性污染是指由化学物质导致的水质污染，它又可分为无机污染、有机污染和复合污染。无机污染如水中含有的汞、铬、铅等重金属和砷化物、氰化物、亚硝酸盐等无机物。有机污染如水中含有的农药、除草剂、合成洗涤剂、有机溶剂以及各种各样的有机物。

20世纪中叶，水体普遍受到工业废水、废气、废渣等的化学污染。该时期的化学污染主要是无机污染，如重金属铅(Pb)、汞(Hg)、铬(Cr)、镉(Cd)及氰化物、氟化物、砷化物、亚硝酸盐等无机物，他们能使人中毒、患病，如骨痛病、水俣病等。这期间也存在有机污染，主要是焦化工业带来的苯类、酚类、农药、杀虫剂(DDT、六六六等)。随着化学工业的发展和人们对环保的重视，人类在应对生物污染和无机化学污染方面已经积累了丰富的经验，对两类污染物的防控力度不断加大。但此时癌症的发病率却越来越高，并成为人类最可怕的敌人，饮水和肿瘤病之间的关系引起了人们的注意。科学家发现在这一时期有机化工、石油化工、日用化工、医药、农药等工业蓬勃发展,水的污染主要是由于这些新兴工业排放的大量有机物所造成。目前已知的有机化合物约700万种,常用的5万种化学品中95%以上是有机物,而且每年都有成千上万种新的有机化合物被人工合成制取,这些有机物在研制、生产和使用中都可能会进入人体,全世界在水中已检出2 221种有机物。上海市"饮水与健康"协作组调查发现黄浦江水中含有约700种;据吉林省"松花江未知有机污染物探查"协作组报道,他们从松花江林江段水中测得有机物317种,而且这些有机物中大多数与人的肿瘤有关,严重威胁着人们的健康。

我国湖泊环境研究首席科学家刘鸿亮院士说,国内外由水中检出的有机污染物已有2 000余种,其中114种是具有或被疑有致癌、致畸、致突变的"三致物质"。

目前,在几种污染中,物理污染与生物污染在饮用水中已基本得到控制,化学污染上升为主要矛盾;而在化学污染中,无机污染基本得到控制,有机污染上升为主要矛盾,成为危及人类健康及安全的主要因素。

(四)生物地球化学性疾病

由于某一区域自然界的水和土壤中某种化学元素过多或过少使当地动植物和人群中发生特有的疾病,称为地方病(生物地球化学疾病),这些元素在人体内虽很少,却是人体中激素、酶和维生素、人体组织或器官不可或缺的成分,过多或过少均会引起疾病。我国常见的与饮水有关的地方病是地方性氟中毒、地方性甲状腺肿和地方性砷中毒。

水中的氟化物具有易溶性,90%以上可被人体直接吸收,是人体内氟的主要来源。当饮水中氟低于0.5 mg/L时,易发生龋齿;当饮水中氟高于1.5 mg/L时,易发生氟斑牙;当饮水中氟高于3.0 mg/L时,易发生氟骨症。地方性氟中毒遍及我国大部分省(自治区),病区人口总数达6 300万人,其中氟斑牙患者3700万人,氟骨症172万人。生活饮用水卫生标准规定饮用水中氟的限量值为1.0 mg/L,农村小型集中式供水和分散式供水限值为1.2 mg/L。

饮用水中砷含量超标会引起砷中毒，即黑甲病，过高则会引起皮肤癌。高砷水主要分布于新疆、内蒙古、台湾、山西以及长江中下游沿岸。地方性砷中毒病区人口总数达 230 万人，其中砷中毒患者约 7 000人。

地方性甲状腺肿主要因水土中碘缺乏，病区人口总数达 3 800 万人，其中地方性甲状腺肿患者约 1 900 万人。

三、我国饮用水卫生现状

（一）我国水资源概况

我国是世界上河流和湖泊众多的国家之一，水资源总量丰富，但受地势影响，我国水资源分布不均衡，人均水资源占有量十分有限。据世界银行 1998 年对 132 个国家的统计，我国水资源总量占世界第 4 位，但人均水资源占有量却排到了 82 位，仅为世界人均水量约 1/4，已被联合国列为 13 个贫水国之一。按照国际标准，人均水资源量 2 000 立方米为严重缺水边缘，人均 1000 立方米为人类生存起码要求。目前我国有 15 个省、区、市人均水资源严重低于缺水线，有 7 个省、区人均水资源量低于生存的起码要求。

我国还是一个水资源严重受污染的国家，由于工农业生产排放大量废水，以及城镇居民生活污水、粪便垃圾等污染水体，我国的水源水质受到很大影响，我国作为饮用水水源的 27 条主要河流，56%受到不同程度的污染。水资源的紧缺，不仅阻碍了社会的发展，也严重威胁着人类的生存，而水资源的污染，更是严重影响了我国人民的健康。2012 年 12 月 31 日 7 时 40 分，山西省长治市发生一起苯胺泄漏事故，5 天之后山西省政府才接到报告并对外通报。事故发生时苯胺泄漏总量约为 38.7 吨，其中有 8.7 吨苯胺排入浊漳河，造成山西境内平顺县和潞城市 28 个村、2 万多人受影响，污染还远及河北、河南两省，并导致河北邯郸一度大面积停水，晋冀豫被迫联动处理污染。

（二）生活饮用水安全状况

经过几十年的努力，我国县级以上城市多以城建系统的自来水公司供水为主，企业单位的自备供水系统作为补充，大多供水入户，新建小区室内有上、下水管道及卫生设施。从总体来讲县级以上大部分城市的供水能力已基本解决，但影响生活饮用水水质的因素较多，城市饮用水水质合格率不高。据卫生部近年对 28 个省的城市集中式供水管网末梢水浑浊度、色度、臭和味、肉眼可见物、细菌总数、总大肠菌群、游离余氯 7 项指标抽检结果，合格率 82.6%，自建供水系统末梢水合格率为 66.84%。城镇供水重点转向改善和提高水质。

农村自 20 世纪 80 年代实施联合国“给水和环境卫生十年规划”以来，农村改水工作取得了很大成绩，但总体来看农村供水能力和水质问题仍很突出。经济欠发达地区和自然条件受限制地区改水进展较慢，部分已建水厂的净化和消毒不规范，至今我国农村尚有 3.2 亿多人饮用水水质不合格，农村改水任务仍很艰巨。

随着工业废水、城乡生活污水的排放量和农药、化肥用量的不断增加，许多饮用水源受到污染，水中污染物含量严重超标。饮用水水质中感观和细菌学指标超标问题依然严重，且越来越多的化学甚至毒理学指标超标。由于水质恶化，直接饮用地表水和浅层地下水的城乡居民饮水质量和卫生状况难以保障。据调查，我国城市约 1 亿人口饮用水不能完全符合生活饮用水卫生标准，农村有 3.6 亿人饮水不安全，农村约有 1.9 亿人饮用水有害物质含量超标，易导致疾病流行，有的地方还因此暴发伤寒、副伤寒以及霍乱等肠道传染病，个别地区癌症发病率居高不下。

（三）饮用水安全存在的新挑战

1. 自来水厂常规水处理工艺受到挑战　长期以来，人们一直认为自来水是安全卫生的。但是，因为水污染自来水屡屡受到影响，使人们对自来水的安全性提出质疑。近年来许多地区自来水存在有异味等问题，给居民的日常生活造成了不便和恐慌。2006 年 7 月北京某小区居民中厨房或卫生间的自来水有浓烈的刺鼻气味，经调查发现造成自来水出现异味的原因是苯和苯乙烯严重超标。

目前自来水的处理技术依然沿用一百年前的传统工艺，即“混凝沉淀-过滤-消毒-净化”，将江河水或地下水简单加工成可饮用水。经过一百年的世纪洗礼，当代的水质现状与一百年前的水已经截然不同了，传统的水处理工艺对降低浑浊度，去除水中悬浮物有较好的净化消毒作用，但对目前以有机污染为主的微污染，则不能彻底去除有机污染物、农药、环境内分泌干扰物和藻类毒素，致使出厂水时有检出，甚至超标。

2. 消毒副产物带来新的污染　氯化消毒是我国沿用多年且仍然普遍采用的自来水消毒技术。近二十年来，人们逐渐发现在氯化消毒的同时，会产生一系列消毒副产物，其中大部分对人体健康构成潜在的威胁。

现已发现氯化消毒副产物 300 多种，其中许多氯化副产物在动物实验中证明具有致突变性和(或)致癌性，有的还有致畸形和(或)神经毒性作用。如三氯甲烷、一溴二氯甲烷、二溴一氯甲烷和三溴甲烷均对实验动物有致癌性，可引起肝、肾和肠道肿瘤。卤代乙酸类中的二氯乙酸、三氯乙酸、二溴乙酸等也能诱发小鼠肝肿瘤。三氯甲烷和二氯一溴甲烷已被世界卫生组织列在其《饮用水水质准则》中作为有致癌性的物质而确定了致癌危险性水平的限值。我国许多研究证明，氯化饮用水的有机提取物，在 Ames 试验、小鼠骨髓微核试验中均具有致突变性；有的还证实具有潜在致癌性。

不仅氯消毒会产生大量副产物，许多已用于饮用水消毒的消毒产品，如二氧化氯、臭氧、紫外等，同样也会出现不同类型的消毒副产物。如二氧化氯消毒，会产生亚氯酸盐、氯酸盐等副产物。臭氧消毒可能会产生溴酸盐、甲醛等副产物，这些副产物对健康也会产生危害。

从保护人群健康出发，在进行饮用水消毒时应尽量降低副产物的生成。其中最为重要的问题之一是水源水中是否含有与消毒剂生成消毒副产物的前体物质。如氯消毒时原水中腐殖质等大分子团有机物含量，二氧化氯消毒时有机物含量，臭氧消毒时溴化物含量等，因此对减低消毒副产物的前体物质，选择消毒剂最佳投加量等问题引起众多科学工作者的关注与研究。

3. 自来水管网污染　我国大城市的输配水主管道许多是 20 世纪五六十年代安装配备的，经过半个世纪的氧化和腐蚀，由于物理、化学、电化学、微生物等的作用，在给水管道的内壁会逐渐形成不规则的

“生长环”，且随着管龄的增长而不断增厚，使得过水断面面积减小、输水能力降低并严重污染水质，加之城市自来水管网年久失修，维护管理不力，管网渗漏高达 20%以上，甚至 40%，造成二次污染，安全堪忧。如 2006 年 1 月，北方某大城市交通主干线污水管线发生漏水事故，导致交通主干线双向交通断行，给市民的生活带来了极大的不便。

由于管网陈旧、污染等问题，事件频发，在一定程度上抹杀了自来水部门为水质所做的一切努力。中国疾病控制中心对全国 35 个城市调查表明，出厂水经管网输送到用户自来水龙头，自来水水质合格率下降 20%左右。根据某水务公司 2000 年 1 月至 2002 年 9 月 210 起用户水质投诉报告的调查表明，由于自来水管网引发的问题近 50%，约 25%由于管网流向的变化引起的管网水浊度升高，约 16%的问题因为内管质量低劣影响水质引起的红水、黑水、白浊水等，约 5%的问题是生物污染造成的，用户在水中发现红虫、蚂蟥，心理感觉非常不好，约 2%的问题是由于施工造成污水进入管网对水质造成严重影响，如某建筑公司把施工用水（抽地下室臭水）与用户管网混在一起，送到某公寓后，全部住户用水发臭，某地由于施工时污水进入给水管道，造成大片污染，一老年福利院水库蓄满污水，情况极其危险等。

4. 二次供水污染　随着城市化的发展，高层建筑迅速增加。高层建筑的供水设施与低层建筑不同，低层建筑是由自来水厂通过管道直接供水，而高层建筑供水设施则需通过二次供水设施才能获得。通常二次供水设施包括高、低位水箱、水泵、输水管道等设施。自来水首先进入低位水箱，然后通过水泵输送到高位水箱，再通过重力作用供给高层的各住户。由于管理不善，存放水时间长等，造成饮用水二次污染的情况普遍存在。二次供水水质污染的直接结果是影响用户感官，使饮用者感到恶心、呕吐、腹胀、腹泻，严重的甚至发病，危害人体健康。

全国由二次供水蓄水池污染引起的饮水污染危害健康事故屡有发生。据报道，北方某大城市在 1990—1998 年所发生的 29 起二次供水污染事件，集中发生在 7 月、8 月、9 月，占总二次污染事故的 1/2。2001 年对南方某城市 500 个水箱的抽查结果表明，水箱饮用水总合格率在90%以上;但居民自己送检的水样,合格率仅为75%;居民前来投诉的水样,100%检测不合格。

二次供水污染的原因是多方面的,既与水质本身的性质有关,又与同水接触的截面性质有关,也与外界许多条件相联系。水二次污染的实质是污染物在水中的迁移转化,这种迁移转化是一种物理、化学和生物学的综合作用过程。从目前调查的情况来看,造成二次供水污染的原因主要有:水设备内表面涂层渗出有害物质;贮水设备的设计大小不合理,使水在设备中的停留时间过长,影响饮用水水质;贮水设备的结构不合理;泄水管与下水管连接不合理,溢、泄水管与下水或雨水管线直接联通;水设备的位置选择不合适,周围环境脏、乱、差;贮水设备的配套不完善,如通气孔无防污染措施、人孔盖板密封不严密、埋地部分无防渗漏措施,溢泄水管出口无网罩等;二次供水系统管理不善,未定期进行水质检验,未按规范进行清洗、消毒,有的水池水面上还漂浮着杂质,有的水池内壁长满青苔,池底积满厚厚的淤泥,致使水质逐步恶化。

5. 突发事故引起的水污染　饮用水不同于食品,某种食物出现问题时,可以选择其他食物来食用,而水则是无法选择和替代的。社会的发展,城市化进程的加快,城市系统越来越发达,人们对城市系统的依赖程度也越来越高。城市供水是城市体系的重要组成部分,一旦遇到突发事件,就不得不进行大规模的清理行动并切断数百万民众饮用水的供应。

人民网环保频道报道,自2005年11月13日松花江水质污染事件以来,至2006年9月,我国共发生130多起与水有关的污染事故,平均每两至三天一起。2007年入夏以来,太湖、滇池、巢湖的蓝藻接连暴发,标志着中国进入了水污染密集暴发的阶段。

特别是近年,大范围的水污染事件不断在媒体上曝光,可以说件件惊心动魄。2005年11月13日由于吉林市中石油吉化公司爆炸而造成松花江硝基苯污染,导致哈尔滨市停水4天,而且还影响邻国的个别城市。2006年1月5日河南省巩义市发生柴油泄漏事故,6吨泄漏柴油经黄河支流伊洛河进入黄河,形成60千米污染带。对此,山东省政府决定从7日起在污染水体进入山东之前全部关闭了沿黄63个取水口。2012年3月初，上海黄浦江不断出现漂浮死猪，一个月内累计打捞死猪一万多头，上海市自来水厂取水口水源保护区受到威胁。

饮用水安全问题是关系到广大人民群众生活和生命健康的头等大事，要慎重对待。针对不同原因而引起的饮用水安全问题，应采取积极有效的措施进行预防和控制。加强宣传教育，大力提高全社会的饮用水安全意识，要居安思危，重在预防；与此同时，加强应急能力建设，提高应对各种饮用水突发事件的预测能力和快速反应能力。

第二节　饮用水卫生标准

一、国际饮用水标准进展

世界上最早关于水质的标准是公元前一世纪罗马工程师与建筑师 Vitrurius 根据水煮开的味道提出的。真正有意义的水质标准是美国于1914年颁布的《公共卫生署饮用水水质标准》，主要是针对水中细菌学指标提出了要求。现在，世界很多国家制定和使用的饮用水水质标准，由于各国地理位置、经济、环境、对安全性的理解、技术支持等多种因素的影响，其名称、指标选择、限值确定等多方面均有所不同。

20世纪60年代以前，各国饮水水质标准的内容主要集中于与人体健康相关的化学物质和生物因素以及感官指标。20世纪60年代以后，由于天然水体中污染成分的种类及浓度迅速增加，对化学物质的分析技术不断提高，以及医学、生物学和化学等学科对水质研究的不断深入，对水质与人体健康的关系积累了大量的数据资料，因此，水质标准出现了快速发展，指标不断增加，特别是有机污染物，同时各指标的限值也在不断地调整而且越来越严格。

WHO制定的《饮用水水质准则》，美国环境保护局(EPA)制定的《一级饮用水规程》和《二级饮用水规程》，欧洲共同体(EU)制定的《饮用水水质指令》，日本制定的《生活饮用水水质标准》，以及俄罗斯制定的《国家饮用水标准》等均属于世界发达国家高水平的饮用水标准，具有一定的权威性和代表性，并成为各国制定饮水标准时的依据和基础参照文件。

二、我国饮用水标准的发展

我国政府一向十分关心和重视饮用水卫生工作，多次发布和修改饮用水卫生标准。1956年制定的饮用水卫生标准及1959年、1976年修订的标准分别包括15项、17项、23项微生物、一般化学和感官指标，着重技术要求，均未列为强制性卫生标准。1985年卫生部组织饮水卫生专家结合国情，吸取了世界卫生组织《饮用水质量标准》和发达国家饮用水卫生标准中的先进部分，制定了《生活饮用水卫生标准》，将水质指标由23项增至35项，由卫生部以国家强制性卫生标准发布(GB 5749—1985)。该标准于1985年8月16日发布，1986年10月10日实施，共五章22条(分总则、水质标准和卫生要求、水源选择、水源卫生防护和水质检验)。

随着经济和工农业的迅速发展，化学物质对水的污染越来越引起政府和广大居民的关注，生活饮用水卫生标准更引起了有关部门的重视，为了和国际先进标准接轨，卫生部于2001年6月颁布了《生活饮用水卫生规范》，自2001年9月1日起实施。《生活饮用水卫生规范》是在《生活饮用水卫生标准》(GB 5749—1985)的基础上修改而成，该规范共包括生活饮用水水质卫生规范、生活饮用水输配水设备及防护材料卫生安全评价规范、生活饮用水化学处理剂卫生安全评价规范、生活饮用水水质处理器卫生安全与功能评价规范、生活饮用水集中式供水单位卫生规范、涉及饮用水卫生安全产品生产企业卫生规范和生活饮用水检验规范。《生活饮用水水质卫生规范》中水质指标共96项，常规检测项目34项，非常规检测项目62项，与《生活饮用水卫生标准》(GB 5749—1985)相比，增加和修改了某些指标，加强了对有机污染的监测，对人体健康危害大的指标限值更加严格。

《生活饮用水标准》(GB 5749—1985)只有35项检测项目，其中关于无机污染物的检测项目居多，涉及的有机污染物、农药较少，而且其中根本没有检测如藻毒素等微生物的指标，这与近年来我国水污染致使水中有机物大大增加的形势严重不适应。2007 年 7 月 1 日，由国家标准委和卫生部联合发布的《生活饮用水卫生标准》(GB 5749—2006)强制性国家标准和 13 项生活饮用水卫生检验国家标准。这是国家 21 年来首次对 1985 年发布的《生活饮用水卫生标准》进行修订，规定指标从原先的 35 项一下子增加到了 106 项。这项新标准提出了常规 42 项、非常规 64 项指标。与旧标准相比，其增加了 71 项，修订了 8 项；加强了对水质有机物、微生物和水质消毒等方面的要求，并基本实现了饮用水标准与国际接轨。

在《生活饮用水卫生标准》(GB 5749—2006)增加的 71 项水质指标里，微生物学指标由 2 项增至 6 项，增加了对蓝氏贾第虫、隐孢子虫等易引起腹痛等肠道疾病、一般消毒方法很难全部杀死的微生物的检测。饮用水消毒剂由 1 项增至 4 项，毒理学指标中无机化合物由 10 项增至 22 项，增加了对净化水质时产生二氯乙酸等卤代有机物质、存于水中藻类植物微囊藻毒素等的检测。有机化合物由 5 项增至 53 项，感官性状和一般理化指标由 15 项增加至 21 项。并且还对原标准 35 项指标中的 8 项进行了修订。同时，鉴于加氯消毒方式对水质安全的负面影响，《生活饮用水卫生标准》(GB 5749—2006)还在水处理工艺上重新考虑安全加氯对供水安全的影响，增加了与此相关的检测项目。《生活饮用水卫生标准》(GB 5749—2006)适用于各类集中式供水的生活饮用水，也适用于分散式供水的生活饮用水。

三、生活饮用水卫生标准的制定原则

(一) 构建和谐社会原则

饮用水是人类生存的基本需求。构建和谐社会，必须坚持以人为本，重要的是解决人的基本需求。为了达到人人享有卫生安全饮水，推进建立和谐社会进程，体现社会平等的目标，新的饮用水标准应适用于各类人群的各类生活饮用水。不应因为农村经济发展落后于城市，而降低饮水标准要求，不应将饮用水标准分为城市人使用的标准与农村饮水标准。只要生活在 960 万平方公里上的中国人饮用的水都应达到同一标准。

新的饮用水标准近一步体现以人为本思想，面向城乡居民，保障饮水安全。标准制修订必须面向城乡全体居民，城乡应采用同一标准。为了解决现阶段部分农村技术和经济条件尚难达到本标准，可采用过渡办法，即在现阶段在保证饮水安全的基础上，降低对感官性状指标及少量有安全保证的毒理指标的要求。

（二）安全性原则

生活饮用水必须保证终身饮用安全。根据 WHO 定义，所谓“终身”是按人均寿命 70 岁为基数，以每人每天 2 L 计算。所谓“安全”是指即使终身饮用不会对健康产生危害。标准所提出的水质指标限值，因饮水而患病的风险应要低于 10^{-6}（即 100 万人中仅有 1 人患病）。

首先，要保证流行病学安全，即要求生活饮用水中不得含有病原微生物，防止介水传染病的发生和传播；再者，要保证化学物质和放射性物质安全，即水中所含化学物质和放射性物质不得对人体健康产生危害，不得产生急性或慢性中毒及潜在的远期危害（致畸、致癌、致突变）；另外要保证水的感官性状良好，即饮用水感官性状和一般理化指标应为用户所接受。

饮用水感官性状和一般理化指标为用户直接感觉，在我国饮用水水质标准中这类标准均按强制标准执行。

（三）科学发展观原则

水质指标是饮用水标准的主要组成部分。确定水质指标安全限值时，要考虑对水质能造成明显不良影响的物质，这些物质对饮用水安全的影响资料齐全，特别要在国内外范围具有足够能确定限值的科学基准资料，并经水质调查或监测资料表明在我国水中含有一定浓度，且经常检出，同时国内实验室具有可行的检测方法。

（四）可行性原则

生活饮用水卫生标准要考虑符合国情，即要考虑达到饮用水水质目标的可行性，而且要根据我国现有经济和技术条件下经过努力可以达到的目标。提出过高的要求需要支付巨额资金，技术或经济条件不可能达到目标的标准只能是形同虚设。

（五）与国际组织和经济发达国家同类标准接轨原则

根据我国社会经济发展水平、检验技术能力等条件，在制定标准时可等同、修改或参照采用国际标准和国外先进标准的原则，本次制修订工作主要参考的现行国际和国外饮用水水质标准有 WHO 的《饮用水水质准则（2004）》及补充本（2006），还参考了欧盟、美国、俄罗斯和日本的饮用水标准。

（六）与其他标准协调性原则

对与《生活饮用水卫生标准》（GB 5749—2006）有关的内容现已有相应国家标准或行业标准、规范的，在该标准中只做了原则性规定，具体要求按照有关标准和规范执行。如饮用水水源水质、二次供水、涉水产品、供水单位的卫生要求与水质监测等。

四、生活饮用水卫生标准及其制定依据

（一）感官性状及一般化学指标

1. 色　饮用水的颜色可由带色有机物（主要是腐殖质）、金属或高色度的工业废水造成。水色大于 15 度时，多数人用杯子喝水时即可察觉。色度较高的地面水经净化后一般可达 15 度以下。因此饮用水色度不应超过 15 度。

2. 浑浊度　水的浑浊度在 10 度时，居民普遍反映水质浑浊。据调查源水经常规净化处理后出厂水一般均不超过 5 度，多数能达 3 度以下。降低浑浊度对除去某些有害物质、细菌、病毒，提高消毒效果，确保供水安全等方面都有积极作用。标准规定浑浊度的限值为 1 度。

3. 臭和味　水中臭味主要是由水中化学污染物和藻类代谢产物引起的。臭味是人们评价饮用水质量最早的参数之一，属于感官性能指标。臭味是人们对饮用水的安全性最为直接的参数，带有异臭和异味的饮用水使饮用者对水质产生不信任感和厌恶感。出现异常臭味可能是水质污染信号。标准规定饮用水不得有异臭或异味。

4. 肉眼可见物　指饮用水不应含有沉淀物及肉眼可见的水生生物和令人厌恶的物质。

5. pH 值　pH 值在 6.5 时并不影响饮用和健康。但 pH 过低可腐蚀管道影响水质，过高又可析出溶解性盐类并降低消毒效果。根据供水实际情况，其上限很少超过 8.5。标准规定饮用水的 pH 值为 6.5～8.5。

6. 总硬度　饮用硬度高的水可引起胃肠功能暂时性紊乱。据国内报道饮用总硬度为 707～935 mg/L(以碳酸钙计)的水，次日就可出现腹胀、腹泻和腹痛等症状。此外，硬水易形成水垢，对日常生活有影响。但是人们对不超过425 mg/L的水反应不大。近年来国内外均有报道饮用低硬度的水可能与某些心血管疾病有关。标准规定硬度不超过 450 mg/L。

7. 铝　20 世纪 70 年代曾有研究提出铝可能与早老性痴呆的脑损害有关。以后在某些生态流行病学研究中也显示出早老性痴呆可能与饮水中铝有关。但根据现有毒理学和流行病学研究尚未确定二者因果关系。因此无法推导出铝的影响健康限量值。我国《生活饮用水卫生标准》(GB 5749—1985)未订此项目。但考虑到水净化处理中常使用铝化合物作为混凝剂，且铝可以影响水的感官性状，在 1994 年修订标准中将该项目作为拟增项目，在 2001 年的《生活饮用水卫生规范》中，正式将其列为常规检验项目。标准规定饮用水中铝不超过 0.2 mg/L。

8. 铁　铁含量在 0.3～0.5 mg/L 时无任何异味；1 mg/L 时有明显金属味；0.5 mg/L 时色度可大于 30 度。为防止衣服器皿着色及产生沉淀，标准规定饮用水中铁不超过0.3 mg/L。

9. 锰　有微量锰时水呈黄褐色，水锰超过 0.15 mg/L 时能使衣服及白色瓷器等产生色斑。标准规定饮水中锰含量不超过 0.1 mg/L。

10. 铜　水中含铜 1.5 mg/L 时即有明显的金属味，超过 1.0 mg/L 时可使衣服及白瓷器染成绿色。标准规定含铜量不超过1.0 mg/L。

11. 锌　含锌 10 mg/L 时水呈现浑浊，5 mg/L 时有金属涩味。我国各地水中含锌量一般很低。标准规定饮用水中含锌量不超过 1.0 mg/L。

12. 挥发酚类　酚类化合物具有恶臭，在加氯消毒时能形成臭味更强的氯酚，且其嗅觉阈浓度较低，苯酚为0.005 mg/L，对位甲酚为0.002 mg/L，邻位和间位甲酚均为0.001 mg/L。标准规定饮用水中挥发酚（以苯酚计）不超过0.002 mg/L。

13. 阴离子合成洗涤剂　目前国产合成洗涤剂以阴离子型的烷基苯磺酸盐为主。动物实验表明其毒性极低，人体摄食少量未见有害影响。但当水中浓度超过0.5 mg/L能使水产生泡沫和异味。标准规定其浓度不超过0.3 mg/L。

14. 硫酸盐　浓度超过750 mg/L时有轻泻作用，300～400 mg/L时多数人感觉水有味。标准规定饮水中硫酸盐（以硫酸根计）含量不超过250 mg/L。

15. 氯化物　氯过高对配水系统有腐蚀作用。氯化钠、钾或钙盐的味阈不同，以氯化物计为200～300 mg/L。根据其味觉阈，标准规定饮水中氯化物不超过250 mg/L。

16. 溶解性总固体　水中溶解性固体主要包括无机物，主要成分为钙、镁、钠的重碳酸盐、氯化物和碳酸盐。高于1 200 mg/L时可产生苦咸味。标准规定饮水中溶解性固体的含量不超过1 000 mg/L。

17. 耗氧量　耗氧量代表水中可被氧化的有机物和还原性无机物的总量，为生物性有机污染物的主要化学指标之一。饮用水中耗氧量高说明有机物量较多，经加氯消毒后产生的有害副产物亦增多，使水的致突活性增强，对人体健康有长远的影响。结合我国国情，标准规定生活饮用水中耗氧量不得超过3 mg/L。考虑到有些城市水源受污染较严重或水源受到限制等情况，标准中留有余地，规定特殊情况下不超过5 mg/L。

（二）毒理学指标

1. 砷　水中含砷1.0～2.5 mg/L时，可引起慢性砷中毒。含砷在0.12 mg/L以上，饮水10年后可出现慢性砷中毒或疑似病例，且发砷含量增高。饮用含砷量为0.027～0.081 mg/L的居民其发砷量与对照人群相比无明显差异。标准规定饮用水含砷量不得超过0.01 mg/L。

2. 镉　大鼠饮用含镉为0.1～10 mg/L的水，肾、肝中镉含量均可增加。我国各地饮水镉的平均浓度几乎低于0.01 mg/L。1972 年世界粮农组织、食品添加剂专家委员会确定从食物、水和空气中摄取镉的总量每周不得超过 0.4～0.5 mg。标准规定生活饮用水中含镉量不得超过0.005 mg/L。

3. 铬　六价铬比三价铬毒性大。动物实验表明：大鼠饮用含铬浓度为 0.45～25 mg/L 的水一年，未出现毒性反应，但饮用高于 5 mg/L 水时，组织中铬含量明显增加。考虑饮水铬一般均较低，标准规定饮水中六价铬不得超过0.05 mg/L。

4. 氰化物　使水呈杏仁味，其味觉阈为 0.1 mg/L。动物实验表明，氰化钾为 0.025 mg/kg 时大鼠的过氧化氢酶活性增高，条件反射活动有变化；0.005 mg/kg 时无异常变化发生，此剂量相当于 1 mg/L。考虑到氰化物毒性很强，应有一定安全系数，标准规定饮水中氰化物含量不得超过0.05 mg/L。

5. 氟化物　水中氟化物在 0.5～1.0 mg/L 时氟斑牙的患病率为 10%～30%，多数为轻度斑釉；1.0～1.5 mg/L 时，多数地区氟斑牙患病率已高达 45%以上，且中、重度患者明显增多。而在 0.5 mg/L 以下地区，居民龋齿患病率高达 50%～60%，但在 0.5～1.0 mg/L 的地区，仅为 30%～40%。综合考虑氟在 1 mg/L 时对牙齿的轻度影响和防龋作用，以及高氟地区除氟在经济技术上的可行性，标准规定饮用水中氟化物含量不应超过 1.0 mg/L。

6. 铅　1972 年世界粮农组织和世界卫生组织专家委员会确定每人每周摄入铅的总耐受量为 3 mg。胎儿和婴幼儿对环境铅较一般人群敏感。研究证实，饮用水中铅含量为 0.1 mg/L 时，儿童血铅超过上限值 30 μg/100 ml。调查发现，管网末梢水含铅量一般低于 0.05 mg/L。标准规定生活饮用水中含铅量不得超过 0.01 mg/L。

7. 汞　汞为剧毒物质，可致急、慢性中毒。动物实验表明无机汞的剂量为 0.05 mg/kg 时，染毒 4 个月后，小鼠条件反射有明显改变，血中网织红细胞和胆色素增加；剂量为 0.005 mg/kg 时上述变化轻微；而剂量为 0.000 5 mg/kg 时则无异常发现。据报道有机汞的最小作用剂量为 0.25～0.3 mg/人・日。但饮水中的汞主要为无机汞。

国内调查饮水汞浓度几乎均低于 0.001 mg/L。标准规定饮用水中汞含量不得超过 0.001 mg/L。

8. 硝酸盐　国外报道硝酸盐氮低于 10 mg/L 时未发现变性血红蛋白血症病例,高于 10 mg/L 时偶有病例发生,故一些国家规定饮用水中硝酸盐氮含量不超过 10 mg/L。但国内调查表明饮用水中硝酸盐氮含量在 14～25.5 mg/L 时,20 年来未发现婴幼儿患高铁血红蛋白血症;10～30 mg/L 时 1 岁以内婴儿血液中变性血红蛋白含量与对照组相比无明显差异,而大于 30 mg/L 时则有明显差异。标准规定硝酸盐氮不得超过 10 mg/L(地下水源限制为 20 mg/L)。

9. 硒　动物实验表明人和动物摄入过量硒均可发生中毒,大鼠在 68 天内每周摄入硒的总量为 1.5 mg/kg 时,动物的白细胞数和血清谷丙转氨酶活力等指标虽与对照组相比无显著差异,但肝中硒含量比对照高,表示有硒蓄积。根据硒的毒性,并考虑到从食物中可能摄入的硒量,标准规定饮水硒不得超过 0.01 mg/L。

10. 四氯化碳　四氯化碳具有多种毒理学效应,动物实验表明,它可诱发小鼠肝细胞癌。标准规定饮水中的四氯化碳含量不得超过 0.002 mg/L。

11. 氯仿　源水中含有有机前体物时,加氯消毒可形成三卤甲烷类物质,其中氯仿的含量最高。据报道氯仿可引发小鼠肝癌及雄性大鼠肾肿瘤。WHO《饮用水水质准则》中推荐氯仿在饮用水中的限量值为 0.03 mg/L。考虑到我国的具体情况,标准规定饮水中的氯仿含量不得超过0.06 mg/L。

12. 其他　溴酸盐(使用臭氧时)规定为 0.01 mg/L,甲醛(使用臭氧时)规定为 0.9 mg/L,亚氯酸盐(使用二氧化氯消毒时)规定为 0.7 mg/L,氯酸盐(使用复合二氧化氯消毒时)规定为 0.7 mg/L。

(三) 细菌学指标及消毒剂常规指标

1. 细菌总数　是评价水质清洁度和考核净化效果的指标。《生活饮用水卫生标准》(GB 5749—1985)规定细菌总数不得超过 100 个/ml,1994 年将其限值修订为 100 CFU/ml(CFU 为菌落形成单位),目前仍沿用该限值。细菌总数增多说明水受到微生物污染,但不能识别其来源，必须结合大肠菌群指标来判断污染来源及安全程度。

2. 总大肠菌群　系指一群在 37 ℃培养 24 h 和 48 h 后，能发酵乳糖并产酸产气的革兰氏阴性无芽孢杆菌。总大肠菌群不只来自人和温血动物粪便，也还能来自植物和土壤，是评价饮用水水质的重要指标。标准规定每 100 ml 水样中不得检出总大肠菌群。

3. 耐热大肠菌群、大肠埃希氏菌　标准规定耐热大肠菌群、大肠埃希氏菌不得检出。

4. 游离性余氯　是指用氯消毒时，加氯接触一定时间后，水中所剩余的氯量。实验证明接触时间达 30 min，游离性余氯在 0.3 mg/L 以上时，对肠道致病菌（如伤寒杆菌、痢疾杆菌等）、钩端螺旋体、布氏杆菌等均有杀灭作用。游离性余氯的嗅觉和味觉阈为 0.2～0.5 mg/L，慢性毒性域剂量为 2.5 mg/L。标准规定用氯消毒时接触 30 min，游离性余氯不低于 0.3 mg/L。管网内出现二次污染时，余氯易被耗尽，故末梢水中游离性余氯可作为预示有无再次污染的信号。标准规定管网末梢水中游离性余氯不应低于 0.05 mg/L。

肠道病毒对氯消毒的耐受力较肠道病原菌强。若游离性余氯在 0.5 mg/L 以上，接触 30～60 min 时，可使肠道病毒灭活。因此在怀疑水源受肠道病毒污染时，应加大氯消毒剂量和接触时间，以保证饮水安全，防止肠道病毒的介水传播。

5. 一氯胺（总氯）　规定与水接触时间不低于 12 min，出厂水中余量不低于 0.5 mg/L，管网末梢水中余量不低于 0.05 mg/L。

6. 臭氧　规定与水接触时间不低于 12 min，管网末梢水中余量不低于 0.02 mg/L（如加氯，总氯不低于 0.05 mg/L）。

7. 二氧化氯　规定与水接触时间不低于 30 min，出厂水中余量不低于 0.1 mg/L，管网末梢水中余量不低于0.02 mg/L。

（四）放射性指标

正常情况下，生活饮用水中放射性浓度很低，据国内调查地面水的总 α 放射性为 0.001～0.01 Bq/L；总 β 放射性为 0～0.26 Bq/L。地下水的总 α 放射性一般为 0.04～0.4 Bq/L，最高可达 2.2 Bq/L；总 β 放射性为 0.19～1.0 Bq/L，最高可达 2.9 Bq/L。标准规定总 α 放射性不超过 0.5 Bq/L、总 β 放射性不超过 1 Bq/L。若超过上述规定值时，应组织有关专家进行核素分析和评价，以作出该水能否饮用的判断。

（五）非常规指标及限值

非常规指标有 64 项，具体项目及限值可查看《生活饮用水卫生标准》(GB 5749—2006)。

第三节　集中式供水和二次供水

一、集中式供水卫生

集中式给水是指由水源集中取水，经统一净化处理和消毒后，通过输水管送到用户的供水方式。其供水方式有两种，即城建部门建设的各级自来水厂和由各单位自建的集中式供水方式。它的优点是：有利于水源的选择和防护；易于采取改善水质的措施，保证水质良好；用水方便；便于卫生监督和管理，但水质一旦被污染，其危害面亦广。

（一）水源的卫生防护与取水

1. 水源选择的原则　选择水源时，必须综合考虑以下原则：

(1) 水量充足：选择水源时，水源的水量，应能满足城镇或居民点的总用水量，并考虑到近期和远期的发展。天然水源的水量，可通过水文学和水文地质学的调查勘察来了解；选用地表水时，一般要求 95%保证率的枯水流量大于总用水量。

(2) 水质良好：水源水质应符合下列要求：

①只经过加氯消毒即供作生活饮用的水源水，每 100 ml 水样中总大肠菌群 MPN(the most possible number)值不应超过 200；经过净化处理及加氯消毒后供生活饮用的水源水，每 100 ml 水样中总大肠菌群 MPN 值不应超过 2 000。

②水源水的感官性状和一般化学指标经处理后，应符合生活饮用水卫生标准的要求。

③水源水的毒理学指标和放射性指标，必须符合生活饮用水水质

标准的要求。

④当水源水中含有害化学物质时，其浓度不应超过所规定的最高容许浓度。

⑤水源水中耗氧量不应超过 4 mg/L；五日生化需氧量不应超过 3 mg/L。

⑥饮水型氟中毒流行区应选用含氟化物量适宜的水源。当无合适的水源而不得不采用高氟化物的水源时，应采取除氟措施，降低饮用水中氟化物的含量。

⑦当水源水碘化物含量低于 10 μg/L 时，应根据具体情况，采取补碘措施。

(3) 便于防护：目的在于保证水源水质不致因污染而恶化。为此，有条件时宜优先选用地下水。采用地表水作水源时，应结合城市发展规划，将取水点设在城镇和工矿企业的上游。

(4) 技术经济合理：选择水源时，在分析比较各个水源的水量、水质后，可进一步结合水源水质和取水、净化、输水等具体条件，考虑基本建设投资费用最小的方案。

2. 水源卫生防护　为了保护水源，取水点周围应设置保护区。生活饮用水水源保护区由环保、卫生、公安、城建、水利、地矿等部门共同划定，报当地人民政府批准公布，供水单位应在防护地带设置固定的告示牌，落实相应的水源保护工作。

(1) 地表水水源卫生防护：地表水水源卫生防护必须遵守下列规定：

①取水点周围半径 100 m 的水域内，严禁捕捞、网箱养殖、停靠船只、游泳和从事其他可能污染水源的任何活动。

②取水点上游 1 000 m 至下游 100 m 的水域不得排入工业废水和生活污水；其沿岸防护范围内不得堆放废渣，不得设立有毒、有害化学物品仓库、堆栈，不得设装卸垃圾、粪便和有毒有害化学物品的码头，不得使用工业废水或生活污水灌溉及施用难降解或剧毒的农药，不得排放有毒气体、放射性物质，不得从事放牧等有可能污染该水域水质的活动。

③以河流为给水水源的集中式供水，由供水单位及其主管部门会同卫生、环保、水利等部门，根据实际需要，可把取水点上游 1 000 m 以外的一定范围河段划为水源保护区，严格控制上游污染物排放量。

④受潮汐影响的河流，其生活饮用水取水点上游及其沿岸的水源保护区范围应相应扩大，其范围由供水单位及其主管部门会同卫生、环保、水利等部门研究确定。

⑤作为生活饮用水水源的水库和湖泊，应根据不同情况，将取水点周围部分水域或整个水域及其沿岸划为水源保护区，并按①、②项的规定执行。

⑥对生活饮用水水源的输水明渠、暗渠，应重点保护，严防污染和水量流失。

(2) 地下水水源卫生防护必须遵守下列规定：

①生活饮用水地下水水源保护区、构筑物的防护范围及影响半径的范围，应根据生活饮用水水源地所处的地理位置、水文地质条件、供水的数量、开采方式和污染源的分布，由供水单位及其主管部门会同卫生、环保及规划设计、水文地质部门研究确定。

②在单井或井群的影响半径范围内，不得使用工业废水或生活污水灌溉和施用难降解或剧毒的农药，不得修建渗水厕所、渗水坑，不得堆放废渣或铺设污水渠道，并不得从事破坏深层土层的活动。

③工业废水和生活污水严禁排入渗坑或渗井。

④人工回灌的水质应符合生活饮用水水质要求。

3. 取水点和取水设备

(1) 地表水的取水点和取水设备：取水点的位置位于城镇和工业企业的上游，避开生活污水和工业废水排出的污染影响，取水点的最低水深应有2.5～3 m。取水设备主要类型有：岸边式，适用于基础坚实和河岸较陡的河流；河床式，适用于河岸较平坦，河内水质较差的地点；缆车式，适用于水位涨落幅度大，河岸有适宜坡度，河床较稳定的地点。

(2) 地下水的取水点和取水设备：地下水埋藏愈深，含水层上面覆盖的不透水层愈厚，给养区愈远，在卫生上愈宜作取水点。当深层地下水的覆盖层为裂隙地层，或以浅层地下水为水源时，取水点应设在污染上游。在不影响水量、水质的前提下，应考虑技术上方便的地点。取水设备主要类型有：管井，又名机井或钻孔井，可采取各层地下水，应用甚广；大口井，适用于地下水埋藏较浅、含水层薄和不宜打管井的地点。

（二）饮用水的常规处理技术

生活饮用水的水源水，不论取自何处，都不同程度地含有各种各样的杂质，水质不经净化和消毒处理往往达不到生活饮用水卫生标准的要求，因此要用物理、化学和物理化学的方法改善水源水质的感官性状和细菌学指标，使之达到生活饮用水卫生标准的要求。生活饮用水的净化处理有常规净化、深度净化、特殊净化三种。常规净化工艺过程包括混凝沉淀（或澄清）—过滤—消毒。目的是除去原水中的悬浮物质、胶体物质和细菌等。地下水若水质好，可直接进行消毒。若原水中含铁、锰、氟等，则需特殊处理。为了发展优质饮用水，有些地区或城市对常规水厂的水质进行深度净化处理。

1. 混凝沉淀　天然水中的细小颗粒，特别是胶体微粒，难以自然沉淀，是水混浊的主要根源。因此需加混凝剂进行混凝沉淀，才能加以去除，此过程称为混凝沉淀。

（1）混凝原理：关于混凝原理，目前尚未完全清楚，基本原理包括压缩双电层作用、电性中和作用、吸附架桥作用。

（2）混凝剂的种类和特性：用化学物质来澄清浑水称为混凝。所加入的物质称为混凝剂。有些混凝剂本身在澄清浑水中只起辅助作用，称为助凝剂。

常用的混凝剂有金属盐类和高分子化合物两类。前者如铝盐和铁盐等，后者如聚合氯化铝和聚丙烯酰胺等。

铝盐是最常用的混凝剂，其中有明矾、硫酸铝、铝酸钠和三氯化铝等。铝盐易溶于水，在水处理中投入的浓度大致为 $10^{-3}\sim10^{-5}$ mol/L。其优点是腐蚀性小，使用方便，混凝效果好，对水质无不良影响；缺点是水温低时，絮状体形成慢且松散，效果不如铁盐。

铁盐也是最常用的混凝剂，如三氯化铁。三氯化铁是具有金属光泽的黑褐色结晶，易溶于水，含杂质少。它的优点是适应的 pH 范围较广(5～9)，絮状体大而紧密；对低温、低浊水的效果较铝盐好。其缺点是腐蚀性强，易潮湿，水处理后含铁量高。

聚合氯化铝的优点是对低浊度水、高浊度水、严重污染的水和各种工业废水都有良好的混凝效果；用量比硫酸铝少；适用的 pH 范围较宽(5～9)；凝聚速度非常快，凝聚颗粒大，沉淀速度快，过滤效果好；腐蚀性小，成本较低，但质量不易保证。

聚丙烯酰胺是一种非离子型线型高分子聚合物，具有吸附架桥作用。加碱水解，可形成阴离子型聚合物。这种水解产物因分子内同性电荷相斥，使聚合物链条保持伸展状态，较未水解前更有利于吸附架桥。其优点是对低浊和高浊水效果均好；缺点是价格昂贵，产品中常含有微量未聚合的单体，其毒性高。

有些混凝剂本身在澄清浑水中只起辅助作用，称为助凝剂或助沉剂。助凝剂的作用，一是调节或改善混凝条件，如原水碱度不足，可加石灰，用氯将亚铁氧化成高铁；二是改善絮状体结构，如铝盐产生的絮状体细小而松散时，可用聚丙烯酰胺或活性硅酸等助凝。

(3) 影响混凝效果的因素：主要有水中微粒的性质和含量、水温、水的 pH 和碱度、水中有机物和溶解盐含量、混凝剂的种类和用量、混凝剂的投加方法、搅拌强度和反应时间等。

(4) 混凝设备：混凝剂投加设备包括计量设备、药物提升设备、投药箱、必要的水封箱及注入设备等。投药方式有泵前投加、水射器投加、高位溶液池重力投加、泵投加。反应设备作用是使凝聚颗粒形成肉眼可见的絮状体。为此，要求水流有适当的流速和紊流，以利于颗粒物的相互碰撞，并防止絮凝体过早沉淀。反应设备有水力搅拌和机械搅拌两类。

(5) 沉淀设备：其作用是去除反应后的絮凝体，要求出水浊度小于 10 度，有平流式沉淀池、斜板与斜管沉淀池。

(6) 澄清：澄清池的特点一是利用积聚的泥渣与水中脱稳颗粒相互接触、吸附，因而充分利用了泥渣的絮凝活性；二是将混合、反应及泥水分离等过程放在同一池内完成。澄清池的类型很多，大体可分为泥渣循环型和泥渣悬浮型两类。

2. 过滤　过滤是指浑水通过石英砂等滤料层以截留水中悬浮杂质和微生物等的净水过程。滤池通常设在沉淀池或澄清池之后。通过过滤：一是使滤后水的浊度达到生活饮用水水质标准的要求；二是去除水中大部分病原体，如致病菌、病毒以及寄生原虫和蠕虫等，特别是阿米巴包囊和隐孢子虫卵囊，它们对消毒剂的抵抗力很强，主要靠过滤去除；三是水经过滤后，残留的微生物失去了悬浮物的保护作用，为滤后消毒创造了条件。因此，在以地表水为水源的饮用水净化中，有时可省去沉淀或澄清，但过滤是不可缺少的。

(1) 过滤的净水原理

①筛除作用：水通过滤料时，比滤层孔隙大的颗粒被截留；随着过滤的进行，被截留的颗粒增多，滤层孔隙越来越小，较小的颗粒也被截留。

②接触凝聚作用：水在滤层孔隙内的流动，一般呈层流状态，而层流产生的速度梯度会使细小絮状体和脱稳颗粒不断旋转，并跨越流线向滤料表面运动，当它们接近滤料颗粒表面时，就会产生接触吸附。当滤料吸附絮状体后，其接触凝聚作用会进一步加强。

(2) 滤池的类型和工作周期：滤池的型式很多，常用有慢滤池、普通快滤池、双层和三层滤料滤池、接触双层滤料滤池、虹吸滤池、无阀滤池、移动冲洗罩滤池和压力滤池等，滤池工作可分为成熟期、过滤期、清洗期。

应用最广的滤料是石英砂，常用的还有无烟煤、木炭、活性炭、磁铁砂、锰砂、金钢石和石榴石等颗粒。在轻质滤料中，也有用聚苯乙烯、聚氯乙烯的颗粒。滤料应无毒，化学性能稳定，长期浸泡不应溶解出任何有毒有害物质，也不应与水中任何化学物质反应而产生有毒物质；不能被微生物利用和分解；有良好的机械强度，不易磨损和碎裂；滤料颗粒粒度较均匀，有一定的级配和适当的孔隙率。

(3) 影响过滤效果的因素：主要影响因素有滤层厚度和粒径、滤速、进水水质和滤池类型。

3. 消毒　消毒是指杀灭外环境中病原微生物的方法，目的是切断传染病的传播途径，预防传染病的发生和流行。为杜绝介水传染病的发生和流行，保证人体健康，生活饮用水必须经过消毒处理方可供饮用。目前我国用于饮用水消毒的方法主要有氯化消毒、二氧化氯消毒、紫外线消毒和臭氧消毒。

(1) 氯化消毒：氯化消毒是化学药剂消毒饮用水中一种最普及和最有效的方法。供饮用水消毒的氯制剂主要有液氯、漂白粉($Ca(OCl)Cl$)、漂白粉精($Ca(OCl)_2$)和有机氯制剂等。含氯化合物中氯具有杀菌能力的有效成分称为有效氯，含氯化合物分子团中氯的价数大于－1者均为有效氯。漂白粉含有效氯约28%～33%；漂白粉精含有效氯60%～70%；优氯净含有效氯约60%～64%。

氯化消毒的基本原理：氯溶于水后通过化学反应生成次氯酸，漂白粉和漂白粉精在水中均能水解成次氯酸。由于次氯酸体积小，电荷中性，易于穿过细胞壁；同时，它又是一种强氧化剂，能损害细胞膜，使蛋白质、RNA和DNA等物质释出，并影响多种酶系统(主要是磷酸葡萄糖脱氢酶的巯基被氧化破坏)，从而使细菌死亡。氯对病毒的作用，在于对核酸的致死性损害。病毒缺乏一系列代谢酶，对氯的抵抗力较细菌强，氯较易破坏－SH键，而较难使蛋白质变性。氯与水中存在的一定量氨氮可发生可逆反应，形成一氯胺(NH_2Cl)和二氯胺($NHCl_2$)。氯胺是弱氧化剂，杀菌作用不如次氯酸强，需要较高浓度和较长接触时间。

影响消毒效果的因素主要有：

①加氯量和接触时间：用氯及含氯化合物消毒饮用水时，氯不仅与水中细菌作用，还要氧化水中的有机物和还原性无机物，其需要的氯的总量为“需氯量”。为保证消毒效果，加氯量必须超过水的需氯量，使在氧化和杀菌后还能剩余一些有效氯，称为“余氯”。余氯有两种，一为游离性余氯，另一种为化合性余氯。一般要求氯加入水中后，接触30 min，有0.3～0.5 mg/L的游离性余氯，而对化合性余氯则要求接触1～2 h后有1～2 mg/L余氯。

②水的pH值：次氯酸是弱电解质，在水中离解。其离解程度与水温和pH值有关。当pH值<5.0时，HOCl呈100%形式存在于水

中，随着 pH 值的增高，次氯酸逐渐减少。pH 值在 6.0 时，HOCl 在 95%以上；pH 值>7.0 时，次氯酸含量急剧减少。因此，消毒时应注意控制水的 pH 值不宜太高。

用漂白粉消毒时，可同时产生 $Ca(OH)_2$，可使 pH 值升高，影响消毒效果。故当漂白粉因保存不当或放置过久而使有效氯含量降低时，会影响消毒效果。

对氯胺而言，当 pH>7 时，一氯胺的生成量较多；pH=7.0 时，一氯胺和二氯胺基本相等；pH<6.5 时，主要生成二氯胺；三氯胺只有当 pH<4.4 时才存在。二氯胺的杀菌效果较一氯胺高，三氯胺几乎无杀菌作用。但二氯胺很臭，故消毒时以一氯胺为好。

③水温：水温高，杀菌效果好。水温每提高 10 ℃，病菌杀灭率约提高 2～3 倍。

④水的浑浊度：用氯消毒时，必须使次氯酸直接与水中细菌接触，方能达到杀菌效果。如水的浑浊度很高，悬浮物质较多，细菌多附着在这些悬浮颗粒上，则氯的作用达不到细菌本身，使杀菌效果降低。

⑤水中微生物的种类和数量：不同微生物对氯的耐受性不同，一般来说，大肠杆菌抵抗力较低，病毒次之，原虫包囊抵抗力最强。水中微生物的数量过多，则消毒后水质较难达到卫生标准的要求。

氯消毒方法主要有以下几种：

①普通氯化消毒法：当水的浊度低，有机物污染轻、基本上无氨(<0.3 mg/L)无酚(酚与氯形成有臭味的氯酚)时，加入少量氯即可达到消毒目的的一种消毒法。此时产生的主要是游离性余氯，所需接触时间短，效果可靠。原水为地表水时，往往会含有三卤甲烷等氯化副产物，使水具有致突变性。

②氯胺消毒法：加氯量控制在 C 点前，在水中加入氨(液氨、硫酸氨或氯化胺)，则加氯后生成一氯胺和二氯胺。氨与氯的比例应通过试验确定，一般为(1∶3)～(1∶6)。本法的优点是：三卤甲烷类物质的形成明显减少；如先加氨后加氯，则可防止氯酚臭，化合性余氯较稳定，在管网中可维持较长时间，使管网末梢余氯达到保证。缺点是：氯胺的消毒作用不如次氯酸强，接触时间长，费用较贵；需加氨而操作复

杂；对病毒的杀灭效果较差。

③折点氯消毒法：加氯量超过折点（D点），在水中形成适量的游离性余氯。其优点是：消毒效果可靠；能明显降低锰、铁、酚和有机物含量；并具有降低臭味和色度的作用。缺点是：耗氯多，且能产生较多的氯化副产物；需事先求出折点加氯量，比较麻烦，有时水样折点不明显。

④过量氯消毒法：当水源受有机物污染严重时，或在野外工作、行军等条件下，需在短时间内达到消毒效果时，可加过量氯于水中，使余氯达1～5 mg/L。消毒后的水用亚硫酸钠、亚硫酸氢钠、硫代硫酸钠或活性炭脱氯。

加氯地点和加氯设备：在水的净化处理流程中，加氯地点可选择在①滤前加氯，即在混凝沉淀前加氯，其主要目的在于改良混凝沉淀和防止藻类生长，但易生成大量氯化副产物；②滤后加氯，其目的是杀灭水中病原微生物，它是最常用的消毒方法；③中途加氯，在输水管线较长时，在管网中途的加压泵站或贮水池泵站的补充加氯，此法既可保证末梢水余氯量，又不使水厂附近的管网水含余氯过高。

大型水厂一般均采用液氯消毒。氯的投加设备种类很多，常用的有：真空加氯机。上部为一玻璃罩，浸于水盘中，罩内压力较大气压低，液氯钢瓶内的氯经减压气化后吸入玻璃罩内，由另一管孔通往水射器，与压力水混合后送至加氯点；转子加氯机。其钢瓶内氯气先进入旋风分离器除去铁锈、油污后，再经弹簧膜阀、控制阀到转子流量计和中转玻璃罩，在水射器抽吸下，氯与压力水溶解、混合，氯浓度大于1%，经加氯管道送往加氯点。小水厂可用漂白粉消毒。所用漂白粉其有效氯应达到25%。

（2）二氧化氯消毒：二氧化氯在常温下为橙黄色气体，有很强的刺激性，易溶于水，但不与水起化学反应，在水中极易挥发，故需在临用时配制。当空气中二氧化氯浓度大于10%或水中浓度大于30%时，都具有爆炸性。

二氧化氯是极为有效的饮水消毒剂，对细菌、病毒及真菌孢子的杀灭能力均很强。对微生物的杀灭原理是：二氧化氯对细胞壁有较好的吸附性和渗透性，可有效地氧化细胞内含硫基的酶；可与半胱氨酸、色氨酸和游离脂肪酸反应，快速控制蛋白质的合成，使膜的渗透性增高；并能改变病毒衣壳，导致病毒死亡。二氧化氯对于水中残存有机物的氧化比氯气优越，经氧化的有机物多降解为含氧基团（羧酸）为主的产物，无氯代产物出现。二氧化氯的强氧化性还可将致癌物 BaP 氧化成无致癌性的醌式结构。

二氧化氯在水中的消毒有其独特的优点：可减少水中三卤甲烷等氯化副产物的形成；当水中含氨时不与氨反应，其氧化和消毒作用不受影响；能杀灭水中的病原微生物；消毒作用不受水质酸碱度的影响；消毒后水中余氯稳定持久，防止再污染的能力强；可除去水中的色和味，不与酚形成氯酚臭；对铁、锰的除去效果较氯强；二氧化氯的水溶液可以安全生产和使用。其缺点是：二氧化氯具有爆炸性，故必须在现场制备，立即使用；制备含氯低的二氧化氯较复杂，其成本较其他消毒方法高；二氧化氯的歧化产物对动物可引起溶血性贫血和变性血红蛋白症等中毒反应。

(3) 臭氧消毒：臭氧是极强的氧化剂，在水中的溶解度比氧大 13 倍。臭氧极不稳定，需在临用时制备，并立即通入水中。

臭氧加入水后即放出新生态氧，新生态氧具有很大的氧化能力，可氧化细菌的细胞膜而使其渗透性增加，细胞内容物漏出，也可影响病毒的衣壳蛋白，导致病毒死亡。因此，臭氧对细菌和病毒的杀灭作用均很强。臭氧用于饮水消毒的投加量一般不大于 1 mg/L，要求接触 10～15 min，剩余臭氧为 0.4 mg/L。

臭氧消毒的优点是：消毒效果较二氧化氯和氯气好；用量少；接触时间短；pH 在 6～8.5 内均有效；不影响水的感官性状，同时还有除臭、色、铁、锰、酚等多种作用；不产生三卤甲烷；用于前处理时尚能促进絮凝和澄清，降低混凝剂用量。缺点是：投资大，费用较氯化消毒高；水中臭氧不稳定，控制和检测臭氧需一定的技术；消毒后对管道有腐蚀作用，故出厂水无剩余臭氧，因此需要第二消毒剂；与铁、锰、有机物等反应，可产生微絮凝，使水的浊度提高。

(4) 紫外线消毒：波长 200～295 nm 的紫外线具有杀菌作用，其中以波长 254 nm 的紫外线杀菌作用最强。紫外线对病原微生物杀灭作用的原理是：当微生物被照射时，紫外线可透入微生物体内作用于核酸、原浆蛋白与酶，使其发生化学变化而造成微生物死亡。紫外线用于消毒的设备有两种，即浸入式和水面式，浸入式消毒效率较高。不管何种形式，消毒时要求原水色度和浊度要低，水深最好不要超过 12 cm。

紫外线消毒的优点是接触时间短、杀菌效率高；缺点是消毒后无持续杀菌作用，价格贵。

4. 配水管网的卫生要求　给水管网中，配水到用户的干管和支管，称为配水管。配水管分布在城镇给水区域，纵横交错，形成网状，称为配水管网。配水管网的布置可分成树枝状管网和环状管网。树枝状管网投资较省，但由于末梢水的停滞，管内有沉淀物积聚的可能，消毒不够彻底时，水中细菌可再繁殖，造成水质恶化；同时，管网中某一部分必须检修时，该处以下的供水地区都将停水。环状管网是将管线连成环状，相互衔接，管网内水经常流动，水压较均匀，水质较好；任何一处管道检修时，都可由另一管道供水，无需停水，但投资较大。

配水管材料种类很多。目前的管材有：钢管、铸铁管、钢筋混凝土管和塑料管。正确地选择管材非常重要。选材时应从经济的合理性和技术上的可靠性两方面考虑。管材应有足够的强度，能够承受设计所需的内外压力和机械作用力而不会出现爆裂现象；管材应有稳定的化学性能，防腐蚀性强，保证供水水质不被污染和维持一定的管道使用年限；管材还应运输安装方便，价格合理。对使用的塑料管材应通过卫生部门的“产品安全性鉴定”。

管道的埋设应避免穿过垃圾和毒物污染区，否则应加防护措施。给水管道与污水管道交叉时，给水管道应埋设在污水管道的上面，垂直净距不得小于 0.4 m，如污水管道必须在给水管道上面通过时，给水管应加套管，其长度距交叉点每侧 3～5 m。如给水管与污水管平行铺设时，垂直间距应有 0.5 m，水平间距不小于 1.5～3 m。给水管埋设深度应在当地冻结线以下，以防冻结。企事业单位自备的供水系统，不得与城镇生活饮用水管网直接连接。此外，凡是有积垢和“死水”的管段，都必须定期冲洗。管线过长时，应中途加氯，管道在检修后也应冲洗消毒。

配水管网内必须维持一定的水压，应按最高日用水量和需要的水压设计。城镇最小服务水头规定：一层建筑物为 10 m、二层 12 m、二层以上每增加一层增加 4 m，当城镇内主要是六层建筑物时，所需最小服务水头为 28 m。

金属管道由于易被腐蚀必须进行防腐处理。水塔、水箱和水池应远离污染源；内壁要求光滑，顶部应设盖，并有换气孔，上装纱网；周围应有防护措施，防止闲人接近。给水站周围地面应铺设水泥地坪，并有一定坡度，以利排水。

（三）饮用水的深度净化

饮用水深度净化是指在市政供水原有常规净化的基础上，对水质再进行净化处理。由于水源污染及常规净化产生的某种有害物质以及输配水管网某些缺陷，降低了生活饮用水的感官性状，如色、臭、味、浑浊度等，同时残留微量有机污染物，在某些给水系统表现的更为突出，因此生活饮用水的深度处理日渐受到重视。

深度净化的方式有：分散式，如矿化、磁化和纯水等净化器；集中式，即市政自来水管道进入小区后，一部分直接入户供生活用，另一部分入净水站（净水屋）经深度净化，由专用管道入户或居民在净水站汲取，供饮用和做饭用。同时该管道采用优质管材呈环状分布，无死水区，从而保证水质。

深度净化的目的是获得优质饮用水，目前常用的深度处理方法有：

1. 活性炭吸附法　该方法对水中臭味、腐殖质、天然和合成溶解性有机物、微污染物质、总有机碳、总有机卤化物和总三卤甲烷有明显去除作用，对水中的微生物和溶解性金属效果不明显。集中式深度处理工艺流程依次为原水、澄清、过滤、活性炭吸附、消毒、出厂水。

2. 生物滤塔预处理的活性炭深度处理　生物滤塔是生物氧化分解污染原水中有机物，具有自然曝气充氧或生物氧化的双重作用。

3. 膜过滤法　常用的膜技术有微滤、超滤和反渗透膜等。微滤是一种孔径为 0.22～10 μm 的微孔膜，能阻留水质中大于 10 μm 的悬浮物、胶体、有机大分子和微生物；超滤是一种用高分子材料采用特殊工艺制成的不对称半透膜，能去除分子量大于 500 的大分子化合物、胶体、致热原和微生物，不能去除低分子量的盐类；反渗透膜的孔径在 2～3 nm 以下，主要分离对象是 1 nm 以下的无机离子以及小分子。

集中式供水深度净化处理后的出厂水，必须由优质管道输送或桶装供应用户。优质管材管件是指那些化学性质稳定，可耐酸、碱、盐的腐蚀，物理性能好，密度小、强度高、内壁光滑，寿命长的管材管件，如铝塑复合压力管、交联聚乙烯和聚丁烯等。

（四）水质的特殊处理

1. 除氟　常用的方法有：①活性氧化铝法：活性氧化铝是白色颗粒状多孔吸附剂，有较大的比表面积，是两性物质，等电点约 9.5，当水的 pH 值小于 9.5 时可吸附阴离子，大于 9.5 时可去除阳离子，因此在酸性溶液中活性氧化铝为阴离子交换剂，对氟有极大的选择性。当除氟能力达到饱和时，可用 1%～2%的硫酸铝溶液再生。②骨碳法：即磷酸钙法，是一种有效的、经济简便的除氟方法。骨碳的主要成分是羟基磷酸钙，当水的含氟量高时，氟被骨碳吸收而去除。再生时，加 1% NaOH 溶液浸泡，然后再用 0.5%的硫酸溶液中和。③电渗析法：在直流电场的作用下，原水中可溶解性离子迁移，通过离子交换膜达到分离。此法除氟效果好，不用投加药剂，除氟的同时可降低高氟水的总含盐量。

2. 除铁和除锰　我国有不少地区地下水含有过量的铁和锰。在饮用水中，过量铁锰能引起铁味、在白色织物及用具上留下黄斑，铁在管道中沉积和铁细菌繁殖会引起短期“黄水”，锰在管道中沉积可引起“黑水”，所以饮用时需经处理。

水中二价铁可用曝气过滤法去除。曝气的作用：一是增加水中的溶解氧；二是驱除二氧化碳，以提高水的 pH 值，使二价铁氧化为三价铁。过滤的作用是除去由三价铁形成的絮凝体；将尚未氧化的二价铁接触吸附于滤料上。当滤料形成铁质滤膜时，通过二氧化锰对二价铁的催化氧化作用和羟基氧化铁的离子交换作用，以达到除铁的目的。

除锰方法同上。使用曝气氧化法除锰时，pH 值略高于 10 才能使锰沉淀下来，处理后再用硫酸调节 pH，以符合饮用水要求。

铁、锰共存，二者含量均高时，二价铁会阻碍二价锰的吸附和氧化，影响除锰效果。遇此情况，滤后水需经再次曝气，使水的 pH 值提高到 7.5 左右，然后再经过滤。

3. 除藻和除臭　水中藻类繁殖不仅可以产生臭味和毒素，而且也是典型的氯化消毒产物前体物，在自来水消毒过程中可与氯作用生成三氯甲烷等多种有害副产物，增加水的致突变活性。若水源来自富营养化的水域，在自来水的氯化消毒过程中应加强对藻类的去除措施。自来水厂的一般工艺处理不能去除藻类，需采用一些特殊的方法去除原水中的藻类，常用的方法有：物理方法，气浮技术除藻效果较好，目前国内外使用较多，其去除率可达 70%～80%。另外还可利用水网藻除藻，水网藻是大型的网片或网袋绿藻，其繁殖能力比蓝绿藻更强，在其生长过程中可大量吸收水中的磷、氮使蓝绿藻无法在水中大量繁殖，从而达到治藻目的。化学方法，利用硫酸铝和硫酸铜作除藻剂可去除大部分藻类。还可利用铁盐除藻，铁盐能与水形成较重的矾花，增加混凝效果，提高藻类的去除率。生物方法，利用在反应池中垂直放置蜂窝管，使原水在通过蜂窝管时渐渐生成生物膜，从而吸附水中的杂质，使原水中的污染物和藻类去除。

自来水中能够产生臭味的物质很多。有机污染物产生的臭味可用臭氧和二氧化氯加以处理；水中挥发性物质如硫化氢等产生的臭味，可用曝气法去除；酚和氯酚产生的臭味可用二氧化氯去除；原因不明的臭味，或用上述方法处理效果不佳时，可用活性炭吸附处理。

4. 海水与苦咸水淡化　海水与苦咸水中含有大量的盐分，超过一般饮用水的含盐量，如高于 1000 mg/L 的水，通常不适于饮用。氯离子是构成水质咸味的主要成分，硫酸根是水质苦味的主要成分。为了寻找新的淡水水源，淡化海水和苦咸水是一个重要途径。淡化的主要方法有蒸馏法、电渗析法、反渗透法和离子交换法等。

（五）集中式供水质量控制

1. 水质检验　为保证集中式供水单位水质安全，集中式供水单位必须建立水质检验室，配备与供水规模和水质检验要求相适应的检验人员和仪器设备。负责检验水源水、净化构筑物出水、出厂水和管网水的水质。

水质检验应实行全过程的质量控制。水质检验方法应采用国家规定的生活饮用水检验法。

采样点的选择应符合下列要求：采样点的设置应有代表性，应分别设在水源取水口、集中式供水单位出水口和居民经常用水点处。管网水的采样点数，一般按供水人口每两万人设一个点计算，供水人口在20万以下、100万以上时，可酌量增减。在全部采样点中，应有一定的点数选在水质易受污染的地点和管网系统陈旧部位。具体采样点的选择，应由供水单位和当地卫生行政部门根据本地区具体情况确定。

集中式供水单位应按上级主管部门有关规定进行生活饮用水检验，其测定项目及检验频率至少应符合下列要求。当检测结果超出《生活饮用水水质卫生规范》(2001)水质指标限值时，应予立即重复测定，并增加监测频率。水质检验结果连续超标时，应查明原因，采取有效措施，防止对人体健康造成危害。

在选择水源时或水源情况有变化时，应检测《生活饮用水水质卫生规范》中规定的全部常规检验项目及该水源可能受某种成分污染的有关项目。

不具备水质检验条件酌自建集中式供水单位，应委托经计量认证合格的检验机构按上述要求进行检验。

水质检验记录应当完整清晰，档案资料保存完好。

集中式供水单位应建立水质检测资料的月报、年报、污染应急报告制度，水质检测资料应按有关规定报送当地卫生行政部门和建设行政部门。水质检测资料月报于次月10日前报送，年报于次年2月10日前报送。

2. 从业人员卫生管理　直接从事供、管水的人员必须每年进行一次健康检查。取得预防性健康体检合格证后方可上岗工作。

直接从事供、管水的人员，上岗前须进行卫生知识培训，上岗后每年进行一次卫生知识培训，未经卫生知识培训或培训不合格者不得上岗工作。

集中式供水单位从业人员应当保持良好的个人卫生习惯和行为。不得在生产场所吸烟，不得进行有碍生活饮用水卫生的活动。

二、二次供水卫生

集中式供水单位将各类水源水经净化、消毒处理后，制得符合生活饮用水卫生标准的饮用水后，主要经下列方式提供给用户：出厂水经管网直接供给用户；出厂水经加压站加压后通过管网直接供给用户；出厂水经建筑加压设施加压后直接供给用户；出厂水经建筑蓄水设施贮存后供给用户。

（一）二次供水概念

二次供水指接受集中式供水的用户或单位，因水压不够而建立的低位或高位蓄水设施，与配水管网连接，通过水泵加压或水处理设备处理后，再供应高层建筑或配水管网末梢地区用户的用水。

以往人们普遍认为，二次供水即为通过建筑物的各类蓄水设施贮存后，再供给用户的用水。如今，随着经济的发展，人们对饮水质量的要求不断提高，二次供水涵盖的内容也随之增加，即包括经储存和经处理后的供水。所以，二次供水指通过二次供水设施（包括储水设备、水处理设备和供水管线）实现的供水方式。

二次供水设施为用于饮用水储存、加压、处理、输送等保证正常供水的设备及管线。其中，储水设备包括高位、中位、低位水箱和蓄水池；加压设备指各种加压泵、无塔上水器；水处理设备包括过滤、软化、净化、矿化、消毒等设备；供水管线包括供、输饮用水的管线、阀门、龙头等。

（二）二次供水与健康

饮用水经储存后输送，解决了供水管网压力不足导致的高层建筑和末梢地区供水困难，保证了居民饮用水的供水量，但储存、加压、处理、输送等设施增加了水输送环节，延长了水在管网及蓄水设施的停留时间，因而也增加了水污染机会。由于饮用水在二次供水系统中停留的时间较长，易导致管网、蓄水容器及水处理设备中脱落物、泥等残渣堆积，一旦管理不当，未定期及时地清洗、消毒，可引起水丝蚓繁殖等，导致用水时出现泥渣、黄水（锈水）、红虫等，使水的感官性状恶化，影响使用。由于二次供水蓄水设施一般在建筑物顶部，尤其是居民楼，往往疏于管理，未加盖、加锁，导致灰尘、树叶、纸屑等杂物落入，甚至有动物尸体落入，使水质大大下降，存在潜在的健康危害。二次供水对健康的影响还主要表现为：

1. 生物性污染　由于供水环节增加，一方面增加了供水被微生物污染的概率；另一方面供水停留在路途中的时间延长，降低了余氯的保护作用。因此，由二次供水的饮水微生物污染导致介水传播疾病的暴发和流行，造成对健康危害的报道较多。

2. 化学性污染　饮用水在配送过程中增加的环节，使与水接触的物质增加，其中一些不溶于水的物质脱落或被余氯等腐蚀而进入供水，一些溶于水的物质也缓慢释放到水中，使水质发生改变，存在健康潜在性危害。

（三）二次供水卫生

1. 水质要求

（1）二次供水水质应感官性状良好，不得含有危害人体健康的有毒、有害物质，不得引起肠道传染病的发生或流行。

（2）二次供水的水质指标分为必测项目和选测项目，必测项目包括：色度、浑浊度、臭和味、肉眼可见物、pH值、总大肠菌群、细菌总数、余氯、氨氮、亚硝酸盐氮、耗氧量；根据二次供水设施所用材质和消毒方法选测，项目包括总硬度、硝酸盐氮、氯化物、挥发酚类、砷、六价铬、铁、锰、铅、镍、紫外线强度等。

2. 二次供水设施卫生

（1）二次供水设施卫生要求：新建、改建、扩建二次供水工程，应经卫生行政部门认定的技术机构进行预防性卫生学评价，并经卫生监督部门卫生审查合格后方可施工。二次供水使用的水箱，净化、软化、消毒、输配水设备与防护涂料等必须有符合要求的卫生许可批件。二次供水设施应运转正常，便于清洗、消毒，周围环境整洁。

(2) 二次供水设施设计卫生

①水箱(贮水容器、蓄水池)设计卫生要求：水箱的容积设计不得超过用户 48 h 的用水量。二次供水的水箱应是专用水箱。特殊情况下与消防用水合用时，合用水箱或蓄水池的设计应保证其中水体不产生死水层，不得渗漏，禁止消防用水反流入给水系统。根据水箱内部清洗消毒工作的需要，孔或水箱的入口应高出水箱面 5 cm 以上，并有盖(或门)，上锁，水箱应设有爬梯，便于清洗、消毒和检查。水箱必须安装在有排水设施的底盘上，泄水管应设箱的底部。泄水管与溢水管均不得与下水道直接连通。在建筑物内的水箱其顶部与房顶的距离应大于 80 cm，建筑物的内墙不能作为水箱的箱面。水箱四壁与建筑物墙体之间应有一定距离，以便对水箱的维护和检查。水箱的材质、内壁涂料和内衬应无毒无害，以防止水质污染和影响水质的感官性状。室外蓄水池(水箱)周围 10 m 以内不得有渗水坑、化粪池、垃圾堆和有毒有害物品等污染源，周围 2 米内不得有污水管道，出口应高出地面 20～50 cm，并设防护设施。

②供水管线设计卫生要求：二次供水的输、配水管道不得与市政供水或自建供水管道直接连通，在特殊情况下需要连通时，必须设置不承压水箱。二次供水管道不得与非饮用水管道连接，必须连接时，应采取防污染措施。便池的冲洗管道不得与供水管线直接连接，须设置冲洗水箱或用空气隔断冲洗阀等装置。供水管线及所用材质应保证在发生间断供水时，不造成水质污染。二次供水设施应安装消毒设备，或者预留安装消毒设备的位置。

(四) 二次供水的卫生管理

1. 卫生管理内容

(1) 施工卫生要求：施工单位必须按上述设计卫生要求进行施工；选材必须符合卫生要求，并按操作规程施工；施工结束后施工单位必须清理现场，并经卫生行政部门认定的检验机构检验合格后方可交付使用；竣工后须经卫生行政部门按《二次供水设施卫生规范》要求验收，合格后方可投入使用。

(2) 日常管理卫生要求：产权单位或产业管理部门负责二次供水

的日常运转、维护、清洗和消毒工作，制定和落实二次供水的卫生管理制度，并应有专职或兼职的饮用水卫生管理人员；产权单位或产业管理部门每年应对二次供水系统至少进行一到二次全面的清洗、消毒和水质检验，清洗消毒后的二次供水水质经卫生行政部门认定的检验机构检测合格方可使用；从事二次供水设施清洗消毒的单位必须取得卫生行政部门的许可；二次供水设施的供水、管水和清洗消毒人员每年必须进行一次健康体检和卫生知识培训，合格后方可上岗；发生二次供水污染事故时，产权单位或产业管理部门必须立即采取应急措施，及时报告当地卫生行政部门，并协助调查处理，保证尽快向用户提供符合卫生要求的日常生活饮用水。

2. 二次供水水质检验　二次供水设施水质采样点应包括进水、出水、水箱末梢水（1～2 采样点），水质检验每年应做 1～2 次。每次清洗消毒后和投入正常使用前应做水质检验。水质检验按有关标准规定的方法进行。

第四节　国境口岸供水卫生

国境口岸饮用水供应包括机场供水点、供水车、码头供水点、供水船等形式，由检验检疫部门负责许可和日常监督管理。国际航行交通工具由于航行时间长，对饮用水安全有很高的要求，口岸的饮用水供应对保证国际航行船舶的饮用水安全有特殊的意义。

一、口岸供水从业人员管理

（一）口岸从业人员健康要求

口岸饮用水从业人员都应按规定每年进行一次健康检查。新参加工作人员（包括临时工、合同工、季节工等）必须先进行健康检查，取得检验检疫机构签发的健康证后方可参加工作。患有痢疾、伤寒、病毒性肝炎等消化道传染病的人员，以及患有活动性肺结核、化脓性或者渗出性皮肤病等有碍食品安全的疾病的人员，不得从事接触直接入口食品的工作。饮用水从业人员必须持健康证上岗。

（二）从业人员卫生知识培训

饮用水从业人员应定期接受卫生知识培训，培训后方可上岗，已接受初训的在职从业人员每两年复训一次。

根据日常监督过程中经常发现的问题，有针对性、有计划地开展卫生知识培训。对企业领导、卫生管理人员、卫生检查人员、制水、管水人员可通过举办培训班的形式系统讲解卫生知识，也可以根据需要或监督员在检查中发现的带有普遍性的问题不定期组织业务讲座。

培训内容包括卫生法规教育、卫生知识教育和水污染事故的处置及预防等方面。卫生法规教育要求从业人员了解《中华人民共和国传染病防治法》、《中华人民共和国国境卫生检疫法》及其实施细则、《生活饮用水卫生监督管理办法》等卫生法律法规的主要内容。卫生知识教育要求从业人员熟悉和掌握饮用水的卫生标准、操作过程中的具体卫生要求，如《生活饮用水卫生标准》、《二次供水设施卫生规范》等。饮用水污染事故及其预防教育要求从业人员有效地预防水污染事故以及如何应对处置水污染事故。

二、机场供水卫生

《国际卫生条例(2005)》规定，各缔约国要对其指定的港口发展核心能力，比如给使用港口设备（包括饮食场所）的乘客提供安全的环境，各缔约国应采取一切切实可行的措施确保国际运输交通工具不受污染或感染，国际港口的设施都要求卫生状况良好，并且应承担起清除任何运输交通工具中受污染的水和食物的责任。

飞机饮用水供给和运输链包括四部：一是进入机场的水源；二是机场用水系统，包括现场配水系统；三是转运站，有时也称“加水点”，包括水的运输和分配系统；四是飞机饮用水系统，包括水勤务控制板、航空器饮用水储存箱的加水口颈和所有的饮用水储存箱（加水箱/缸、管道、水处理设备、水暖设备等为旅客和机组人员提供用水的设施）。

机场水源需以市政水或其他合格水源作为供应源，但鉴于机场口岸及出入境航空器特殊要求，对飞机供水和航站楼供水有其特定的卫生和供应要求。

（一）飞机供水

向飞机供水分为供水点供应和加水车供应两种。

1. 供水点　供水点应专门提供飞机的饮用水，周围无污染源，与污水车的清洗地点相隔足够安全距离。

供水点的水应取自机场的总供水管道。一般情况下，水质能符合国家标准，有条件的机场可在供水点对水质进行深度处理，如采用颗粒活性炭＋超滤，微滤等滤料滤膜，进一步减少水中有机物和消毒副产物。供水点的水经管道或飞机加水车输送至飞机，飞机上使用不锈钢水箱进行贮水，为了维持供应飞机的水中余氯有效，供水点应配有对深度处理中消耗的消毒剂进行补充的设备。

供水点取水管道应高于地面并有盖以防止水受污染。可能的情况下，取水管道的水应不经软管直接流进加水车。如经软管流到加水车，取水软管应有自动封闭，具有不回流阀门的联接器，不用时管口应加以防护，防止污染。

2. 飞机加水车　机场公司或航空公司应配有足够数量的飞机加水车。加水车水箱与水直接接触材质必须无毒无害。加水车专门负责飞机加水，由专人管理，不得供作其他用途，应设有明显标志。加水车在供水点加水以及飞机加水过程中应密闭操作，避免水受到外界污染。每日航班结束后将加水车内的剩余的水排空。加水车操作人员应独立，不得兼任污水车操作人员。

加水车使用前应对水箱内部进行彻底的清洗和消毒，含氯消毒剂的用药量参照《航空卫生指南》附录要求。加水车水箱应定期清洗消毒，推荐每周一次。消毒液注入加水车水箱保留足够时间，然后用送水的软管（而不是排水栓）将水车排空，最后用可饮用水冲洗水箱。为了方便工作人员操作，应将供水车中英文版清洗消毒程序做成铭牌固定在加水车上。

加水车加水软管管口应每日清洗消毒，不用时管口应加盖或将管口浸入含有氯消毒剂的水桶内防止污染，管口加盖可采用不锈钢螺纹式盖子。在给飞机加水前，软管应泵出少量的水进行冲洗。

为确保水供应飞机之前水中余氯有效，供水点应配有现场快速测试余氯的装置，操作人员必须掌握测试方法。如余氯不能达到规定要求，应有现场添加有效氯的设施或人工添加含氯消毒剂。人工补充消毒剂时可按照余氯实测值与设定值间的差值，换算成加水车水箱需要补充的有效氯量，最后按消毒剂的有效氯含量换算成需要投加的消毒剂的用量。

（二）候机楼供水

候机楼里应设有为旅客提供饮用水的设施。机场当局可根据自身情况设置喷饮器、水处理装置、桶装水或煮沸的自来水。

1. 喷饮器　应有适当标志并安装在远离厕所的适当位置。水源应来自机场供水总管道，喷饮器内可配有深度处理装置对源水进行处理，确保处理后水的水质符合 GB 17324 或 CJ 94 的要求，可供旅客直接饮用。滤料滤芯应根据水质情况定期更换，避免造成二次污染。喷饮器应当用不锈钢或上釉的瓷器制成，喷嘴应高于溢流口水平线之上并防止倒流，以便在溢流口堵塞时喷嘴不致被浸泡，应保持喷嘴不接触使用人的嘴。喷饮器在使用时应尽可能避免使用器皿而直接喷饮，如供应器皿，器皿应一次性使用并存放在喷饮器附近的器皿分配器内并有防止污染措施，附近还应设有使用过的器皿的收集容器。喷饮器上或安装位置应有中英文的使用说明，冷、热水出水口应有明显标志。

2. 水处理装置　部分机场在候机厅内安装水处理装置，对源水进行深度处理，为旅客提供直接饮用的温水。源水应取自机场供水总管道并符合 GB 5749 要求。处理工艺应尽可能去除水中的细菌和病毒，处理后水的贮水容器应卫生，防止微生物繁殖。滤料滤芯应根据水质情况定期更换，避免造成二次污染。

3. 桶装水　机场内也可使用饮水机为旅客提供饮用水。桶装水可选用天然矿泉水、纯水、净水，水质必须符合 GB 8537、GB 17324 或 CJ 94 要求。桶装水的饮用时间应尽可能短，减少水中微生物的繁殖时间。饮水机的出水口应定期清洗消毒，饮水机应定期打开排水阀，排空饮水机内的不能使用的“死水”，并对饮水机内进行浸泡消毒。

喷饮器、水处理装置及饮水机均应取得涉及饮用水卫生安全产品卫生许可批准文件。机场当局及机场检验检疫机构应定期采集水样检测。

三、港口供水卫生

WHO发布的《船舶卫生指南》(第三版)将船上饮水供应和传输链分为岸上水源、运输传送系统、船上水系统三个部分组成,岸上水源是口岸确保船舶供水安全的重要内容,船上水系统安全由船舶经营者负责。

(一)码头加水口供水

码头加水口一般位于码头前沿,有显著的加水口标识,保持周围环境整洁和加水口防护设施的完善,有良好的排水条件,不易造成给水污染排水口。

码头加水口一般取自集中式供水网络,水源经集中式供水单位和卫生部门的检验和监督水质能符合标准,但值得注意的是码头加水口一般位于管网的末梢,如果使用频率不高容易形成"死水",引起余氯和细菌指标的不达标。在一些码头由于饮用水和消防水管网不独立,部分加水点往往还具有消防功能,需要注意不得让消防水进入饮用水管网,最好能做到专网专用。

每次加水前需先放掉管道内存水,经余氯检测合格后,对加水口和加水软管冲洗消毒,方可接上软管向船舶供应。因船舶供水往往利用管道内压力和重力作用将加水点的水输送到船舶水仓,往往不存在回流现象,但在一些构造特殊的船舶中仍需注意回流现象。加水过程中须有人看守,加水结束后对加水点上锁,并收拾加水软管。为了维持供应船舶的水中充足的余氯,供水点应配有饮用水消毒剂补充剂。

(二)供水船供水

当码头无加水口或者需要在锚地供应饮用水时,需要使用供水船进行供水。供水船可设计建造时作为供水使用或由其他船舶改造建造,与供水相关设施主要包括水仓、传送管道和动力系统。水仓传统使用水泥内壁,但较易滋生细菌,并且容易脱落,新型供水船往往使用油漆内壁,但必须是可作为涉水材料的油漆材料,以保证长时间浸泡水质的安全。

供水船往往在码头前沿取水,必须保证水源的安全,采用集中式供水作为水源。每次供应前对加水船进行补水,如供应后有存水,一般要求夏季不得存放过夜,冬季不得超过一天,并定期检测余氯。供水船水仓的清洗消毒不得少于每季度一次,清洗前需充分通风,防止水仓缺氧危害人员生命安全,消毒时可将出水口水再次打入加水口进行循环冲洗,但必须做好人员防护。相关操作步骤可做成铭牌在供水船上固定。

(三) 运输传送系统

饮用水通过码头的软管输送到船舶或者通过水船和驳船输送到船舶。运输传送系统应在任何时间可以保持正压力,以减少回流的风险。在饮水系统和其他的管道系统之间不能有直接联系。所有的配件、仪表和其他用于饮用水装仓的附属物的使用和贮藏都要养成良好的卫生习惯。饮用水的入口和出口不用的时候通常是关闭的,并注重保护。

码头和供水船必须提供指定的灌装软管,以便为那些没有配备但需使用的船舶提供方便。饮用水从岸边水源直接输送到船舶饮用水系统的灌装线所需的设备包括管道、水龙头、软管和其他必要设备。

四、口岸供水卫生监督

检验检疫机构对供水单位进行行政许可,实施卫生监督,主要内容包括:

1. 供应口岸的水源应取自市政供水。采用其他方式供水也应达到国家卫生标准要求。

2. 供水和两次供水设施良好,卫生管理制度健全,二次供水系统每年不少于两次全面清洗消毒,符合 GB 17051 的规定,要有完整的消毒和检查记录。

3. 加水车和加水船等定期清洗、消毒,加水管有卫生防护措施。要有相关的清洗消毒制度和记录,加水口有卫生防护罩。

4. 对口岸内供水水质进行常规检验,一般推荐每月提供一份微生物和理化指标化验报告,每年至少提供两份有相应资质检测机构出具的完整的水质检测报告,如结果不符合卫生要求,应增加检验密度,连续三年水质抽样检验合格率95%以上。

5. 所有从事供水的人员每年进行健康体检，每两年参加卫生知识培训，取得检验检疫机构颁发的健康合格证明和卫生知识培训合格后方可上岗。

6. 检验检疫机构对供水系统的每个环节(水源、处理、贮存、给水、加水口等)进行卫生监督。

7. 对供水单位建立档案。

五、水污染事件的预防与应急处理

(一) 水污染事件的预防

口岸饮用水供应范围广，发生水污染事故易产生不良的影响。口岸各供水单位应重视水污染事故的预防和应急处置。除加强供水人员的日常风险意识，还应做到如下：

1. 加强日常的供水卫生管理。

2. 加强水质监测和适时改进水质处理工艺，特别是夏秋肠道疾病高发季节时饮用水的消毒。

3. 建立水污染事故的预警机制，及时发现和解决卫生管理和水质监测中的问题。

4. 制定水污染事故应急预案，购置水污染事故处理物资。

5. 完善后备水源。

6. 发生供水事故时，供水单位必须启动预案，采取应急措施，保证口岸的生活用水，同时报告检验检疫机构并协助检验检疫人员进行调查处理。

(二) 饮用水污染事件的应急处理

当突发性事故污染水源时，事故责任者应立即采取措施消除污染，并报请当地城市供水、卫生监督、环境保护等单位及其主管部门，从速进行调查和处理。口岸区域发生该类事件时，应在第一时间上报口岸卫生检疫机构。

1. 调查内容

(1) 事故发生的地点、时间、原因、过程以及当事者。

（2）调查污染物的品名、种类、性状和数量，根据污染物的毒性分析，调查可能发生的中毒危害或已有的中毒者。

（3）对水体污染进行监测，了解污染物的波及范围、污染程度及扩散趋势。

（4）确定对照点，采集对照水样监测。

2. 处理内容

（1）迅速组织力量，查明情况，及时向有关部门报告，并采取相应措施。接到事故发生通知书后，应及时组织力量赶赴现场，尽可能详细了解事故发生的地点、时间、原因、过程；污染物种类、品名、数量、性状及污染程度、危害和扩散趋势，立即向当地政府报告，通知当地和邻近地区的医疗单位，在政府领导下，开展必要的救护工作。

（2）通知有关集中式供水单位或自备供水单位及个人，迅速采取控制措施和临时供水措施，并通过多种媒体向居民通告，在污染事故未解除前，不得擅自饮用污染的水。

（3）制订水质检验监测实施方案，及时掌握水质污染趋势和动态。

（4）及时发现、登记、调查和处理供水区内人群中身体不适等异常现象，及时救治病人，保护易感者。

（5）采取一切可能措施，减少、控制、消除污染物污染的范围、程度，对能够进行打捞的毒物积极组织力量打捞，把污染的危害降低到最低程度。

（6）污染范围广、危害重的事故，要及时通知邻近地区，采取必要的防范措施。

（7）事故处理结束后，写出事故处理报告书，报有关单位和部门，分析发生原因，总结处理经验，提出防范措施和对策。

第八章 食品企业管理体系

为了提高食品卫生质量，防止食品污染的有害因素对人体造成危害，保障人民身体健康，就要加强食品卫生管理，特别要加强食品企业自身的卫生管理。一系列先进的卫生管理手段应运而生，如良好生产规范（Good Manufacture Practice，GMP）、危害分析与关键控制点系统（Hazard Analysis and Critical Control Point，HACCP）、卫生标准操作程序（Standard Sanitory Operation Procedure，SSOP）、ISO 9000 质量保证体系和 ISO 22000 食品安全管理体系等，其中 HACCP 系统已被联合国粮农组织/世界卫生组织联合食品法典委员会批准为控制食源性疾病的最有效方法，在国际上被广泛采用。

第一节 GMP

GMP 是为保障食品安全与质量而制定的，贯穿食品生产全过程的一系列措施、方法和技术要求。GMP 是国际上普遍采用的用于食品生产的先进管理系统。它要求食品企业应具备合理的生产过程、良好的生产设备、完善的质量控制和严格的检测系统，以确保最终产品的质量符合标准。

一、GMP 分类

GMP 大致可分为三种，一是国家政府机构颁布的 GMP，如国家食品药品监督管理局发布的《餐饮服务食品安全操作规范》和民航总局发布的《航空食品卫生规范》；二是行业组织制定的 GMP，这类 GMP 可作为同类食品企业共同参照、自愿遵守的管理规范；三是食品企业自订的 GMP，作为企业内部管理的规范。GMP 按法律效力可分为强制性 GMP 和推荐性 GMP，其中强制性 GMP 由国家政府机构颁布，食品企业必须遵守，而推荐性 GMP 可由食品企业参照执行，不执行不违法。

二、GMP 的基本内容

目前，在世界范围内很多国家和组织都颁发了自己的食品 GMP，但其基本内容都包括了人员、厂房、设备、卫生条件、起始原料、生产操作、包装和贴标签、质量控制系统、自我检查、销售记录、用户意见和不良反应报告等。

（一）原材料采购、运输、贮存的卫生

对原材料及其采购后的运输和贮存要求是生产任何食品都要首先把好的重要环节，否则即使生产条件再好，也不可能保证最终产品的质量。因此一切食品的原材料均应符合各自的卫生标准或卫生要求，严禁使用病死、毒死或死因不明的各种动物肉类或含有自然毒的动植物或国家未规定使用的添加剂或有毒有害物质超过限量或在感官上异常的各种原料。某些农副产品原料在粗加工过程中还要防止对食品污染和潜在危害。所有容器和包装材料均应符合卫生要求，应按不同性质的原料有条件地做好运输和贮存，严防污染。

（二）工厂设计与设施的卫生

食品生产经营企业在进行新建、扩建、改建和续建的工程项目时应首先将总平面布置图等资料报经当地卫生行政部门进行预防性卫生监督审查。重点是对选址、内外环境、布局、设备、结构、上下水系统、废物处理、卫生设施等进行审查，均应符合通用卫生规范和有关食品厂卫生规范的规定。

（三）企业的卫生管理

食品企业必须建立相应的卫生管理机构，认真宣传和切实执行食品卫生法规。包括环境卫生、除虫灭害、原材料卫生、产品质量检验、设施卫生和维修保养、清洗消毒、个人卫生、有毒有害物质、污水污物、副产品、上下水系统、动物饲养管理以及规章制度、考核评比、职工健康教育等具体工作。

（四）生产过程的卫生

应包括从原材料到成品的全工艺过程。在食品加工过程中应按

“原料—半成品—成品—包装—贮运”的流程，要求连续化、自动化、密闭化操作，严防交叉（包括成品、原料与设施、工具、容器、人员等）污染。在生产加工的场地、车间应有消毒、更衣、采光、照明、通风、防腐、防尘、防蝇、防鼠、洗涤、污水排放、废物处理等基本卫生设备并合理使用。食品包装应在符合有关卫生要求的场地并按操作规范要求进行操作，包装材料和标识都必须符合国家有关规定。食品从业人员必须讲究个人卫生，并符合从事食品生产经营的健康要求。成品应批批检验合格后才能出厂。

（五）卫生的质量的检验

食品企业应设立与生产能力相适应的卫生和质量检验机构，负责产品卫生和质量检验工作。按国家规定的或企业质控的卫生标准和检验方法，对逐批次产品的原材料、半成品和出厂前的成品进行检验、签发检验结果单，妥善保存原始记录，并定期鉴定、维修检验用仪器、设备，以保证检验结果的准确。

（六）成品贮存和运输的卫生

食品生产企业应有原料、半成品和成品三种符合卫生要求的仓库，容量应与生产能力相适应，贮存物按品种分批贮存、离地离墙，并有明显标志，先进先出。各类冷藏设施应根据不同要求设定温湿度，存放不同性质的食品。各类仓库应有专人管理，负责定期清洗、消毒、通风换气和贮存物的清理。

食品运输应有专用车辆、船只或者舱，并能做到按不同性质的食品分别运输，严禁一车多用或与非食品混运的现象。在运输过程中使用的容器、袋、工具亦应专用，不得混用。要有专人负责运输工具的清洗、消毒和及时排除冷藏车辆的冰水等工作。

（七）个人卫生与健康的要求

食品从业者（包括临时工）应在健康检查合格和卫生知识培训合格后才能上岗。以后每年至少要进行一次体检和培训，养成良好的卫生习惯，如上岗时应穿戴整洁的工作衣、帽、鞋，上岗前和便后必须洗净双手等，防止污染食品。

(八) 成品的销售管理

成品的销售从广义上讲仍是产品生产经营的一个重要过程，因为产品在消费者食用后的一定时间内其生产经营过程仍在继续，企业对该产品的责任仍未结束。因此，食品 GMP 也要在此过程中延续。生产企业要有完整的销售记录，根据这一些记录可追溯各批产品的生产和质量的历史；要有完善的用户质量意见反馈系统，以确保及时准确地收集到用户意见；生产企业必须要建立有效的产品回收系统，通过这个渠道应能及时有效地收回任何一批产品，以便在发现产品质量有问题并须收回时应用。

第二节 HACCP

在传统的食品(成品)微生物检验控制不能确保食品安全性的情况下，一种全面分析食品状况，确保食品安全性的体系——危害分析与关键控制点(HACCP)系统，也就应运而生。近 30 年来，HACCP 已经成为国际上共同认可和接受的用于确保食品安全的体系。

一、实施 HACCP 的意义

食源性疾病在全世界导致相当高的发病率和死亡率，而从最早的关于食品的宗教法令开始，世界各国和国际组织颁布了很多有关食品生产经营活动的法律、法规和规章。为了贯彻这些法规，采取了许多措施如食源性疾病的监测、食品的监测、食品从业人员的体检和培训、食品生产场所及周围环境卫生状况的监测、公众的健康教育等。这些措施的每一项都有优缺点，其有效程度随时间、地点和食品加工类型而改变。如食品检测中常使用的微生物检验就存在一定的局限性，为全面了解整批产品的状况而必须采集足够的样品，这往往存在一定的困难，检验结果也要几天时间，检验结果尚未出来，食品已售完等等。

为了更加有效、及时地发现问题并采取相应措施加以控制，人们找到了一个新的方法，即 HACCP 系统，它是运用食品加工、微生物学、危险评估和质量控制等有关原理和方法，对食品原料、加工及流通

（贮存、运输、销售）过程实际存在和潜在的危害进行分析判定，找出与最终产品质量有较大影响的关键控制点，并采取相应控制措施，使食品的危险性减少到最低程度，从而达到最终产品有较高安全性目标的食品预防性管理系统。这一管理系统可帮助企业有效地保证产品质量并提高监督、管理人员的监督管理效率。

在世界卫生组织（WHO）和国际微生物标准化委员会（NACMCF）的倡导下，现在许多国家的食品加工者和销售部门都普遍采用了这个管理系统。

二、HACCP系统的组成

HACCP系统包括两部分，即危害分析（HA）和关键控制点（CCP）。

（一）危害分析（HA）

危害分析（HA）主要是对与食物原料、加工、运输、销售及食用方式有关的实际和潜在的危害进行分析判定，对危害的严重性进行评估，并准确地预测其危害性。

在危害分析中最基本的着眼点是微生物的消长动态及与微生物有关的客观条件。对一般危害特性可按食品的原料、加工和流通过程三个方面进行分析，如存在危害因素用（＋）表示，不存在危害因素用o表示：

1. 在原料中有容易腐败变质成分用（＋）表示，无则用o表示。

2. 在加工中有无可靠杀灭有害微生物的过程，有用o表示，无则用（＋）。

3. 在贮存、运输、销售及最终食用等流通过程中，有无微生物繁殖和污染的可能性，有可能用（＋）表示，无则用o表示。

这样每种食品经过上述三个方面的危害特性分析，就可以得到3个各自表示不同过程中是否存在危害因素的符号。如“（＋）（＋）（＋）”表示三个环节均具有一般危害性的产品；“o（＋）（＋）”表示产品没有易腐性原料存在；“（＋）o（＋）”表示产品在加工过程中有有效的灭菌过程；“ooo”表示没有微生物危害特性的产品。根据这种分析方法,美国将食品分成五类。第一类为特种类,不按符号分,表示需要的安全性特别高,如供婴幼儿、老年人、体弱或免疫损害人食用的食品;第二类为(+)(+)(+),表示三个环节均存在危害因素,是危险性最大的食品,必须重点加强监督管理;第三类为三个环节中有两个环节存在危险因素;第四类为有一个环节存在危险因素;第五类为三个环节均不存在危险因素,是危险性最小的食品。根据食品危险性的大小分别确定监测力度,如监督检验的频次等,以保证各类食品的安全并提高工作效率。

(二) 确定关键控制点(CCP)

在完成危害分析,已掌握危害因素的基础上,就应确定必须要控制的关键控制点。CCP 的确定必须是在食品生产过程中消除或控制有害微生物及其他危害因素的任何环节上,而不是食品生产经营过程中的任何环节。关键控制点可分为 CCP1 和 CCP2,在确定 CCP 的同时还应确定是何种类型的 CCP,以便采取不同的措施。一般须回答下面 5 个方面的问题:

1. 原料中是否含有不可接受的危害的可能性?

2. 加工过程和预期的消费活动中,是否能将危害消除或降低到可接受的安全水平?

3. 半成品和最终产品的结构和配方组成是否能防止危害或使危害增加到不可接受的水平?

4. 是否有可能将危害引入再污染或一个存在的危害将增加到不可接受的水平?

5. 加工过程是否能消除危害或将危害降低到可接受的水平?

此外,在探讨 CCP 的针对性措施时,还应考虑以下几个方面:

1. 设施设备的卫生。分析每种产品、每个生产工序的设备设施保持卫生方面采取的措施,包括防蝇、防鼠、防蟑螂、防止铁锈和油漆剥落、落屑及其他防止异物的措施等。在生产加工过程中使用的各种用具、容器、机械、管道、灶台等不能有细菌生长繁殖的死角。应重点把握管道内的洗涤消毒,否则,管道化、密闭化反而成了细菌生长繁殖的死角和条件,提高了产品的污染程度。

2. 从业人员的个人卫生。所有从业人员都必须经过卫生知识培训合格和体检合格，要有良好的卫生习惯，同时要注意工作当天的身体状况，如是否有感染化脓的伤口，是否有严重的咽喉部炎症等。

3. 控制微生物的繁殖。微生物繁殖需具三个基本要素，即水分、温度、养分。在处理水分多且营养丰富的食物时，能控制的就是温度，包括热处理温度、冷却温度、贮存温度等。与此有密切关系的是时间。在规定工艺总体温度控制的同时还需要规定各阶段温度控制的时间。

4. 日常的微生物检测监控。食品企业必须建立日常的微生物检测监控体制。这一工作不仅限于对成品进行检验，还要求对原材料、各工序、容器、工具、操作人员等进行检测，还应制定企业内部的控制标准，并按标准判定各环节生产过程是否达标。

（三）建立关键控制点的控制标准和程序

在每一个关键控制点，可因控制对象不同而有几个标准，如热处理的时间和程序，还应对标准产生影响的其他因素加以说明，如食品的厚度、黏度、成分、热传递等。

（四）确定在关键控制点发生偏差时采取的整改措施

HACCP 系统中，每一个 CCP 都必须建立专门的整改措施。当监测结果显示不能达标或加工过程失去控制时，应立即采取适当的整改措施，而所采取的措施必须是消除由于偏离 HACCP 计划而存在的危害。整改措施一般包括再加热或重加工、提高加工温度、延长加工时间、降低 pH、调整某些原料配比、调整加工过程、拒绝进货、收回已分发的产品或放弃生产等。采取任何措施都应该在进行危害分析、评价危险性和产品用途的基础上决定。

（五）建立验证 HACCP 系统正常工作的评价程序

食品企业的各种资料都应证实 HACCP 计划中已查明了全部危害。食品企业应建立一个完善的验证 HACCP 是否正常运行的程序，食品卫生监督部门也应加强对企业 HACCP 正常运行的监督工作。验证整个 HACCP 系统是否正常工作可以从以下几个方面进行考核：

1. 检查温度、时间和记录；

2. 观察关键控制点的操作；

3. 检查企业自身监测的准确性；
4. 校正监测仪器；
5. 随机采样分析；
6. 询问操作人员，了解他们进行 CCP 监测的方式；
7. 检查正在使用的电子或机械控制措施是否有效；
8. 偏差情况及其改正措施；
9. 各种符合 HACCP 计划正常进行的书面记录等。

（六）建立有效的记录保留系统

HACCP 计划和各种记录文件必须存档，保留的记录应能证实所加工的每批成品的安全性，而不是依赖于成品的检验，监督检查时应注意对资料的审查。要求保留的 HACCP 记录包括：

1. 原料和成品材料；
2. 与产品安全有关的记录；
3. 加工过程；
4. 包装；
5. 贮存和销售；
6. 偏差与改正；
7. 更改记录等。

第三节 SSOP

卫生标准操作程序（SSOP）是食品生产加工企业为了保证达到食品 GMP 规定要求，确保加工过程中消除不良的因素，使其加工的食品符合卫生要求而制定的，用于指导食品生产加工过程中实施清洗、消毒和卫生保持的卫生操作控制文件。

SSOP 实际上是落实 GMP 卫生法规的具体程序，SSOP 的正确制定和有效实施，是企业实施 GMP 法规的具体体现，可以减少 HACCP 计划中的关键控制点（CCP）数量，使 HACCP 体系将注意力集中在与食品或其生产过程中相关的危害控制上，而不是在生产卫生环节上。SSOP 应包括但不仅限于以下 8 个方面的卫生控制内容：

1. 与食品或食品表面接触的水的安全性或生产用冰的安全；

2. 与食品接触的表面（包括工器具、设备、手套和工作服等）的卫生情况和清洁度；

3. 防止不卫生物品对食品、食品包装和其他与食品接触表面的污染及未加工产品和熟制品的交叉污染；

4. 洗手间、消毒设施和厕所设施的卫生保持情况；

5. 保护食品、食品包装材料和食品接触面免受润滑剂、燃料、杀虫剂、清洁剂、消毒剂、冷凝剂、涂料、铁锈以及其他化学、物理或生物性外来杂质的污染；

6. 有毒有害化学物质的正确标志、储存和使用；

7. 直接或间接接触食品的从业人员的健康情况的控制；

8. 工厂内昆虫与鼠类的灭除及控制。

食品企业在建立和实施卫生控制程序时，应保证四个“必须”：必须建立和实施书面的 SSOP 计划；必须监测卫生状况和操作；必须及时纠正不卫生的状况和操作；必须保持卫生控制和纠正记录。对各项卫生操作，都应记录其操作方式、场所、由谁负责实施等，另外还应考虑卫生控制程序的监测方式、记录方式，怎样纠正出现的偏差。程序的目标和频率必须充分保证生产条件和状况达到 GMP 的要求。

食品生产企业应根据 GMP 的要求，结合本企业生产的特点，由 HACCP 小组编制出适合本企业的且形成文件的 SSOP。企业编制自己的 SSOP 文本应包括以下内容：

1. 企业中使用的卫生程序；

2. 这些卫生程序的时间计划；

3. 个支持日常监测计划的基础；

4. 鼓励提前做好计划，以保证必要时采取纠正措施；

5. 辨别卫生事件发展趋势，防止同样问题再次发生；

6. 确保每一个人，从管理层到生产工人都理解卫生（概念）；

7. 为从业者提供一种连续培训的工具；

8. 显示涉及卫生管理方面的对外承诺；

9. 引导企业内部的卫生操作和卫生状况得以完善、提高。

SSOP的制定应易于使用和遵守，不能过于详细，也不能过松。过于详细的SSOP将达不到预期的目标，因为很难每次都严格执行程序，而且可能被非正式的修改。同样，不够详细的SSOP对企业也没有多大用处，因为员工可能不知道该怎样做才能完成任务。

第四节 ISO体系认证

质量体系是质量管理与质量保证的统称。它是由组织结构、职责、程序、资源（包括人员与设备）和过程组成的体系结构。质量体系是达到质量目标需要的综合性系统，实质就是人、设备、工作项目、信息构成一体的过程网络，它包括了为达到质量方针和目标所必需的所有活动，这些活动协调地构成一体，质量任务明确地分配给全体人员，即通过组织机构把各阶段、各环节、各部门的质量职能和活动合理地组织起来形成一个有明确任务、职责、权限而又互相制约、互相促进的有机综合体。把内部的管理活动与外部质量信息反馈沟通，使质量管理工作制度化、规范化、程序化，使领导者对本单位的质量保证能力建立信心，也可以使需方充分相信供方所提供的产品和服务能达到预定的质量要求。

一、ISO 9000质量体系认证

ISO 9000系列标准是国际标准化组织（ISO）汇集发达国家质量管理经验的基础上起草并正式颁布的一套质量管理国际标准。ISO 9000系列标准遵循管理科学的基本原则，应用系统管理理论，强调自我完善与持续改进，识别组织产品/服务质量的有关影响因素，提出管理与控制要求，并且作为质量管理的通用标准，适用于所有行业/经济领域的组织，由第三方独立且公正的认证机构对企业实施质量体系认证，可以有效避免不同顾客对企业能力的重复评定，减轻了企业的负担，提高了经济贸易的效率。

ISO 9000与HACCP都是一种预防性的质量保证体系。ISO 9000系列标准包含了HACCP管理体系的许多要素，例如过程控制、

监视和测量、质量记录的控制、文件和数据控制、内审等。HACCP 体系可以很好地与 ISO 9000 质量体系兼容，换句话说，ISO 9000 系列标准能有效地作为 HACCP 文件和实施的模式。

（一）ISO 9000 质量体系的特点

1. ISO 9000 标准是一系统性的标准，涉及的范围、内容广泛，且强调对各部门的职责权限进行明确划分、计划和协调，而使企业能有效地、有秩序地开展各项活动，保证工作顺利进行。

2. 强调管理层的介入，明确制订质量方针及目标，并通过定期的管理评审达到了解公司的内部体系运作情况，及时采取措施，确保体系处于良好的运作状态的目的。

3. 强调纠正及预防措施，消除产生不合格或不合格的潜在原因，防止不合格的再发生，从而降低成本。

4. 强调不断的审核及监督，达到对企业的管理及运作不断修正及改良的目的。

5. 强调全体员工的参与及培训，确保员工的素质满足工作的要求，并使每一个员工有较强的质量意识。

6. 强调文化管理，以保证管理系统运行的正规性，连续性。如果企业有效地执行这一管理标准，就能提高产品（或服务）的质量，降低生产（或服务）成本，建立客户对企业的信心，提高经济效益，最终大大提高企业在市场上的竞争力。

（二）ISO 9000 质量管理原则

ISO 9000 的八项质量管理原则已得到确认，最高管理者可运用这些原则，领导组织进行业绩改进：

1. 以顾客为关注焦点；

2. 领导作用；

3. 全员参与；

4. 过程方法；

5. 管理的系统方法；

6. 持续改进；

7. 基于事实的决策方法；

8. 互利的供求关系。

(三) ISO 9000 推行步骤

推行 ISO 9000 有 5 个必不可少的过程，即知识准备—立法—宣贯—执行—监督、改进。以下是企业推行 ISO 9000 的典型步骤，可以看出，这些步骤中完整地包含了上述 5 个过程：

1. 企业原有质量体系识别、判断；
2. 任命管理者代表、组建 ISO 9000 推行组织；
3. 制定目标及激励措施；
4. 各级人员接受必要的管理意识和质量意识训练；
5. ISO 9000 标准知识培训；
6. 质量体系文件编写(立法)；
7. 质量体系文件大面积宣传、培训、发布、试运行；
8. 内审员接受训练；
9. 若干次内部质量体系审核；
10. 在内审基础上的管理者评审；
11. 质量管理体系完善和改进；
12. 申请认证。

企业在推行 ISO 9000 之前，应结合本企业实际情况，对上述各推行步骤进行周密的策划，并给出时间上和活动内容上的具体安排，以确保得到更有效的实施效果。企业经过若干次内审并逐步纠正后，若认为所建立的质量管理体系已符合所选标准的要求(具体体现为内审所发现的不符合项较少时)，便可申请外部认证。

二、ISO 22000 质量体系认证

随着食品安全管理 ISO 22000 标准的公布，食品安全管理工具的清单上又增加了一项新的工具，其目的在于确保食品供应链中不存在薄弱环节，确保在全球范围内的安全食品供应链。

ISO 22000 标准协调了在食品供应链内系统管理安全的要求，并且为全球范围基础上的良好规范提供了独特方案。另外，符合 ISO 22000 标准的食品管理体系可以被认证，这样的认证满足了食品行业供应商不断增长的认证要求。在那些食品行业专家参加制定的 ISO

22000标准中包括HACCP原则，涉及在单项文件里由多个全球食品零售商制定的重要标准，ISO 22000将促进HACCP和在领域内优秀机构制定的食品卫生原则的实施。ISO 22000扩大了ISO 9001：2008质量管理体系标准的成功管理体系方法，ISO 9001：2008质量管理体系标准被广泛地实施在所有行业，但它本身并不具体涉及食品安全。ISO 22000标准是基于假设在一种结构管理体系框架内设计、运行和持续改进的最有效食品安全体系，并且融入到组织的整个管理活动中。ISO 22000可以单独，也可以同其他的管理体系标准结合使用，它的设计与ISO 9001：2008标准充分兼容，并且对已经获得ISO 9001认证的公司来说，将其扩展到ISO 22000认证是很容易的。

第五节　GMP、HACCP、SSOP之间的关系

一、GMP和HACCP的关系

GMP和HACCP系统都是为保证食品安全和卫生而制定的一系列措施和规定。GMP是适用于所有相同类型产品的食品生产企业的原则，而HACCP则依据食品生产厂及其生产过程不同而不同。GMP体现了食品企业卫生质量管理的普遍原则，而HACCP则是针对每一个企业生产过程的特殊原则。

GMP的内容是全面的，它对食品生产过程中的各个环节各个方面都制定出具体的要求，是一个全面质量保证系统。HACCP则突出对重点环节的控制，以点带面来保证整个食品加工过程中食品的安全。形象地说，GMP如同一张预防各种食品危害发生的网，而HACCP则是其中的纲。

从GMP和HACCP各自特点来看，GMP是对食品企业生产条件、生产工艺、生产行为和卫生管理提出的规范性要求，而HACCP则是动态的食品卫生管理方法；GMP要求是硬性的、固定的，而HACCP是灵活的、可调的。

GMP和HACCP在食品企业卫生管理中所起的作用是相辅相成的。通过HACCP系统，我们可以找出GMP要求中的关键项目，通过

运行 HACCP 系统，可以控制这些关键项目达到标准要求。掌握 HACCP 的原理和方法还可以使监督人员、企业管理人员具备敏锐的判断力和危害评估能力，有助于 GMP 的制定和实施。GMP 是食品企业必须达到的生产条件和行为规范，企业只有在实施 GMP 规定的基础之上，才可使 HACCP 系统有效运行。控制 CCP 并不是孤立的。一个缺乏基本卫生和生产条件的企业是无法开展 HACCP 工作的，试想一个企业如果连完整的厂房、能正常运行的生产设备、合适的质量管理人员都没有，还有建立 HACCP 系统的必要和可能吗？所以说，GMP 和 HACCP 对一个想确保产品卫生质量的企业来讲是缺一不可的。

二、SSOP 和 HACCP 的关系

SSOP 在对 HACCP 系统的支持性程序中扮演着十分重要的角色。有了 SSOP，HACCP 就会更有效，因为它可以更好地把重点集中在与食品或加工有关的危害上。SSOP 的设计因企业各异。

三、SSOP 和 GMP 的关系

GMP 是保障食品安全和质量而制定的贯穿食品生产全过程的一系列技术要求、措施和方法。在我国有类同于 GMP 的“食品企业卫生规范”和“保健食品良好生产规范”等 19 个国家标准。SSOP 必须形成文件，这在 GMP 是没有要求的。不过 GMP 通常与 SSOP 的程序和工作指导书是密切关联的，GMP 为它们明确了总的规范和要求。食品企业必须首先遵守了 GMP 的规定，然后建立并有效地实施 SSOP。GMP 和 SSOP 是相互依赖的，只强调满足包含 8 个主要卫生方面的 SSOP 及其对应的 GMP 条款，而不遵守其余的 GMP 条款，也会犯下严重的错误。

总而言之，GMP 是一套规范，SSOP 是一套标准操作程序，HACCP 是一套过程控制体系，三者相互依赖。GMP 和 SSOP 是执行 HACCP 的基础，如果抛开 GMP 和 SSOP 谈 HACCP 计划，HACCP 计划只能成为空中楼阁；同样，只靠 GMP 和 SSOP 控制，也不能保证完全消除食品安全隐患，因为良好的卫生控制并不能代替危害分析和关键控制点。

第二篇　口岸公共场所卫生

第九章　概　述

第一节　公共场所概念

一、公共场所的概念

公共场所是供公众从事社会生活的各种场所。公众是指不同性别、年龄、职业、民族或国籍、不同健康状况、不同人际从属关系的个体组成的流动人群。公共场所是提供公众进行工作、学习、经济、文化、社交、娱乐、体育、参观、医疗、卫生、休息、旅游和满足部分生活需求所使用的一切公用建筑物、场所及其设施的总称。

《国境卫生检疫法》第十八条规定：国境卫生检疫机关根据国家规定的卫生标准，对国境口岸的卫生状况和停留在国境口岸的入境、出境的交通工具的卫生状况实施卫生监督。

《国境卫生检疫法实施细则》第三条规定：卫生检疫机关在国境口岸工作的范围，是指为国境口岸服务的涉外宾馆、饭店、俱乐部，为入境、出境交通工具提供饮食、服务的单位和对入境、出境人员、交通工具、集装箱和货物实施检疫、监测、卫生监督的场所。

《国际卫生条例(2005)》关于入境口岸的定义，是指旅行者、行李、货物、集装箱、交通工具、物品和邮包入境或出境的国际关口，以及为入境或出境的旅行者、行李、货物、集装箱、交通工具、物品和邮包提供服务的单位和区域。

上述区域都可以纳入口岸公共场所卫生监督管理范围。

二、公共场所的范围

公共场所的种类繁多，按用途一般可分为生活服务设施、文化体育设施、公共福利设施及公共交通设施等。根据国务院《公共场所卫生管理条例》，管理范围内的公共场所部门可以分为7类28种：

1. 旅店类　宾馆、饭店、旅店、招待所、车马店、咖啡馆、酒吧、茶座；

2. 洁身美容类　公共浴室、理发店、美容店；

3. 娱乐类　影剧院、录像厅(室)、游艺厅(室)、舞厅、音乐厅；

4. 体育类　体育场(馆)、游泳场(馆)、公园；

5. 文化类　展览馆、博物馆、美术馆、图书馆；

6. 商店类　商场(店)、书店；

7. 等候室类　候诊室、候车(机、船)室、公共交通工具。

这些公共场所都有共同的卫生学特点：人口相对集中，相互接触频繁，流动性大；设备物品供公众重复使用，易污染；健康与非健康个体混杂，易造成疾病特别是传染病的传播；从业人员素质参差不齐、流动性大。其环境的卫生质量与整体人群的健康水平关系极其密切。

根据江苏省卫生厅《关于公布江苏省公共场所卫生监督具体范围的通知》(苏卫监督〔2011〕30号)对公共场所范围的界定：

1. 饭馆　营业面积在100 m^2 以上且安装有空调设施的就餐场所。

2. 公共浴室　包括浴场(含会馆、会所、俱乐部所设的浴场)、桑拿中心(含宾馆、饭店、酒店、娱乐城对外开放的桑拿部和水吧SPA)、浴室(含浴池、洗浴中心)、温泉浴、足浴等，不包括婴儿洗浴。

3. 理发店　不包括无固定服务场所的流动摊点。

4. 美容店　不包括开展医疗美容项目的场所。

5. 游泳场(馆)　不包括婴儿游泳馆。

6. 商场(店)、书店　营业面积在300 m^2 以上的各类百货大楼、超市、综合性或专业性商场(商店)、书城、书吧、书店等，不包括医药商场(店)、农贸市场。

对纳入卫生行政许可、监督范围的各类公共场所,未对其概念及涵盖范围作出具体规定的,按照《公共场所卫生管理条例》、《公共场所卫生管理条例实施细则》和卫生部有关卫生规范的规定执行。

三、公共场所对人群健康的影响

公共场所对从业人员来说是工作劳动的场所,对公众而言却是旅游、购物、学习、娱乐、锻炼、医疗、休息等不可缺少的社会活动场所。公众在公共场所内的活动虽然多为短时滞留,但是存在着人员聚集的特点,会带来各种公共卫生问题。

一方面是公共场所内的环境卫生状况可以直接影响人体健康,主要表现在环境自身的有害因素繁多,来源复杂,各类场所自身的基本卫生条件又相差较大。卫生状况不良、管理不善,都会产生物理、化学及生物性有害作用,使公共场所成为疾病传播的场所。

另一方面,更值得关注的是大量人群的聚集带来的健康风险。大型商场、影剧院、展览馆每天可以接待顾客成千上万人次,场所内人员高度密集,室内环境状况也可能为某些疾病的传播流行提供有利条件。所以,上述公共场所一旦被污染,有害因素可以在短时间内危害大量人员,造成严重社会影响。对于一些小型理发店、旅店、浴池,每天虽接待顾客只有几十人、上百人,但进入场所人员的健康状况具有不确定性和不可预测性,各类处于潜伏期具备传染性的患者就可能混在其中,再加上个人卫生观念淡薄,卫生习惯不佳,极易对环境造成污染,引起疾病传播,并随流动人群大范围传播,造成更大范围内的健康危害。

此外,环境卫生条件不好,也会对人们的心理、生理功能带来不良的影响,使人感到不适、头晕、头痛。如通风不良,人们呼出的气体很快使空气湿度增加,人体散发出的体热使室温升高,影响体温调节,使人感到胸闷、恶心、呕吐。

因此,保持良好的公共卫生,尤其应加强公共场所空气、水质、采光、照明、噪声及顾客用品用具和卫生设施的管理,以创造清洁卫生,安全无害,舒适方便的环境,达到预防疾病保障健康的目的。

第二节 口岸公共场所卫生监督

一、口岸卫生监督机构和卫生监督员

《国境卫生检疫法》规定：国境卫生检疫机关设立国境口岸卫生监督员，执行国境卫生检疫机关交给的任务。因此检验检疫机构根据工作需要设立口岸卫生监督员，对口岸公共场所实施卫生监督。国境口岸卫生监督员在执行任务时，有权对国境口岸和入境、出境的交通工具进行卫生监督和技术指导，对卫生状况不良和可能引起传染病传播的因素提出改进意见，协同有关部门采取必要的措施，进行卫生处理。

根据《国境卫生检疫法实施细则》，卫生监督是指执行卫生法规和卫生标准所进行的卫生检查、卫生鉴定、卫生评价和采样检验。卫生监督机构是卫生监督的基本组织形式，是法定监督机构，属国家监督性质。国家质检总局设在各地的分支机构是国境口岸公共场所的卫生监督机构。

二、卫生监督机构的职责和权利

卫生检疫机构负责依法对口岸范围内的公共场所进行卫生监督，负责监督检查各口岸公共场所卫生标准的执行情况。

1. 经常性卫生监督　是指对口岸公共场所经营单位自取得“卫生许可证”之日起，至下次复核换发证之间所进行的定期或不定期检查、指导、监督和监测等卫生监督工作。

(1) 经营单位的卫生组织、卫生制度、消毒制度等是否建立、健全及执行。

(2) 对口岸公共场所进行卫生监测和卫生技术指导。卫生监测的主要内容包括空气质量、微小气候、水质、采光照明、噪声、公共用品、用具与卫生设施及其消毒效果监测等。通过卫生监测可较全面地了解经营单位的卫生状况，评价经营单位的卫生设施是否符合有关卫生标准和卫生要求，从而发现经营单位存在的卫生问题。然后，卫生监督机构根据卫生学原则和有关卫生标准与要求，针对具体问题进行卫生技术指导，提出改进措施。

由于口岸公共场所单位数量多，分布广，经营服务内容各不相同。卫生监督机构应根据工作需要建立卫生技术档案。档案主要项目应包括：经营资质证书、经营范围、经营场所建筑结构、从业人员基本信息及与卫生有关的基本情况、卫生条件和经常性卫生监测指标的结果等。

(3) 监督从业人员的健康检查。根据《公共场所卫生管理条例》规定，公共场所从业人员应定期检查身体健康。卫生检疫机构负责体检工作的监督指导。体检确诊的传染病患者，由卫生监督机构向患者所在单位发出“职业禁忌人员调离通知书”，经营单位将患者调离直接为顾客服务的岗位。患者治愈后，到指定体检单位复检，结果报卫生检疫机构审核，合格并取得健康证明后同意上岗。

(4) 指导口岸公共场所从业人员的卫生知识培训。口岸公共场所从业人员必须经卫生知识培训合格后方可上岗，以后定期参加卫生监督机构和本单位组织的卫生知识培训。

(5) 对违反《国境卫生检疫法》及其实施细则、《公共场所卫生管理条例》的单位或个人进行行政处罚。经常性卫生监督通过现场调查、巡回监督、抽样检验、审查资料和了解各方面的反映及意见等，及时发现问题，对不符合国家卫生标准的，提出改进意见和建议，对拒不改正或有严重违法行为的单位和个人，予以行政处罚。涉及触犯刑律的，移交司法机关追究其刑事责任。

2. 预防性卫生监督　是指卫生监督机构对口岸公共场所建设项目的选址、设计、竣工验收实施卫生监督。目的是防患于未然，避免浪费资金，预先评估并降低环境对人员健康造成危害的风险。为保证公共场所卫生质量符合卫生标准和卫生要求，根据《公共场所卫生管理条例》及有关规定，凡新建、扩建、改建公共场所的建设项目，在审批之前，卫生监督机构应对其设计任务书或可行性研究方案中卫生篇进行认真审查，提出卫生评价意见。预防性卫生监督与建设项目同步进行，坚持“三同时”，即在设计、施工、竣工验收三阶段，进行公共场所预防性卫生监督。凡选址、设计不符合有关卫生标准和卫生要求的，不允许施工，竣工验收不符合有关卫生规定的，不允许开业。

三、口岸卫生监督员的职责

口岸卫生监督员的职责是对口岸管辖范围内的公共场所进行卫生监督监测和卫生技术指导，宣传卫生知识，指导和协助有关部门对从业人员进行卫生知识培训。根据有关规定对违反《条例》有关条款的单位和个人提出处罚建议。参加对新建、扩建、改建公共场所的选址和设计卫生审查和竣工验收。对公共场所进行现场检查，收集有关资料，包括取证照相、录音、录像等，调查处理公共场所发生的危害健康事故。执行卫生监督机构交付的其他任务。

第三节　口岸公共场所卫生管理

一、目的和意义

口岸公共场所卫生的科学管理，不仅是防止疾病、有害因子传入传出国境的工作需要，也反映了广大群众提高物质文化生活后对精神文明的需求。口岸公共场所制定卫生管理法律法规，用法律的形式来管理口岸公共场所卫生，实行卫生监督，促进口岸公共场所卫生工作法制化、条理化、规范化，反映了广大群众的正当要求和权益。

二、口岸公共场所经营者的管理职责

口岸公共场所的法定代表人或者负责人是其经营场所卫生安全的第一责任人。根据《公共场所卫生管理条例实施细则》的规定，口岸公共场所经营者承担以下管理职责：

1. 公共场所经营者应当设立卫生管理部门或者配备专（兼）职卫生管理人员，具体负责本公共场所的卫生工作，建立健全卫生管理制度和卫生管理档案。

2. 公共场所经营者应当建立卫生培训制度，组织从业人员学习

相关卫生法律知识和公共场所卫生知识，并进行考核。对考核不合格的，不得安排上岗。

3. 公共场所经营者应当组织从业人员每年进行健康检查，从业人员在取得有效健康合格证明后方可上岗。

4. 公共场所经营者应当保持公共场所空气流通，室内空气质量应当符合国家卫生标准和要求。

5. 公共场所经营者提供给顾客使用的生活饮用水应当符合国家生活饮用水卫生标准要求。游泳场（馆）和公共浴室水质应当符合国家卫生标准和要求。

6. 公共场所的采光照明、噪声应当符合国家卫生标准和要求。公共场所应当尽量采用自然光。自然采光不足的，公共场所经营者应当配置与其经营场所规模相适应的照明设施。公共场所经营者应当采取措施降低噪声。

7. 公共场所经营者提供给顾客使用的用品用具应当保证卫生安全，可以反复使用的用品用具应当一客一换，按照有关卫生标准和要求清洗、消毒、保洁。禁止重复使用一次性用品用具。

8. 公共场所经营者应当根据经营规模、项目设置清洗、消毒、保洁、盥洗等设施设备和公共卫生间。公共场所经营者应当建立卫生设施设备维护制度，定期检查卫生设施设备，确保其正常运行，不得擅自拆除、改造或者挪作他用。公共场所设置的卫生间，应当有单独通风排气设施，保持清洁无异味。

9. 公共场所经营者应当配备安全、有效的预防控制蚊、蝇、蟑螂、鼠和其他病媒生物的设施设备及废弃物存放专用设施设备，并保证相关设施设备的正常使用，及时清运废弃物。

10. 公共场所的选址、设计、装修应当符合国家相关标准和规范的要求。公共场所室内装饰装修期间不得营业。进行局部装饰装修的，经营者应当采取有效措施，保证营业的非装饰装修区域室内空气质量合格。

11. 室内公共场所禁止吸烟。公共场所经营者应当设置醒目的禁止吸烟警语和标志。公共场所经营者应当开展吸烟危害健康的宣传，并配备专(兼)职人员对吸烟者进行劝阻。

12. 公共场所经营者应当按照卫生标准、规范的要求对公共场所的空气、微小气候、水质、采光、照明、噪声、顾客用品用具等进行卫生检测，检测每年不得少于一次；检测结果不符合卫生标准、规范要求的应当及时整改。公共场所经营者应当在醒目位置如实公示检测结果。

13. 公共场所经营者应当制定公共场所危害健康事故应急预案或者方案，定期检查公共场所各项卫生制度、措施的落实情况，及时消除危害公众健康的隐患。

14. 公共场所发生危害健康事故的，经营者应当立即处置，防止危害扩大，并及时向县级人民政府卫生行政部门报告。

三、口岸公共场所的卫生管理

(一) 申办《国境口岸卫生许可证》

根据《国境卫生检疫法》、《公共场所卫生管理条例》的相关规定，口岸公共场所经营单位须取得《国境口岸卫生许可证》后方可营业。卫生许可证到期前还应及时申请换证。

(二) 建立卫生管理制度

卫生管理制度的建立使从业人员和顾客都有章可循，这是使公共场所卫生符合卫生标准与要求的重要条件。制定时应结合本单位实际情况，内容尽可能明确、具体、切实可行，包括制定卫生规章制度的目的、任务、要求、责任和违章惩治办法等。制度一经制定就要坚决执行，并定期检查执行情况，防止流于形式。

(三) 办理健康证明

按照《国境卫生检疫法实施细则》的相关规定，国境口岸公共场所从业人员应当持有卫生检疫机关签发的健康证明书。该证书自签发之日起 12 个月内有效。口岸公共场所经营者应当组织从业人员每年进行健康检查，从业人员在取得有效健康合格证明后方可上岗。

根据《公共场所卫生管理条例》和《公共场所卫生管理条例实施细则》的规定，患有痢疾、伤寒、甲型病毒性肝炎、戊型病毒性肝炎等消化道传染病的人员，以及患有活动性肺结核、化脓性或者渗出性皮肤病等疾病的人员，治愈前不得从事直接为顾客服务的工作。

（四）进行卫生知识和卫生管理知识培训

在公共场所经营单位从事卫生管理工作的人员、负责人、法人代表，到职前应接受必要的卫生知识培训，掌握与本部门、本单位经营有关的卫生知识和卫生管理知识。公共场所的从业人员在进入岗位之前应进行职业卫生知识培训，掌握与工作岗位有关的卫生知识。新参加工作的从业人员应当经过卫生知识培训合格后方可上岗工作。从业人员卫生知识复训每两年进行一次。先培训后上岗应成为一种制度。

（五）从业人员个人卫生

公共场所从业人员个人卫生状况与从业人员自身及顾客的健康关系密切。因此，从业人员个人卫生应纳入卫生管理工作范畴。主管部门和经营单位要教育职工搞好个人卫生并经常督促检查。从业人员也应自觉搞好个人卫生。

（六）卫生宣传教育

卫生宣传教育是卫生管理工作的一项重要内容，其对象包括进入公共场所的人群和从业人员。宣传内容包括：国家有关卫生法律法规；经营单位在经营服务活动中的卫生学特征，进入公共场所的人员和从业人员维护公共场所卫生的义务和责任；一般卫生常识及卫生管理制度等。宣传方式可采用广播、电视、报纸、宣传栏、标语及其他适当方式。

（七）建立健全公共场所卫生管理档案

口岸公共场所经营者应当设立卫生管理部门或者配备专（兼）职卫生管理人员，具体负责本公共场所的卫生工作，建立健全卫生管理制度和卫生管理档案。卫生管理档案应当有专人管理，分类记录，至少保存两年。口岸公共场所卫生管理档案应当包括下列内容：

1. 卫生管理部门、人员设置情况及卫生管理制度；

2. 空气、微小气候（湿度、温度、风速）、水质、采光、照明、噪声的检测情况；

3. 顾客用品用具的清洗、消毒、更换及检测情况；

4. 卫生设施的使用、维护、检查情况；
5. 集中空调通风系统的清洗、消毒情况；
6. 安排从业人员健康检查情况和培训考核情况；
7. 公共卫生用品进货索证管理情况；
8. 公共场所危害健康事故应急预案或者方案；
9. 省、自治区、直辖市卫生行政部门要求记录的其他情况。

第四节　口岸公共场所卫生检测

口岸公共场所经营者应当按照卫生标准、规范的要求对公共场所的空气、微小气候、水质、采光、照明、噪声、顾客用品用具等进行卫生检测，检测结果不符合卫生标准、规范要求的应当及时整改。公共场所经营者不具备检测能力的，可以委托检测。公共场所经营者应当在醒目位置如实公示检测结果。

现行的口岸公共场所卫生检测工作可以参照《公共场所卫生监测技术规范》(GB/T 17220—1998)的相关要求执行。本培训手册出版时，GB/T 17220 所示版本均为有效。所有标准都会被修订，实际使用本标准时，使用单位应探讨使用上述标准最新版本的可能性。

一、采样时间和频率

根据《公共场所卫生管理条例实施细则》的规定，口岸公共场所经营者对公共场所的空气、微小气候、水质、采光、照明、噪声、顾客用品用具等进行的卫生检测，每年不得少于一次。

二、检测点的选择

(一) 选点原则

1. 空气质量(包括物理因素)的检测点(以下称检测点)应选择在公共场所人群经常活动，且停留时间较长的地点，但不能影响人群的正常活动。

2. 检测点应该考虑现场的平面布局和立体布局。高层建筑物的立体布点应有上、中、下三个检测平面，并分别在三个平面上布点。

3. 检测点应避开人流通风道和通风口，并距离墙壁0.5～1 m远，高度0.8～1.2 m。

4. 确定检测点时可用交叉布点，斜线布点或梅花布点的方法。

5. 采样时应准确记录采样现场的气温、气湿、风速微小气候，采样流量以及采样时间。

6. 公共卫生用品的采样点应选择在人群使用该物品时接触频率较高的部位。

（二）数目

1. 进行空气检测时应按照公共场所不同性质、规模大小、人群经常停留场所分别设置数量不等的检测点。各类公共场所检测点数目参照各类口岸公共场所检测的要求执行。

2. 对公共卫生用品进行检测时，其检测卫生用品的数量以不超过各类物品投入使用总数的5%计算。对各类卫生用品、用具投入使用总数不超过10件的单位，各类物品的采样数量应在1件以上。

（三）检测频率和样品要求

1. 发证监测模式　空气检测应该检测1天，每日上午、下午和晚上各采样1次，或者在营业前，营业中和营业结束前各采样2次。每次采样应采平行样品。

2. 经常性卫生检测模式　空气检测只进行一次性检测或者在营业高峰时间内检测1次，每次采样应采平行样品。

3. 公共场所卫生学评价模式　连续监测3天，每次监测必须采集平行样品。

三、各类口岸公共场所检测的要求

（一）空气、水样检测的要求

1. 旅店业空气检测的要求见表9-1。

表 9－1　旅店业客房空气检测要求

客房间数	≤100	>100
采样点数(个)	客房数 5%～10%	客房数 1%～5%
采样高度(米)	0.8～1.2	0.8～1.2

采样频率
模式 1：(1) 星级宾馆，或相当于星级宾馆，每 3 小时采样 1 次，检测 1 天(7 点～22 点)；(2) 普通旅店、招待所等检测 1 天(上午、下午、晚上各 1 次)。
模式 2：对星级宾馆或相当于星级宾馆、普通旅店、招待所等进行一次性检测。

2. 文化娱乐场所空气检测的要求见表 9－2 和表 9－3。

表 9－2　影剧院、音乐厅、录像厅(室)空气检测要求

座位数(个)	≤300	≤500	≤1 000	>1 000
采样点数(个)	1～2	2～3	3～4	5
采样高度(米)	1.2	1.2	1.2	1.2

采样频率
模式 1：检测 1 日，1 日检测 1～2 场，每场采样 3 次(开映前 10 分钟，开映后 10 分钟，结束前 15 分钟)。
模式 2：检测 1 场，采样 3 次(开映前 10 分钟，开映后 10 分钟，结束前 15 分钟)。

表 9－3　舞厅、游艺厅、茶座、酒吧、咖啡厅空气检测要求

面积(m^2)	≤50	≤100	≤200	>200
采样点数(个)	1	2	3	3～5

采样高度(米)：舞厅 1.5 m，其他场所 1.2 m。
采样频率：检测 1 场，采样 3 次(开场前 30 分钟，营业高峰和结束前 30 分钟各 1 次)。

3. 公共浴室空气检测的要求见表 9－4。

表 9－4　更衣室(包括休息室)空气检测要求

床(铺)位数(个)	≤100	>100
采样点数(个)	1	2
采样高度(米)	0.8～1.2	0.8～1.2

采样频率
模式 1：监测 1 日，在营业高峰时间采样 2～3 次。
模式 2：一次性(在营业高峰时间)采样检测。

4. 理发店、美容店空气检测的要求见表 9-5。

表 9-5　理发店、美容店空气检测要求

座位数(个)	≤10	≤30	>30
采样点数(个)	1	2	3
采样点数(米)	1.2～1.5	1.2～1.5	1.2～1.5
采样频率 模式 1:营业时间内检测 1 天,1 天采样 2～3 次。 模式 2:营业时间内一次性采样检测。			

5. 游泳馆、体育馆检测的要求见表 9-6。

表 9-6　游泳馆、体育馆空气检测要求

观众座位数(个)	<1 000	～5 000	>5 000
采样点数(个)	3	5	8
采样高度(米)	1.2	1.2	1.2
采样频率:开放季节内,在营业高峰时间检测 2 次。			

6. 游泳池水样检测要求见表 9-7。

表 9-7　游泳池水样检测要求

面积(m^2)	儿童池	成人游泳池		天然游泳场	
		≤1 000	>1 000	≤2 500	>2 500
采样点样(个)	1	2	3	5	>5
采样频率和位置:游泳池开放季节,检测 1 日,采水样 1～2 次(高峰时间);在水面下 30 cm 处取水样 450 ml。天然游泳场,开放季节内采样 1 次;在水面下 30 cm处取水样 450 ml。					

注:游泳池水质项目分析按游泳池卫生标准规定进行。

7. 展览馆、图书馆、美术馆、博物馆、商场、书店、医院候诊室、就餐场所、公共交通等候室空气检测的要求见表 9-8。

表 9-8　展览馆、图书馆、美术馆、博物馆、商场、书店、医院候诊室、就餐场所、公共交通等候室空气检测要求

面积(m^2)	200～1 000	～5 000	≥5 000
采样点数(个)	2	4	6
采样高度(米)	1.2～1.5	1.2～1.5	1.2～1.5

采样频率
模式 1:检测 1 日,客流高峰时采样 2～3 次。
模式 2:一次性采样监测。

8. 公共交通工具室内空气检测，按照相应专业特点参照本节采样要求进行采样检测。公共交通工具卫生标准详见第十三章《候客室与交通工具卫生》。

9. 集中空调通风设系统应按照《公共场所集中空调通风系统卫生管理办法》和《公共场所集中空调通风系统清洗规范》要求管理。

(二) 公共卫生用品的采样部位的要求

1. 茶(餐)具采样　应在茶(餐)具与口唇接触处(即1.5 cm高度)的内外缘采样一周。

2. 毛巾、枕巾(套)采样　应在毛巾、枕巾(套)对折后两面的中央 5 cm×5 cm 面积上用力均匀涂抹 5 次。

3. 床单、被罩采样　应分别在床单、被罩两端的中间5 cm×5 cm 处以及床单、被罩的中央部位 5 cm×5 cm 面积上用力均匀涂抹 5 次。浴巾、浴衣、浴裤随机选择某部位5 cm×5 cm 面积上用力均匀涂抹 5 次。

4. 脸(脚)盆采样　应在盆内壁 1/2～1/3 高度处涂抹一圈采样。浴盆在盆内四壁及盆底呈梅花状布点采样。

5. 拖鞋采样　应在每只拖鞋鞋面与脚趾接触处 5 cm×5 cm面积上有顺序均匀涂抹 3 次采样。一双拖鞋为一份样品。

6. 恭桶座垫采样　应在座垫圈前 1/3 部位采样。

7. 理发推子采样　应在推子前部上下均匀各涂抹 3 次。一个推子为一份样品。

8. 理发刀、剪和修脚工具的采样　应在使用的刀、剪刃的两个侧面各涂抹一次采样。两个刀(或两个剪)为一份样品。

9. 胡刷采样　胡刷应浸泡在50 mL无菌生理盐水中充分漂洗(或用棉拭子在胡刷内外面均匀地各涂抹2次)。使用一次性胡刷不采样。

（三）现场采样与检测操作

1. 空气中细菌的采集　采用平皿暴露沉降法或使用空气微生物采样器法。

2. 水样的采集　对游泳池水质监测，除水温和余氯在现场测定，其余指标在实验室进行，水样应在按对角线分布的三个点采集，边点应离开池壁1米远。取水应在水面下30厘米处。pH、浑浊度、耗氧量、尿素水样：将500毫升采样瓶用采样点处池水冲洗后，取水样450毫升送检，按《游泳用水水质检验方法》测定。

细菌水样：将500毫升加入0.02克硫代硫酸钠粉经高压灭菌的采样瓶带至现场，把密封纸取掉，在水面下30厘米处打开瓶盖，迅速取水约450毫升，盖好瓶盖，取出水面，封瓶送检。按《游泳用水水质检验方法》测定。

3. 水温测定　用温度计测定水面下30厘米处水温。

4. 余氯测定

(1) 概念：余氯是指水经过加氯消毒，接触一定时间后，水中所余留的有效氯。氯投入水中后，除了与水中细菌、微生物、有机物、无机物等作用消耗一部分氯量外，还剩下了一部分氯量，这部分氯量就叫做余氯。余氯可分为化合性余氯和游离性余氯。化合性余氯又叫结合性余氯，是指水中氯与氨的化合物，有NH_2Cl、$NHCl_2$及$NHCl_3$三种，以$NHCl_2$较稳定，杀菌效果好。游离性余氯又叫自由性余氯，指水中的ClO^-、$HClO$、Cl_2等，杀菌速度快，杀菌力强，但消失快。化合性余氯与游离性余氯之和称为总余氯。自来水出水余氯是指游离性余氯。

(2) 余氯的测定方法：水中余氯测定的标准方法是碘量法。但是碘量法操作繁琐，需专业技术人员，分析周期长，无法满足对水质进行快速、即需即检的要求，不适合于现场分析。快速余氯检测产品在原理上分为两种，采用邻联甲苯反应和采用 DPD 试剂（N，N-二乙基-1，4-苯二胺）反应。邻联甲苯胺与水中余氯反应后溶液呈黄色，由于邻联甲苯胺试剂本身有致癌危险，现在在食品等行业的应用会受到一些限制。DPD 试剂与水中余氯反应后溶液呈红色。在碘化物催化下，一氯胺也能与 DPD 反应显色，在加入 DPD 试剂前加入碘化物时，一部分三氯胺与游离余氯一起显色，通过变化试剂的加入顺序可测得三氯胺的浓度。

便携式余氯比色计多采用亚克力制成的标准色板，比色计正面的中间有两个比色观察孔，右上角有一数值孔，上面为两个放置比色瓶的比色槽，右侧面有比色盘转轮。一定体积的水样在投加了经过精心设计的定量试剂组合后，发生显色反应，用显色后的水样与标准色板进行对照，比色定量。现场用余氯比色计测定时，先用池水洗比色杯 3 次后，取采样点水样 10 毫升，加入邻联甲苯胺溶液 2～3 滴，摇动后立即比色为游离性余氯，放置 5 分钟后比色为化合性余氯含量。便携式余氯比色计的测量范围一般在 0.05～10 mg/L，读数分度一般为 0.1 mg/L。

余氯检测仪相当于一台小型的分光光度计，水样经与专门的试剂反应后，通过分光光度方法计算出其余氯/总氯值。余氯检测仪的特点是将检测过程需要用的试剂设计成专门的试剂包，而仪器本身也包含了标准曲线，使用者无需专业知识去调配试剂和制作曲线，能够在几分钟内准确的检测余氯的含量，能够极方便企业快速的监控水中余氯的含量。余氯检测仪的测量范围一般在 0～5 mg/L（余氯或总氯），准确度±5%或±0.035 mg/L（按 Cl_2 计，取较大者），测量精度±5%或±0.005 mg/L（按 Cl_2 计，取较大者），最低检测限 0.035 mg/L。

5. 微小气候检测

（1）气压的测定：做空气中有害物质检测时，为了便于换算和评价，应做气压测定。测定气压使用的气压计有水银气压计和空盒气压计，为携带方便，现场工作使用空盒气压计。空盒气压计必须经常对照水银气压计来进行校正。

（2）气温与气湿的测定：气温测定可使用普通温度计、干湿球温度计、通风湿度计或数字式温度表。测定时将温度计放在现场10分钟后读数。测定时应避免温度计受到太阳直射和其他热源辐射的影响。

气湿测定使用普通干湿球温度计或通风湿度计。使用通风湿度计时，使通风器转动，在通风5分钟后读数。采用通风湿度计或干湿球温度计可同时测定气温与气湿，干球所指示的温度应是现场气温。

可采用经校准的便携式检测仪测定。

(3) 室内风速测定：口岸公共场所室内风速测定使用测定范围为0.05～2米/秒的热球式电风速计。使用时应先调满度，再调零位，测定开始时使表针指在零点位置，轻拉测杆露出探头，使探头上的红点面对风向，根据电表读数。若测室外或通风管道风速较大(大于10米/秒)时，可用杯状风速计或翼状风速计。

(4) 通风量：通风口面积(S)1平方米以下选择1个点，1平方米以上选择9个点测量风速，依测定结果求出平均风速(V)，再按公式计算总风量。

总风量(立方米/小时)$=3\ 600\times V\times S$　V：平均风速(米/秒)，S：通风口面积(平方米)。

(5) 空气中有害物质浓度的表示：单位体积空气中有害物质的含量，称为该物质在空气中的浓度。重量浓度常用mg/m^3。体积浓度常用ppm(百万分)和%(百分比)表示。mg/m^3表示法对各种状态物质均可适用，ppm和%表示法只适用于呈气态或蒸气态存在的物质，不能用于以气溶胶状态存在的物质。需要时可以将不同表示法的气态物质浓度进行换算。有害物质如甲醛、氨、苯、VOC、SO_2等。

近年来引起公众广泛关注的空气污染物以PM2.5为甚。PM2.5是指大气中直径小于或等于2.5微米的颗粒物，也称为可入肺颗粒物。它的直径还不到人的头发丝粗细的1/20。虽然PM2.5只是地球大气成分中含量很少的组分，但它对空气质量和能见度等有重要的影响。与较粗的大气颗粒物相比，PM2.5粒径小，富含大量的有毒、有害物质且在大气中的停留时间长、输送距离远，因而对人体健康和大气环境质量的影响更大。

6. 采光、照明检测　公共场所适宜的采光和照明可以减少视力疲劳，提高工作效率，自然光还能杀灭细菌。因此，公共场所的照度测量有重要的卫生学意义。照度测量使用照度计，目前常用的有指针式或数字式两类。对于变换量程的照度计，测量前先估计光源强弱，选择量程档。测量时要注意手柄光电池面与外来光线呈垂直位置。不应倾斜，以减少测量误差。测量时间以 30 秒内为宜，保持时间不应过长。照度单位勒克斯(Lux)。

7. 噪声检测　噪声测定仪器为声级计。在测定中常以声级分贝数来表示噪声的大小，称为“A”声级，写 dB(A)。

用普通声级计测定时，把声级计握于手中，传声器离地面 1.2 米，与操作者距离约 0.5 米，以减少人体反射的影响。测盘读数应每 5 秒读一个瞬时值，每个监测点每次应记录 3 个以上读数。

较大的公共场所(大于 100 m^2)距声源(或一侧墙壁)中心划一直线至对侧墙壁中心，在此直线上取均匀分布的三点为监测点；较小的公共场所(小于 100 m^2)在室中央取一点为监测点。

文化娱乐场所、商场(店)，测定营业前 30 min，营业后 30 min，营业结束前 30 min 的噪声 dB(A)。

旅店业、图书馆、博物馆、美术馆、展览馆、医院候诊室、公共交通等候室、公共交通工具均在营业后 60min 测定。

(四) 现场采样操作的质量控制

1. 每次检测前应对现场检测人员进行工作培训，其内容包括检测目的、计划安排、检测技术的具体指导和要求、记录填写以及工作责任感等，以确保工作质量。为使检测工作满足科学、准确、客观、可靠，开展口岸公共场所卫生检测前应制订必要的检测计划。现场检测计划应包括以下内容：①明确检测目的。②确定检测范围和对象。③明确检测项目指标。④确定采样方式。⑤确定样本数。⑥拟定结果分析提纲。⑦编制检测记录表。⑧组织实施检测计划。

2. 现场采样前，必须详细阅读仪器的使用说明，熟悉仪器性能及适用范围，能正确使用检测仪器。

3. 每件仪器应按计量规定定期进行检定。修理后的仪器应重新进行计量检定。每次连续检测前应对仪器进行常规检查。

4. 采样器的流量于每次采样之前进行流量校正。校正流量时必须使用现场采样的吸收管。

5. 微生物采样必须在无菌条件下操作。采样用具，如采样器皿、试管、广口瓶、剪子等，必须经灭菌处理，无菌保存。

(五) 样品送检要求

1. 采样前或采样后应立即贴上标签，每件样品必须标记清楚(如名称、来源、数量、采样地点、采样人及采样年月日)。

2. 样品(特别是微生物样品)应尽快送实验室。为防止在运输过程中样品的损失或污染，存放样品的器具必须密封性好，小心运送。

3. 送检时，必须认真填写申请单，以供检验人员参考。

(六) 检测项目和检验方法

1. 检测项目见 GB 9663～9673—1996 和 GB 16153—1996。

2. 检验方法见《公共场所卫生标准检验方法》。

(七) 检测数据整理

1. 数据的表达。测定的数据与检测仪器灵敏度和分辨度有关。测定结果低于检出限的数值，应记录为低于该检出限，并同时记录方法的检出限。

2. 在仪器分辨度以下数据的判断和计算数据的判断只能保留一位，且不宜作过细的判断。

3. 异常值的取舍。在测试分析中一旦发现明显的过失误差，应随时剔除由此产生的数据，以便测定结果更符合客观实际。但在未确定其是否为技术性失误所致之前，不可随意取舍。

4. 将获得的检测数据归类，分组整理后提出平均值、检出最高值和最低值范围，并与卫生标准比较。合格率的方式描述。对于两组资料的比较，必须注意其间的可比性。

5. 根据检测结果和检查结果进行综合分析，对被检测场所作出卫生质量评价报告，并提出改进建议。

第十章　口岸公共场所基本卫生要求

第一节　选址设计要求

一、口岸公共场所选址卫生要求

口岸公共场所建筑物的选址原则上应满足以下卫生要求：

1. 日照、通风、消暑、防寒等条件良好。这对于保证公共场所建筑物室内微小气候适宜和空气新鲜有重要作用。

2. 地势平坦、干燥，或略具 2～5 度坡度，以利降水的排出。

3. 土壤干燥、清洁、渗水性能好，地下水位低。

4. 地段与工业烟尘、噪声、振动等污染源之间应设置一段距离；无法避免时，可预留出能栽植树木或修建各种防护设施的地方。

5. 交通方便，环境整洁、幽静。

二、设计卫生要求

（一）平面配置与卫生设施设置

口岸公共场所建筑的内部结构布局应当合理。根据不同行业的特点，进行平面配置，既要满足业务经营的需要，又要考虑建筑物内部的使用程序，使功能分区、交通流线、朝向、采光和通风等符合卫生学要求。如游泳场馆的建设，就应该根据进场—更衣—排便—冲洗淋浴—浸脚消毒—入池的程序要求来合理安排配置更衣室、厕所、浸脚消毒池等辅助设施。

口岸公共场所建筑物除了具有良好的平面配置外，还必须配以完善的卫生设施才能起到应有的功效，更好地发挥其服务性能。这些卫生设施有：

1. 符合各行业配置标准的人工照明。

2. 必要的机械通风和空调设置。

3. 集中式供暖、供冷热水管道和下水道设置。

4. 卫生间和公用厕所。

5. 必要的电梯、扶梯或步行梯设置。

6. 其他一些特殊卫生设施的设置。

（二）朝向和间距

从我国大部分地区位置来看，建筑物的朝向最好是向南或东南。两建筑物的间距不应低于前排建筑物高度的 1.5 倍。合理的朝向和适当的间距是保证室内获得充分日照、采光和通风的必要条件，也是改善室内微小气候、提高空气质量的重要保证。

（三）进深与净高

房屋的进深与净高是建筑设计卫生的两项重要指标，它与室内日照、采光、微小气候和室内空气质量关系密切，如进深过大，阳光不易直接照到室内深处，光线不足，换气不好。一般要求单侧采光的房屋，进深不得大于窗上缘到地面高度的 2.5 倍；双侧采光，不得大于 5 倍。净高是指室内地面到天花板或顶棚的距离。不同的公共场所应根据其性质和特点来决定其高度，如影剧院的观众厅、体育馆、展览馆、博物馆、宾馆、接待厅等，净高最低不得少于 3.5 米，以保证足够的容积，使观众或顾客感到视野开阔，心情舒畅，旅店的客房、理发店、浴池休息间等，一般要求 2.8～3.0 米，南方不得低于 2.8 米。

（四）容积和面积

容积的大小关系到室内空气的清洁度，可作为衡量室内空气质量的一个间接指标。足够的容积可保持室内清洁。国内外研究认为，人均室内容积达 25 立方米时，才能保证室内空气质量良好。面积是构成容积的一个基本因素，是人群活动的基本条件，不同类型的公共场所按其功能与需要，各有不同的要求。其基本特点是满足需要，防止拥挤，保证环境质量，为人们创造一个舒适方便的生活环境。在建筑设计上，除了以上卫生要求外，对不同公共场所还有其他一些具体卫生要求，将在以后各论中分别阐述。

口岸公共场所的合理选址和设计卫生，是做好公共场所卫生监督管理工作的前提和基础。因此，各类公共场所在新建、扩建、改建时，应该遵守国家有关法规，向当地卫生监督机构进行申报，提供建设任务书和设计图纸与资料，以便获得正确的卫生指导，严格的卫生审查，避免因设计不周而返工浪费，造成不必要的经济损失或妨碍人体健康。

第二节　基本卫生要求

一、微小气候

建筑物内部由于围护结构（墙壁、屋顶、门窗、地板）的作用，形成了与室外不同的室内气候，称为建筑物微小气候。它主要有气温、气湿、气流和辐射四个因素构成。

1. 气温　对人体的热平衡起着重要的作用。室内气温过高，会使人感到炎热不安；室温过低，会使人感到寒冷不适。由于人们长期生活在不同的气候区，对室温变化的适应能力有所不同。但这种适应能力是有限的。气温是构成微小气候的主要因素，对公共场所的卫生至关重要。因此规定夏季室内气温适宜温度范围为 24～25 ℃，冬季室内气温适宜温度范围为 18～20 ℃。

2. 气湿　一般由空气中水蒸气量决定。在判定室内外湿度时，常以相对湿度（%）计。相对湿度小，空气干燥，有利汗液蒸发，高温也易耐受；反之，则难于耐高温。高温高湿对人体调节不利，人容易中暑。气湿过低，会引起口腔、鼻腔及上呼吸道黏膜干燥，甚至破裂出血，并降低呼吸道防御功能而易患感冒。鉴于人们对湿度变化的适应能力较强，一般认为，相对湿度在 30%～70%之间为宜。

3. 气流　空气的流动为气流，常用单位为米/秒。适宜的气流不仅有利于通风换气，净化室内污浊的空气，还能对皮肤产生良好的保护作用，引起皮肤血管的反射，改善体温调节。

如室内空气不流动或流速过小，机体散热困难，空气质量会变坏。室内风速过大，冬季会感到寒冷。一般认为室内气流应保持在 0.1～0.5 米/秒的范围内，夏季可稍大一些，但不要大于 0.5 米/秒。

4. 辐射　在夏季建筑物的围墙比室内温度高，有时甚至高于皮肤温度，人体就吸收围墙的辐射热，称为正辐射。在冬季，围墙温度比室内低，人体向外辐射散热，称负辐射。桑拿浴就是利用正辐射原理，使人感到舒适。

二、空气质量

空气是疾病传播的媒介之一。公共场所由于人群聚集，流动频繁，易造成空气污浊，疾病传播，而生产与生活活动产生的空气污染也会对人体健康造成危害。所以，空气质量是衡量公共场所卫生的一项重要内容，直接关系到人们的身体健康。

衡量空气质量的主要指标包括一氧化碳、二氧化碳、空气中悬浮物、致病微生物及甲醛等。

1. 一氧化碳　公共场所空气中最为常见的有毒气体。公共场所空气一氧化碳浓度高的原因主要是空间容积小、人群聚集、吸烟。另外的原因是工业排放，交通频繁，生活炊事、炉灶取暖燃料燃烧不完全等。一氧化碳对人体健康危害很大，属血液毒性物质。它与血红蛋白结合，产生碳氧血红蛋白，阻断血液携氧能力，使细胞缺氧，其中以神经细胞最为敏感。当室内空气中一氧化碳浓度超过 50 毫克/立方米时，就会出现头痛、头昏、甚至昏迷等中毒症状。浓度达 700 毫克/立方米时，在室内停留 2 小时就可死亡。即使是一些低浓度的一氧化碳对一些敏感人群如心肺血管病人、孕妇、婴儿也可以引起中毒。在公共场所内，要求一氧化碳的含量不得超过 10 毫克/立方米。

2. 二氧化碳　公共场所空气中的二氧化碳主要来自燃料的燃烧、吸烟和人们的呼吸。二氧化碳本身无毒，但空气中的二氧化碳含量增高，说明空气受污染。当室内空气中二氧化碳达 4%时，可引起头痛、憋气、8%以上时因缺氧导致死亡。公共场所卫生标准规定公共场所二氧化碳不应超过 0.07%～0.15%。

3. 悬浮颗粒物　悬浮颗粒(Particulate)，俗称尘埃，泛指悬浮在气体当中的微细固体或液体。总悬浮颗粒物和可吸入颗粒物是人们较为熟悉的两种大气污染物。总悬浮颗粒物，也称 PM100，即直径小于和等于 100 微米的颗粒物；可吸入颗粒物，又称 PM10，指直径小于或等于 10 微米，可以进入人的呼吸系统的颗粒物。近年来，直径小于 2.5 微米的颗粒，也称 PM2.5，因为它可以直接进入肺泡，对人体危害极大，引起公众的广泛关注。

颗粒物的成分很复杂，主要取决于其来源。来源地表扬起的尘土，主要含有氧化物矿物和其他成分。海盐是颗粒物的第二大来源，其组成与海水的成分类似。PM2.5 可以由硫和氮的氧化物转化而成，而这些气体污染物往往是人类对化石燃料（煤、石油等）和垃圾的燃烧造成的。在室内，二手烟是颗粒物最主要的来源。因此只要是燃烧烟草产品，都会产生具有严重危害的颗粒物；同理也适用于焚香及燃烧蚊香。

4. 致病微生物　空气中致病微生物包括结核杆菌、白喉杆菌、溶血性链球菌、金黄色葡萄球菌、脑膜炎双球菌、流感病毒、麻疹病毒等。其主要来源是患者（包括潜伏期患者）的室内活动，如咳嗽、喷嚏、谈笑时，造成致病微生物随飞沫散布于空气中。致病微生物以多种方式污染地面后，再随尘埃飞扬于空气中，加上人员集中，通风不良，清扫不合理，也可增加空气致病微生物的感染。

5. 甲醛　甲醛主要来源于化学纤维、喷漆、建筑材料等，具有强烈刺激性。空气含量达百万分之一时，就会对人的眼睛、鼻黏膜、呼吸道和皮肤产生刺激作用。长期接触低浓度的甲醛，可发生慢性中毒，引起咳嗽、多痰、失眠、头痛等症状。另外，甲醛还是一种潜在致癌物，与某些癌症的发生有关。规定公共场所的甲醛浓度不应超过 0.12 毫克/立方米。

三、采光照明

人们为了生产生活的方便，常要利用阳光和其他光源来采光照明。以太阳光为光源者，叫自然采光。以电灯、蜡烛或其他灯具为光源者，叫人工照明。采光照明的强度用照度表示，单位用勒克斯(LUX)。

公共场所采光的基本要求是室内光线充足，分布均匀，防止眩目和室内过热。

人工照明的基本要求是安全，照度足，分布均匀，光谱接近日光，光源固定，避免眩目。为此，灯具悬挂地点与高度要适当，并使用保护角较大的灯罩。保护角(即灯丝水平线与灯丝至灯罩底边线所成的夹角)不小于25度为宜。

为了保证室内光线充足，室内采光面积与地面积有一个合适的比例，这个比例叫采光系数。不同的建筑用房有不同的要求，一般公共场所规定在1/5～1/15之间，旅馆客房、图书馆阅览室以1/6～1/10为宜。窗台高度不宜超过1米，窗上缘离天花板距离不得大于0.5米。窗外不宜栽植高大树木，与前面建筑物的间距应在其高度的1.5倍以上。室内进深不宜过大。室内墙壁和天花板颜色以白色最好，其对光反射率比灰色、黄色大1倍。窗户玻璃要经常保持洁净，积尘和不清洁的玻璃要减少40%左右的光线。

四、噪声

噪声是人们所厌恶的一种声响。公共场所的噪声来源于两方面：一是由附近的工厂车间机器振动发出的工业噪声和室外街道车辆发出的交通噪声传入室内；二是公共场所内部由于人们活动、谈笑和各种设备发出的生活噪音。这些噪声可造成心理紧张，影响植物神经系统和内分泌系统。噪声造成的交感神经系统紧张可使心动加快、血压上升、胃肠活动受抑制、出冷汗、面色发青等。

噪声的危害，一是影响听觉。噪声长期作用于人体，会发生永久性听力丧失，当噪声大于150分贝时，能立即破坏听觉器官，使听觉功能部分或全部丧失。二是影响休息和睡眠。三是影响工作和健康。长期处于强噪声的条件下，可出现神经衰弱。噪声的卫生标准，旅馆内一般不得超过50分贝，商场室内不得超过66分贝等。

五、通风与换气

通风与换气对公共场所至关重要。它是为了缓和夏季室温过高或净化冬季室内化学、生物学污染而进行的空气交换。其目的在于利用新鲜空气创造与恢复房间良好的空气卫生质量。

根据通风的形式通常将通风与换气分为自然通风与人工通风。自然通风是利用自然风压进行的。而人工通风则靠机械通风来完成。通风换气的卫生要求如下：

1. 提供必需的新鲜空气。室内的新鲜空气要依靠必要的自然换气来提供，不同用途的房间必要换气量不同。一般商店要求每人每小时60立方米的换气量，影剧院50立方米，居室30～50立方米，医院传染病房150立方米。这就要求房间有足够的面积及必要的通风设备、通风窗口。

2. 不同用途的房间应保证必要的换气次数。普通房间的换气次数应达每小时5～6次，其室内风速亦不得大于每秒0.5米。

3. 维持室内适宜的微小气候。

4. 用机械通风，应保证通风设备的正常运转，其管理和使用都简单方便。

5. 无噪声、无危险。

六、公用设施

为改善公共场所的环境卫生和满足顾客、旅客的要求，公共场所常设有各类公用设施。如公共用具，包括茶具（口杯、漱洗杯）、面盆、脚盆、拖鞋、毛巾、浴巾、被套、枕套、床单等。公用设施包括公共卫生间、淋浴设施、消毒间等。这些设施的卫生要求详见各论。

七、水的卫生

（一）生活饮用水

公共场所离不开生活饮用水。这不仅是顾客盥洗饮用的需要，而且清扫卫生和洗刷公用物品，以及空调器用水等都需要清洁的水，有些公共场所，如浴室、游泳馆若无生活饮用水便不复存在。

1. 公共场所生活饮用水包括集中式给水（市政或自备自来水）、分散式给水（井、河，湖、水库）、盛装供饮用的舱（箱）水、茶炉水、壶水（开水或凉开水）。

2. 因饮用水质不良引起的疾病主要有介水传染病、生物地球化学性疾病等。

介水传染病的病原微生物主要有细菌、病毒和原虫三类。生物地球化学性疾病主要有地方性氟病、地方性甲状腺肿及地方性砷中毒等。水中致癌物质主要来自工业废水中的某些具有致癌作用的化学物质，最常见的如砷、镍、铬、苯并[a]芘和其他芳香烃等。目前有些专家提出了饮水硬度与心血管疾病有关。

3. 生活饮用水应当符合国家《生活饮用水卫生标准》(GB 5749—2006)。标准中的饮用水水质指标有 106 项。其中微生物指标有 6 项；饮用水消毒剂指标有 4 项；毒理指标中无机化合物有 21 项；毒理指标中有机化合物有 53 项；感官性状和一般理化指标有 20 项；放射性指标 2 项。

4. 对不符合卫生标准的饮用水，要采取措施，使之达到标准。

（二）游泳场所和沐浴场所用水

1. 游泳池 《游泳场所卫生规范》于 2007 年 6 月 21 日由卫生部、国家体育总局发布实施。规范适用于中华人民共和国境内各类游泳场所，包括人工游泳场所、天然游泳场所和水上游乐设施。

规范规定天然游泳场所应设在污染源的上游，上游1 000米、下游100 米以内不应有污水排放口，岸边 100 米以内不应堆有污物或存在渗透性污染源。水底与岸边地质适宜，不应有树枝、树桩、礁石等障碍物和污染物。水流速度不大于 0.5 米/秒，并应划定卫生防护区。严禁血吸虫病区或潜伏有钉螺地区开辟天然游泳场所。天然游泳场所应配备 pH 值等水质检测设备。

游泳池应当具有池水循环净化和消毒设施设备，设计参数应能满足水质处理的要求。游泳场所应配备余氯、pH 值、水温度计等水质检测设备。游泳池水净化消毒要满足如下要求：①经净化消毒的游泳池水质应符合相关国家卫生标准的要求。采用臭氧、紫外线或其他消毒方法消毒时，还应辅助氯消毒。②游泳池水（包括儿童涉水池连续供给的新水）应保持游离余氯浓度为 0.3～0.5 毫克/升。③浸脚消毒池池水余氯含量应保持 5～10 毫克/升，应当每 4 小时更换一次。④游泳池水循环过滤净化设备每日应进行反冲洗，反冲洗水应排入下水道。⑤池水水质消毒液投入口位置应设置在游泳池水水质净化过滤装置出水口与游泳池给水口之间。⑥游泳场所开放时，要定期测定游泳池水余氯，并做好记录。有条件的，室内游泳场所开放时，每2小时测一次余氯；室外游泳场所开放时，每小时测一次余氯。⑦为防止人工游泳池生长藻类，池水中应加入除藻剂。若使用硫酸铜，其最大加药量不应超过1.0毫克/升。

根据《游泳场所卫生标准》(GB 9667—1996)，人工游泳池水质卫生标准如下(表10-1)。

表10-1　人工游泳池水质卫生标准

项　目	标准值
池水温度(℃)	22～26
pH值	6.8～8.5
浑浊度(度)	≤5
尿素(mg/L)	≤3.5
游离性余氯(mg/L)	0.3～0.5
细菌总数(个/mL)	≤1 000
大肠菌群(个/L)	≤18
有毒物质	按TJ 36表3执行

天然游泳场水质卫生标准值如下(表10-2)。

表10-2　天然游泳场水质卫生标准

项　目	标准值
pH值	6.0～9.0
透明度(cm)	≥30
漂浮物质	无油膜及无漂浮物
有毒物质	按TJ 36表3执行或按GB 3079执行

2. 沐浴场所　《沐浴场所卫生规范》于2007年6月25日由卫生部、商务部发布实施。规范适用于中华人民共和国境内一切从事经营服务的沐浴场所，包括浴场(含会馆、会所、俱乐部所设的浴场)、桑拿

中心(含宾馆、饭店、酒店、娱乐城对外开放的桑拿部和水吧 SPA)、浴室(含浴池、洗浴中心)、温泉浴、足浴等。

规范规定了沐浴场所的供水设施应满足如下要求:①有冷热水供应设备并有明显标志,给排水管道及阀门等设备安全可靠。②供顾客饮水的设备应当取得卫生行政部门许可批准文件(复印件),饮用水质应符合《生活饮用水卫生标准》。③沐浴用水水质、浴池水质温度、浊度应符合国家相应卫生标准的要求。

规范要求浴池水消毒应符合以下要求:沐浴场所应根据循环净化消毒装置、客流量等状况定期对浴池进行清洗、消毒、换水。浴池水每日必须经循环净化消毒装置处理,营业期间池水应定期补充新水,水质符合卫生要求。

根据《公共浴室卫生标准》(GB 9665—1996)的规定,公共浴室卫生标准值如下(表 10 - 3)。

表 10 - 3　公共浴室卫生标准

项　目	更衣室	浴室(淋、池、盆浴)	桑拿浴室
室温(℃)	25	30～50	60～80
二氧化碳(%)	≤0.15	≤0.10	—
一氧化碳(mg/m³)	≤10	—	—
照度(lx)	≥50	≥30	≥30
水温(℃)	—	40～50	—
浴池水浊度(度)	—	≤30	—

第十一章　口岸从业人员卫生管理

口岸公共场所的卫生质量要通过从业人员来实现，因此，口岸公共场所从业人员的卫生法制观念、卫生知识水平、卫生习惯、健康状况，直接影响着公共场所卫生质量。

第一节　口岸从业人员健康状况监督管理

《国境卫生检疫法》及《公共场所卫生管理条例》等卫生法律法规明确要求口岸公共场所从业人员每年必须进行健康检查；新参加的工作人员（包括临时工、合同工、季节工等）必须先进行健康检查，取得健康证明后方可参加工作。卫生监督员对口岸公共场所开展监督检查时，应检查从业人员是否持有有效的健康证明。

一、从业人员健康检查

（一）检查对象

凡口岸公共场所从业人员都应按规定每年进行一次健康检查。新参加工作人员（包括临时工、合同工、季节工等）必须先进行健康检查，取得健康证明后方可参加工作。

（二）检查内容

对口岸公共场所从业人员的健康检查，重点排查是否患有痢疾、伤寒、甲肝、戊肝等消化道传染病、活动性肺结核、化脓性或渗出性皮肤病以及其他有碍公共场所人群健康的疾病。

二、体检不合格人员管理

见第六章第一节相关内容。

第二节　口岸从业人员个人卫生要求

口岸公共场所从业人员个人卫生的好坏，不仅关系到自身健康，而且影响服务对象的健康，因此，加强从业人员个人卫生监督管理工作十分重要。

一、从业人员健康要求

凡口岸公共场所从业人员都应按规定每年进行 1 次健康检查。凡从事口岸公共场所服务工作的人员必须持健康证明上岗。

二、从业人员着装要求

1. 穿着要整齐清洁、美观大方、统一式样、佩带胸章和号标。

2. 工作服应保持清洁，勤洗勤换，定期消毒。

3. 从业人员的梳妆打扮要朴素大方。男服务员应常理发修面，保持整洁；女服务员可适当化妆，但不宜浓妆。

4. 举止要大方得体，不得穿背心、短裤、短裙和拖鞋上岗。

5. 食品生产经营人员，进入食品生产经营场所要穿戴浅色清洁的工作衣(裤)、帽，头发必须全部戴于帽内，必要时还应戴口罩，不得穿着工作衣进入厕所。

三、从业人员洗手消毒要求

食品生产经营人员，操作前和大小便后必须洗手、消毒，防止污染食品。公共场所从业人员为顾客提供各种服务，手接触的范围更广，受污染的机会更多，因此，也要经常洗手，尤其是工作过后，饭前便后要注意洗手。

四、从业人员卫生习惯要求

良好的卫生习惯是职业道德和服务素质的具体体现。从业人员养成良好的卫生习惯主要应做到以下几点：

1. 勤洗澡、勤理发、勤剪指甲。提倡用淋浴洗澡，以防未经彻底消毒的浴池(盆)传播泌尿系统疾病、皮肤病、性病等。

2. 勤洗手。饭前便后，上岗之前，工作完毕都应该彻底洗手。洗时要用流水加肥皂多冲几遍，必要时应用酒精擦手或用其他药品消毒。

3. 上班前饮食要适当，不饮酒，不吃带刺激和异味食品。工作时间不应吃东西，操作食品时不得吸烟，不允许用勺直接尝味，不得戴戒指、手镯、手链、手表，不得涂指甲油。

4. 与服务对象交往时，要保持适当的距离。不要对着别人打喷嚏、咳嗽、随地吐痰。理发服务员在给顾客刮脸时必须戴口罩。

5. 平时不要养成掏耳朵、抠鼻孔、擤鼻涕、搔头皮、搔痒等不良习惯。

五、从业人员的自身健康防护

从业人员的自身健康防护是从业人员个人卫生的重要内容。

1. 认真学习有关传染病的防治知识，初步掌握各种疾病的发病原因、传播途径及防治方法。

2. 积极搞好卫生宣传。从业人员除了自己懂得卫生防病知识外，还要广泛地向旅客、顾客宣传，只有大家都掌握了一些卫生防病知识，共同注意公共场所卫生，自觉遵守各种规章制度，才能防各种传染病于未然。

3. 坚持经常锻炼身体，增强机体抵抗疾病的能力，防止感染疾病。

4. 严格按有关操作和卫生规程进行服务工作。如旅店业工作人员在卫生清扫或更换床上用品时，动作要轻，尽量减少对室内环境的污染。洗涮痰盂时，一定要戴上橡皮手套。理发师染发、烫发，美容师整容需要使用化学药剂时，也必须戴橡皮手套，以防损害自身皮肤。饮食店、茶座、咖啡厅、酒吧等场所的从业人员一定要坚持使用自备餐。餐桌抹布要及时清洗、消毒。影剧院、录像厅(室)、游艺厅(室)、舞厅、音乐厅、体育场、游泳馆、展览馆、博物馆、美术馆、图书馆、商场(店)、书店等公共场所的工作人员要注意室内通风换气，并按国家规定的卫生标准，保持良好的室内温度、湿度和适宜的风速。另外，公共场所从业人员要做到上班时穿工作服，下班后更换工作服，注意工作服的清洗和消毒。并且不要将小孩带入工作环境，因为婴幼儿免疫水平低下，身体抵抗疾病的能力差，再加上好动，容易感染疾病。

第三节　口岸从业人员卫生知识培训

卫生培训是把国家卫生工作方针、政策、卫生法规和卫生科学知识通过不同的形式教给从业人员的一种重要途径，对于提高他们的卫生知识水平、自觉地执行卫生法规、保障身体健康将起到事半功倍的作用。

一、培训对象

凡口岸公共场所从业人员、新参加工作人员（包括临时工、合同工、季节工等）等。

二、培训方式

根据日常检查中经常发现的问题，有针对性、有计划地开展卫生知识教育。对饮食服务企业领导人、卫生管理人员、卫生检查人员、生产经营人员可以通过举办培训班的形式系统讲解卫生知识。对于各饮食服务单位的卫生管理人员、卫生检查人员，可以安排有经验的监督员带教，指导他们工作。同时，还可以采取其他形式的宣传教育，如实物展览、电化教育、宣传册、宣传栏等多种形式普及卫生知识。

三、培训内容

（一）卫生法规教育

要求口岸公共场所从业人员了解《国境卫生检疫法》及其《实施细则》、《公共场所卫生管理条例》、《传染病防治法》等卫生法规的主要内容，懂得相关卫生法规立法的目的和意义。

（二）卫生知识教育

要求从业人员熟悉相关行业的卫生标准、操作过程的具体卫生要求。懂得搞好个人卫生、养成良好卫生习惯的重要意义。

第十二章　口岸公共场所卫生措施

第一节　常用卫生措施定义

卫生措施是为预防疾病或污染传播实行的程序，常用的卫生措施包括消毒、除污、除虫、灭鼠。

消毒是指采用卫生措施，利用化学或物理因子的直接作用控制或杀灭人体或动物身体表面或行李、货物、集装箱、交通工具、物品和邮包中（上）的传染性病原体的程序。

除污是指采取卫生措施消除在人体或动物身体表面、在消费产品中（上）或在其他无生命物体（包括交通工具）上存在的可以构成公共卫生风险的传染性病原体或有毒物质的程序。

除虫是指采用卫生措施控制或杀灭行李、货物、集装箱、交通工具、物品和邮包中传播人类疾病的昆虫媒介的程序。

灭鼠是指在入境口岸采取卫生措施控制或杀灭行李、货物、集装箱、交通工具、设施、物品和邮包中存在的传播人类疾病的啮齿类媒介的程序。

第二节　消毒

消毒是预防传染病发生和流行的直接有效措施之一。其目的是杀灭或消除外界环境中各种传播媒介上的病原体，以切断传播途径，控制和消除传染病的蔓延或流行，从而保证公共场所清洁卫生。常用消毒方法基本上分为三种，即物理、化学和生物消毒法。公共场所中经常使用的是前两种。它们既可单独使用，也能联合使用，联合使用时往往消毒效果更佳。

一、物理消毒法

利用物理因素作用于病原微生物，并将其消除或杀灭的方法叫物理消毒法。就其方法本身又可分为机械、过滤、热力和辐射四种。

(一) 机械消毒法

机械消毒是人们在日常生活中经常使用的方法,可以去除油脂和灰尘,同时也能去除绝大部分微生物。如清洗、通风,此法虽不能杀死细菌病毒,但能显著减少它们的数量。

(二) 过滤除菌法

过滤除菌法(filtration)是用物理阻留的方法将液体或空气的细菌除去,以达到无菌目的。所用的器具是含有微小孔径的滤菌器,常用的滤菌器有薄膜滤菌器(0.45 μm 和 0.22 μm 孔径)、陶瓷滤菌器、石棉滤菌器(即 Seitz 滤菌器)、烧结玻璃滤菌器等。过滤除菌法主要用于医药工业的血清、毒素、抗生素等不耐热生物制品及空气的除菌。

(三) 热力消毒法

热力消毒是一种简便有效安全可靠的消毒方法,在通常情况下又可分为干热消毒和湿热消毒两种方法。

1. 干热消毒法

(1) 焚毁:是依靠火焰杀灭病原体的一种较为彻底的消毒方法。适用于经济价值不高,可以燃烧的物品,以及各种废弃物。如破旧衣物、废纸、可燃垃圾等。

(2) 烧灼熨烫法:对一些耐热的金属物品可用烧灼法,作用时间为 5 秒至 1 分钟。热熨斗的温度可达 200 ℃,5～11 秒钟可杀死病原体的繁殖体,并能消灭附着于衣眼上的虱和虱卵,50 秒钟可使芽孢死亡。对一般消毒过的衣物如有疑虑,可用此法来增加消毒效果。

(3) 干烤法:是使用较普遍的一种灭菌方法。主要是利用电力为热源的烤箱,在无水无湿的状态下,高温使病原体失水,蛋白质凝固,酶的作用消失从而引起病原体死亡,达到消毒目的。此法一般用于高温下不损坏,不变形物品的消毒,如玻璃器材、陶瓷制品、金属制品、甘油、液体石蜡等。

2. 湿热消毒法

(1) 煮沸消毒:沸水能使蛋白质迅速凝固变性,达到消毒目的。

煮沸时水温 100 ℃，杀灭细菌繁殖体只需几分钟，而杀灭一切致病和非致病微生物则需持续煮沸 10～30 分钟。此种消毒法操作简单，可就地取材，费用低廉，效果可靠，但常造成被消毒物品过于潮湿，对塑料、合成纤维、皮毛等物品造成损坏。故仅适用于各种公用器皿的消毒。

(2) 流通蒸气消毒：利用蒸气罩、消毒柜进行蒸气消毒，当水蒸气凝聚时，放出潜热使物品迅速加热，热力能穿透到物品深处。

(3) 高压蒸气灭菌：此法是使用普遍效果最好的方法。在专门的高压蒸气灭菌容器中进行。本法适用于耐热耐湿的衣被手术器械、敷料、注射器、橡皮手套等，而皮革、塑料、染色物不易使用。

（四）紫外线消毒法

紫外线消毒是利用紫外线灭菌灯进行的，其所释放的紫外线杀菌谱较广，能杀灭细菌繁殖体、真菌、病毒、结核杆菌、芽孢和真菌的孢子。对悬浮于空气、液体或沉着于物体表面的微生物都可采用紫外线灯照射消毒。紫外线消毒使用方便，对物品无损坏作用，但其辐射能力低，穿透能力差，作用缓慢，使用受到一定限制。常用于空气、水、物体表面消毒。

二、化学消毒法

化学消毒法是利用化学消毒剂杀灭病原微生物的方法。可采用溶液浸泡、擦抹、喷洒及烟熏蒸，使化学药品作用于病原体，影响其酶系统、蛋白质和生理功能，从而抑制病原体的快速繁殖或发生溶菌作用等，致使病原体死亡，达到消毒目的。

（一）含氯消毒剂

能溶于水产生次氯酸的消毒剂叫含氯消毒剂。杀菌机理为次氯酸分解产生的氯原子和氧原子有强烈氧化作用，能破坏细菌的酶系统，阻碍细菌新陈代谢，使细菌死亡。使用剂量按有效氯含量计算。

含氯消毒剂杀菌谱广，对细菌的繁殖体、芽孢、真菌孢子和病毒有较强杀灭作用，而且毒性低、价格低，使用方便。广泛用于列车、饭店、旅社、茶馆、宾馆等公共场所的茶具容器、加工工具的消毒。使用时用其水溶液进行喷洒、浸泡、擦抹或进行气溶胶喷雾，也可加热产生蒸气熏蒸，还可以直接用其干粉进行消毒。但应注意该消毒剂对金属有腐蚀作用，对纺织品有漂白和损坏作用，对人刺激性大，过量有中毒危害。

我国常用含氯消毒剂有以下几种：

1. 漂白粉　主要成分为次氯酸钙，另含氢氧化钙、碳酸钙等，有效氯含量为25%～32%。

2. 漂白粉精片　是漂白粉精掺入5%硬脂酸镁和滑石粉混合制成的片剂。为较纯次氯酸钙，有效氯含量高，一般为60%～85%。

3. 次氯酸钠　原理为电解食盐水生成次氯酸钠、次氯酸、氯气等强氧化性物质，进行氧化消毒灭菌。制取的次氯酸钠液有效氯浓度一般在6%～8%。适用于餐具、物体表面及空气的消毒。

4. 二氯异氰尿酸钠　又名优氯净，含有效氯为60%～64.5%。常作为洗衣漂白剂、机械洗碗洗涤剂、各种餐具、茶具及游泳池水的消毒剂。

（二）过氧化物类消毒剂

这类消毒剂具有强大的氧化性，杀菌能力较强。目前国内常用的有过氧乙酸、过氧化氢和臭氧三种。

1. 过氧乙酸　又名过乙酸、过醋酸，含有20%的过氧乙酸及少量双氧水，其余为醋酸水溶液。本品具有高效速效广谱的特点，使用浓度低，消毒时间短，很少残留毒性，且合成简单，价格低廉，便于推广。主要用于病毒性肝炎、伤寒及副伤寒、痢疾、脊髓灰质炎、白喉等传染病的疫点、环境、医疗场所及污染物品的消毒，也可用作各种棉布、合成纤维、塑料制品、玻璃器皿、木质制品、水果、蔬菜等消毒。

2. 过氧化氢　又名双氧水，易溶于水，在水中分解为水和氧。遇碱加速分解，遇酸则阻滞其分解。可用于不耐热塑料制品、餐具、服装、交通工具等的消毒。

3. 臭氧　在干燥条件下较稳定，在潮湿条件下能自然分解。该品可杀灭细菌繁殖体和芽孢、病毒、真菌，并可破坏肉毒杆菌毒素，主要用于水和食品的消毒。

（三）醛类消毒剂

醛类消毒剂杀菌谱广，性质稳定，耐贮存，受有机物影响小。缺点是有一定毒性、刺激性及特殊臭味，受温度影响大，常用的有福尔马林、戊二醛。

1. 福尔马林　为40%甲醛水溶液，无色透明带有强烈刺激性。常用来消毒皮毛制品、理发店新刷子以及塑料制品、化纤织品等。

2. 戊二醛　为无色油状液体，有微弱甲醛气味，挥发度较低，可与水或醇以任何比例混溶，杀菌谱广，可杀灭细菌繁殖体、芽孢、真菌和病毒。常用2%戊二醛水溶液作医疗器械消毒。

（四）季铵盐类消毒剂

该类消毒剂杀菌谱窄，仅对革兰氏阳性菌效果好。其优点是毒性低，气味小，水中能溶解，稳定性高，无刺激性，对金属、织物、橡胶和塑料等不起腐蚀作用。缺点是对细菌芽孢效果不好，价格高，配伍禁忌多，效果受有机物影响大。

1. 新洁尔灭　为无色或淡黄色澄清液体，性能稳定、耐光、耐热、易储存。但杀菌谱不广，对细菌芽孢、肝炎病毒无效。污染物表面消毒，可用其喷洒、浸泡或擦抹，不能用作排泄物和饮水消毒。

2. 消毒净　为无嗅、有苦味的白色结晶粉末。对革兰氏阳性及阴性菌均有较强杀菌作用。

（五）其他消毒剂

1. 来苏儿　又称煤酚皂液、甲酚皂液，杀菌力强，可用于医院一般消毒，也可用于肠道呼吸道传染病患者污染的居室、墙壁及日常用品等消毒。

2. 环氧乙烷　一种化学性质非常活泼的杂环类环氧化合物。在常温常压下呈气体。对金属、塑料、尼龙、合成纤维、橡胶、皮毛、纸张、仪表等无腐蚀和破坏作用，且杀菌力大，穿透性强，能迅速杀灭细菌芽孢、真菌、病毒和立克次氏体等。常用于一些不耐腐蚀、不耐热、不耐湿物品的消毒。

3. 碘伏　是碘与表面活性剂的不定型结合物，为广谱消毒剂，能杀灭各类微生物。毒性低、刺激性小、性能稳定、无腐蚀性，兼有清洁剂作用。受有机物影响大，物品消毒前应尽量减少有机物污染量。

4. 酒精　为无色透明液体，易挥发，有强烈酒气，可燃烧，与水能作任何比例混合。无腐蚀性，基本无毒。缺点是不能杀死细菌芽孢，受蛋白质影响大。适用于皮肤、体温表消毒，有效浓度为75%。

第三节　常见消毒措施

一、空气消毒

1. 无传染病流行时采取有组织自然通风和机械通风即可。

2. 紫外线消毒。采用无臭紫外线灯管距地面2米高照射，一般10～15平方米面积安装30瓦紫外灯管一支，照射30分钟。

3. 过氧乙酸在室温20℃时，以1克/立方米熏蒸60分钟，对细菌芽孢，用量为3克/立方米，熏蒸90分钟。

二、茶具消毒

1. 热力消毒　①煮沸20分钟；②流通蒸气30分钟；③微波消毒30分钟。

2. 洗消剂消毒　①0.3%含氯洗消剂作用10分钟；②0.4%过氧乙酸作用20分钟。

三、理发工具消毒

理发刀剪等可用高效紫外线近距离照射30分钟；碘伏棉球擦拭刀剪刀口和消毒被刮部位皮肤，皂缸洗净后用碘伏浸泡。

四、毛巾类消毒

毛巾（浴巾、面巾）最好用流通蒸气消毒，也可用含氯洗消剂浸泡消毒。

五、拖鞋消毒

可用0.4%过氧乙酸浸泡20分钟，也可用含氯洗消剂浸泡。

六、被罩、床单、枕巾等床上用品消毒

1. 可用含氧消毒剂或生物活性消毒剂的消毒洗衣粉处理，既能清洁又可杀菌。

2. 病人呕吐物、排泄物等污染浸湿的花色织品或人造纤维织品可采用环氧乙烷混合气体熏蒸，用量每升500～1 000毫克，作用2～3小时(20～30 ℃)；也可用甲醛气体熏蒸，用量为每升50～150毫克，作用3小时，注意将被消毒物品悬挂起来，以利消毒剂与污染表面充分接触，达到杀菌目的。

七、卫生间消毒

浴缸、洗脸盆(池)、坐便器等可用烫水充分冲洗，用消毒洗衣粉或含氯消毒剂擦拭后再用水冲净或用紫外线灯近距离照射。

八、游泳池消毒

用含氯消毒剂，余氯保持在每升0.3～0.5毫克；用碘伏，剩余碘保持在每升0.2毫克即可奏效。

九、浴池消毒

公共浴池、浴盆消毒，先用热水充分冲刷，再用含氯消毒液冲洗。

第四节　除虫

除虫的途径和方法有多种，但靠单一措施通常难以达到彻底控制害虫的效果。必须采用环境、物理、化学等综合性措施，因时、因地、因虫制宜。

环境防制是控制害虫的永久性措施，是根据害虫生物特性，改变

适宜害虫的生态环境，达到控制害虫数量的目的，应当经常组织实施，如清除污水保持环境清洁，搞好粪便垃圾无害化处理等。

物理防制包括人工捕杀、高温处理、灯光诱杀等，在某些情况下能发挥较好作用，且经济简便，安全可靠，适于公共场所推广应用。

化学防制是将化学杀虫剂加工成一定剂型，如粉剂、乳剂、气雾剂、涂抹剂等，用手工或器械施放于一定场所，通过触杀、熏杀、胃毒等途径作用于虫体，使其中毒致死。化学防制是目前防制害虫的主要措施，具有效果好，见效快的特点。为保证杀虫效果，减少环境污染，防止人畜中毒，使用剂量要适中，并选用敏感性高的杀虫剂，注意交替轮换用药，混合配伍用药，改变药物剂型等。

第五节　常见除虫措施

一、灭蝇

苍蝇是杂食性昆虫，喜食粪便及腐烂食物，通过体外与体内携带病原体的方式传播伤寒、痢疾、霍乱、甲型肝炎、结核、脊髓灰质炎等。

（一）消灭孳生地

厕所要安装纱门纱窗，最好用水冲式，条件差的可修建不渗漏深坑厕所。粪便要及时清除，进行无害化处理，并经常保持厕所清洁卫生。垃圾要及时收集处理，垃圾桶数量要足够。

（二）杀灭成蝇

1. 机械灭蝇　如人工扑打，粘蝇纸粘捕、捕蝇笼捕杀等。

2. 毒饵灭蝇　多用敌敌畏、敌百虫等有机磷药物配制。毒饵用容器盛放于多蝇场所，毒蝇绳挂于多蝇场所天花板下，禽畜不易触及处，切勿污染饮水与食物。

3. 药物灭蝇　倍硫磷以每平方米 2 克的剂量喷洒厕所、垃圾箱；溴氰菊酯以每平方米 12 毫克喷洒墙面等处。

（三）防蝇

厨房、食堂等场所安装纱门、纱窗进行防蝇。

二、灭蚊

蚊虫不但叮吸人和动物的血液，还能传播流行性乙型脑炎、疟疾、登革热和丝虫病等，是一种危害人体健康较大的病媒昆虫。

（一）防止蚊的孳生

消除蚊虫孳生环境，如填平坑洼，疏通沟渠，铲除杂草，翻盆倒罐，隔绝阴沟下水道，管好消防用水等以防生蚊。必要时可适当使用化学杀虫剂杀死幼蚊。

（二）杀灭成蚊

1. 人工扑打。

2. 诱杀。可用紫外线诱蚊灯（或黑光灯）诱杀，也可用诱蚊缸诱杀。

3. 马拉硫磷滞留喷洒。用量为每平方米 2 克；溴氰菊酯为每平方米 10～20 毫克。

（三）驱蚊防蚊

使用驱蚊剂如防蚊油等涂抹于暴露皮肤，可有半小时至数小时的驱蚊效果。也可点燃蚊香、野生植物驱蚊及使用蚊帐、纱门纱窗防蚊。

三、灭蜚蠊

蜚蠊俗称蟑螂，在体内外带有大量病原体，传播伤寒、痢疾、结核等疾病，被它接触过的食物有一股特殊臭味。蟑螂嗜食含淀粉或涂过糨糊的物品，是旅店业及家庭中常见害虫之一。

（一）环境防制

消除蟑螂的栖息场所，门窗、墙壁、管道等处洞隙用石灰或水泥堵塞；厨房、仓库堆放食物场所应经常翻动；对灶面、桌面、地面经常打扫，清除垃圾；对水源食物加强管理，切断蟑螂的饮食来源。

（二）物理防制

蟑螂多在晚 8 点后四处活动，可突然开灯人工捕杀；对其栖息场所可用开水浇灌，也可用粘蟑螂纸粘捕。

（三）化学防制

1. 喷洒　适用于蟑螂密度高的场所，多在晚间进行。常用溴氰菊酯每平方米 15 毫克。

2. 毒饵　适用于家庭和蟑螂密度低的场所及不宜用杀虫药喷洒的地方。常用乙酰甲胺磷片、敌百虫片，数粒堆放或压碎撒放，也可用敌敌畏毒饵。

3. 缓释剂　近年研制的微胶囊、杀虫油漆、涂料等杀蟑螂缓释剂，适用于船舶、火车、旅店、医院等公共场所。

四、灭臭虫

臭虫是以吸人畜血液为生的小昆虫，平时隐藏在墙壁、床和木器家具里，白天隐藏，夜间爬出来吸血，影响睡眠休息，传播疾病。卫生条件越差的地方，越易孳生。

保持室内卫生清洁，用石灰等填嵌缝隙，更换墙纸、洗晒床上用品，发现臭虫立即掐死，缝隙中的可用沸水浇烫。化学杀虫剂杀灭，可用 2%倍硫磷粉剂加水调成糊状，涂刷在臭虫栖息的缝隙中，或用 0. 5%倍硫磷乳剂喷洒在家具墙壁表面缝隙处，用量每平方米 50～100 毫升。使用敌敌畏需 2～3 次反复施药，0.3%乳剂，每平方米 100～200 毫升。

五、灭虱

寄生于人体的虱子有头虱、体虱、阴虱三种。虱子传播流行性斑疹伤寒、回归热、战壕热、沙门氏杆菌感染等。杀灭虱子和卵可用开水烫洗衣服，也可用笼蒸 20 分钟或熨斗熨烫。目前药杀最有效的是二氯苯醚菊酯，万分之一浓度，喷洒在衣服上或用小毛笔涂于染虱的头发上。防虱的根本措施是养成良好卫生习惯，勤洗澡理发，勤换衣服晒被褥。

六、灭蚤

蚤是一种吸血小昆虫，传播鼠疫和地方性斑疹伤寒。灭蚤要先灭鼠，并搞好环境卫生，尤其是室内卫生，使环境干燥，蚤难于繁殖孳生。化学杀虫剂杀灭：用 0.1%～0.3%敌敌畏乳剂喷洒，每平方米 10 毫升，或 0.3%倍硫磷溶液，每平方米 100 毫升，或 2%倍硫磷粉剂撒布在墙角、鼠洞旁及床下，0.5%可湿性溴氰菊酯粉剂或溶液常用于多蚤场所喷洒。

第六节　灭鼠

一、物理灭鼠法

物理灭鼠法有许多种。专用机械捕鼠绝大多数是根据力学平衡原理设计的，常用的有关、夹、压、扣几种类型，使用时根据鼠的生物学特点，选择鼠喜欢的食物为诱饵，将器械放置在鼠经常活动的地方。电子捕鼠器捕鼠最常用的是“电子猫”。它是根据动物本身导电的原理，采用高压低流电击昏或击死鼠类，达到捕鼠目的。此外物理灭鼠法也包括利用石块、砖坯，甚至碗、坛等家具灭鼠，还有水灌、枪击、粘鼠法等。

二、化学灭鼠法

又称药物灭鼠法，按作用途径不同又可分为胃肠道毒物灭鼠和熏杀灭鼠两类。胃肠道毒物灭鼠剂又可分为急性单剂量灭鼠剂和慢性多剂量灭鼠剂两类。前者只需投药一次即可奏效，多用于野外灭鼠，如磷化锌、毒鼠磷、灭鼠安等；后者则需连续摄食效果才显著，多用于居民区灭鼠，如杀鼠灵、敌鼠钠盐、杀鼠迷、澳敌隆等。近年来灭鼠不育剂也归化学灭鼠剂这一类。熏杀灭鼠剂是使用各种化学熏蒸剂和各种烟剂灭鼠，如磷化铝、二氧化碳等。

三、生物灭鼠法

生物灭鼠法是利用自然界鼠类的天敌灭鼠的方法。在自然界中，以鼠类为食的野生动物很多。如猫头鹰、老鹰、猴面鹰等猛禽和黄鼠狼、灵猫、狐狸、猫等食肉动物，以及蛇都是鼠类的重要天敌，它们在控制鼠害方面起着重要作用。因此，我们应注意保护，禁止滥捕滥杀及在农田使用有二次中毒作用的杀虫剂、灭鼠剂，以防鼠类天敌二次中毒。

四、生态灭鼠法

生态灭鼠法是指通过破坏鼠类的栖息地、断绝粮水间接灭鼠的方法。破旧、黑暗、物品杂乱的房屋，杂草丛生、杂物垃圾成堆的环境，均是鼠类理想的隐蔽场所，应经常清理不让鼠类营巢；墙壁、墙基、地面、天花板、烟囱不留缝隙，门窗与框的空隙小于1厘米，防止鼠进入室内；各类食物、饲料应妥善存放，使鼠无法钻入或打洞进入。在野外应尽量减少减小田埂，铲除不必要土堆，使鼠难以栖身；对成熟作物及时收割，尽量做到颗粒归仓。此外，利用忌避剂或超声波防鼠也属这种形式。

第七节　常用灭鼠剂

一、急性单剂量灭鼠剂(速效药)

1. 磷化锌　呈灰黑色带蒜臭味的粉末。它进入动物胃内和稀酸作用释放出磷化氢使动物中毒而死。死亡时间一般不过夜。广泛用于防制家栖鼠和野鼠。毒饵浓度，家鼠2%～3%，野鼠3%～5%。

2. 毒鼠磷　为一种白色晶状无臭粉末，通过抑制动物血液中胆碱酯酶活性，致呼吸道充血，心血管麻痹而死亡。主要防治野鼠，毒饵浓度为0.5%～1%，潜伏期4～6小时，但发病后死亡较快。

3. 灭鼠安　无臭无味的淡黄色晶状粉末。通过抑制烟酰胺代谢，使鼠维生素B严重缺乏而死于呼吸肌麻痹。黑线姬鼠和黄毛鼠较敏感，毒饵浓度为1%～2%，潜伏期3～4小时，8～12小时死亡。

4. 灭鼠优　无臭无味淡黄色粉末，作用机制同灭鼠安，毒饵浓度1%～2%。

5. 安妥　纯品为白色结晶。中毒动物常急性肺水肿于6～40 小时内死亡。只限于防制褐家鼠。毒饵浓度为1%～3%。

6. α-氯醛糖　纯品为白色结晶。是一种麻醉剂。中毒动物死于体温下降。适用于仓库防制小家鼠。毒饵浓度4%～15%。

二、慢性多剂量灭鼠剂

慢性多剂量灭鼠剂系一大类抗凝血剂,作用缓慢,需使鼠类连续几天多次摄食累积中毒,中毒鼠死于大出血。一般投毒 3～4 天,毒饵消耗量达高峰,第 6～7 天死鼠大量出现,3～10 天可完全控制局部地区的鼠患。

1. 敌鼠钠盐　无臭淡黄色粉末。毒饵浓度:家鼠 0.01%～0.012 5%,野鼠 0.1%～0.2%。

2. 抓鼠敌　又名抓鼠酮。无臭无味的黄色针状结晶,是油溶性抗凝血剂。对鼠毒力大,对人畜毒力较小。适于毒杀野鼠。

3. 杀鼠灵　无臭无味白色结晶粉末。毒饵浓度:褐家鼠 0.005%～0.025%,黄胸鼠和小家鼠 0.025%～0.05%。

4. 杀鼠迷　纯品为黄色结晶粉末,无臭无味,用于防制家栖鼠类。毒饵浓度为 0.03%。

5. 溴敌隆　纯品呈白色结晶粉末,对家栖鼠和农业害鼠,特别是抗药性鼠类效果好,使用浓度 0.005%。

6. 大隆　系黄色结晶粉末,具有急性毒力大,又有慢性积累毒力的特点,是目前最理想的一种灭鼠剂。用于防制褐家鼠、黄胸鼠、屋顶鼠和小家鼠的毒饵浓度为 0.001%～0.005%。

三、熏杀剂

最常使用的是磷化铝,为深灰色或黄色结晶,在空气中很快分解放出磷化氢发挥作用。主要用于仓库灭鼠、粮仓灭鼠。用量为每立方米 6 克,时间视温度而定,20 ℃以上 3～4 天,16～20 ℃ 4～5 天,16 ℃以下 5～7 天。熏蒸以后的粮仓要通风 7 天后方能使用。

四、毒饵的配制与投放

(一) 毒饵的配制

可选择对鼠诱力好、不易变质、使用方便的作物种子颗粒为诱饵。对不溶于水的药物可用植物油或糨糊作粘附剂,将药物黏附在颗粒表面上。为增加诱饵的适口性,可加入5%的糖作引诱剂。为防止人误食,可在毒饵中加入蓝墨水、红墨水、嗜红染料等色素作警告色。

(二) 毒饵的投放

鼠的活动范围广,且有迁移习性,故应在一定区域范围内,统一时间投放毒饵。急性灭鼠剂投放一次(1天)即可。慢性灭鼠剂要连续3～5天多次投放。投放位置多在鼠洞旁、墙基、排水沟、垃圾堆、杂物堆等处;野外投放多在田埂、土坎、河渠、田头荒地、坟堆等处。一般室内每15平方米按鼠情投放2堆,农田按地形5步投放一堆。急性灭鼠剂每堆投毒饵1～2克,慢性灭鼠剂多次投放法每堆5克,饱和投放法每堆25克。一次投放法投放后不用补充毒饵,多次和饱和投放法在第一次投放后,要经常检查补充消耗的毒饵数量。

第十三章　候客室与交通工具卫生

第一节　概述

交通客运等候室主要是供过往旅客候车、候船、候机时短暂休息停留的场所，而火车、汽车、轮船、飞机等是人们外出旅行的主要运输工具。随着经济往来和社会交流日益频繁，旅客数量不断增多，随之而来的交通客运及相配套的等候室的卫生问题，愈来愈突出，尤其是国境口岸，因其是直接连通境内外的枢纽，而境内外疫情的突发性、传播途径的多样化、疫情传播的时效性、出入境人员的复杂性，决定了口岸对公共交通工具和附属设施的卫生管理工作应不断加强，以保障广大过往旅客的身心健康。

第二节　影响候客室卫生质量的因素

候客室具有一般公共场所的共同卫生特征，还有其独特的卫生特点，主要表现在以下几个方面：

1. 人口密集，来源广泛，人群流动性大，人群健康状况复杂；

2. 旅客通常都携带行李、物件；

3. 传播途径复杂，有空气传播、接触传播等多种形式，易引起疾病传播；

4. 场地狭小，易受生物、化学或物理污染；

5. 昼夜服务，营业时间长。

影响候客室卫生质量的主要因素有：

1. 外部环境卫生，如周边交通流量，距离工业三废的距离，与有毒有害物品存放点的距离，候客室的坐落朝向，与周围建筑的间距，绿化场地和停车位的设置等。

2. 内部环境卫生，则包含室内的候客面积、采光照明、通风换气、采暖制冷、装潢装饰材料、配套卫生设施数量和摆放位置、防噪防污设施的配备和质量、防媒介生物的器械药品的放置使用等多个方面。

3. 附属卫生设施，包括厕所、盥洗间、吸烟室等的合理配置和设计位置。

4. 饮用水设施，如加水点、饮用水点、饮具、杯具等。

5. 从业人员卫生素质，是否经过健康体检、是否参加过卫生知识的培训、是否严格按照规章制度做好卫生清扫消毒工作等。

6. 旅客流量，包括旅客携带的行李和物品等。

第三节　候客室的卫生措施

一、基本卫生设施配置措施

1. 候客室应取得检验检疫部门签发的服务行业卫生许可证；

2. 候客室（含机场隔离区）应设有公用饮水处，未经消毒的公用的茶具不得供旅客使用，供水设施及操作规程应符合有关卫生要求；

3. 候客室应有防病媒生物设施，病媒生物密度应符合 GB/T 23795～23798—2009 标准；

4. 不得将有毒有害、异味、臭味等有碍公共卫生的物品带入候客室；

5. 候客室应划定吸烟区域，不得在禁烟区内吸烟；

6. 候客室应按旅客流量，合理配备相应数量的卫生间和盥洗室，并应按时按需适时湿式清扫；

7. 候客室应设置合理数量的果皮箱、痰盂等卫生设施，并保持清洁，同时应定期或根据需要进行消毒；

8. 积极配合检验检疫部门做好应急室内外消毒工作；

9. 服务人员应取得检验检疫部门签发的健康体检证明，并定期参加检验检疫部门规定的卫生知识培训。

二、建立健全卫生管理制度

检验检疫部门应根据口岸实际情况，要求候客室及交通工具所有人配备专职或兼职的卫生管理人员，做到分工明确，责任到人，制定相应的规章制度，成立相关工作小组和联系小组，组织协调候客室内的卫生管理和落实工作，责令有关单位经常保持室内外环境整洁美观。

三、加强卫生设施管理

出入境口岸候客室选址建设前应在检验检疫机构参与下进行，结合多部门意见合理规划候客室内各项卫生设施以及装潢装饰隔断。

四、内部设计卫生管理

1. 通风采暖　候客室要充分利用自然通风，同时采用机械通风，使室内风速符合卫生要求。采暖地区冬季采暖系统的采暖器要分布均匀合理，使厅内各处温度均能达到卫生要求。

2. 采光照明　候客室要充分利用自然采光，采光系数应为 1/4～1/8。同时设置人工照明，灯具分布要均匀合理，使照度达到卫生要求。

3. 控制噪声　内墙装饰应用吸音材料，门窗要有防噪音设施。

4. 防媒介生物措施　候客场所的管理部门应在检验检疫机构的指导下成立防媒小组，定期开展灭蝇灭蚊灭蟑螂等活动，及时清扫环境，彻底消除媒介生物容易滋生的场所，防媒药品器械应专人保管，定期检查。候客室门窗也应具有防蚊蝇和防鼠设施。

5. 卫生设施　厕所、盥洗室、吸烟室要有独立的通风设备。厕所的蹲位要按客流量而定，男厕所每 150 人 1 个蹲位，设 3 个小便池，女厕所每 50 人设 1 个蹲位。

6. 饮水设施　候客室内应设有公共饮水处，并设置消毒后饮具或一次性杯具，饮水设施应定期清洁消毒。饮用水水质应符合 GB5749 标准。饮用水所使用的管网应为无毒无害的材质，并与污水等管道间隔一定的距离排放。

第四节　候客室的卫生要求

1. 选址要合理：火车、长途汽车站，码头、机场的候客室应建立在城市边缘、对外联系方便、避免主干交通穿越的地方，并以工业区常年主导风向的上风侧为宜。

2. 等候室应设有足够数量的果皮箱、痰盂和密闭的垃圾箱等卫生设施。

3. 有健全的卫生管理制度，对场内垃圾应做到日产日清，湿式作业、定时清扫。

4. 有防虫防鼠设施及定期消杀制度。蚊、蝇、蟑螂等病媒昆虫及鼠密度应达到全国爱卫会规定的标准。

5. 等候室应禁止吸烟，有禁烟的明显标志和管理制度，吸烟另设吸烟室，非禁烟区要保持良好通风。

6. 要加强通风，控制微小气候变化，800 平方米以上的等候室应设立机械通风设施。

7. 保证良好的采光照明，充分利用自然采光，光线不足时辅以人工照明，照度不低于 60 勒克斯。

8. 设有符合卫生要求的饮水处，保持足够开水供应。水质符合《生活饮用水卫生标准》要求。公用茶具应做到一客一消毒，未经消毒不得供顾客使用。

9. 控制强噪声，教育旅客不要高声喧哗，车辆出入不要鸣号，播音喇叭应注意音频，定期开播。

10、等候室应设立卫生宣传栏，定期开展卫生宣传。

11. 服务人员应取得检验检疫部门签发的健康证明，并定期参加检验检疫部门规定的卫生知识培训。

12. 公共交通等候室卫生标准应符合 GB9672 要求。

第五节　交通工具的卫生要求和措施

1. 客室(舱)的蚊蝇指数、蟑螂等病媒昆虫的平均指数及鼠密度应符合 GB/T 23795～23798—2009 标准。

2. 旅客列车、航运客轮运行中应按卫生作业程序规定进行及时清扫，保持整洁，飞机在停靠后应及时清扫。

3. 旅客列车、客轮、飞机在旅途中产生的生活垃圾应有沿途站有资质的清仓、垃圾接收单位处理。

4. 国际旅行列车在驶经市区、大桥、隧道时，应锁闭厕所，不得倾倒污水污物。

5. 公共交通工具使用的一次性茶具、饮具、餐具等应回收处理，防止影响沿途环境卫生。

6. 公共交通工具供乘客饮用的饮用水水质应符合 GB5749 的要求，国际旅行列车应配备茶炉车，硬座车厢设饮水箱。硬卧车、软卧车以及客轮一、二、三等舱设热水瓶或热水器。

7. 国际旅行列车、远洋客轮应有茶具消毒设备，未经消毒的公共茶具不得供旅客使用。飞机供旅客用的茶具、饮具、餐具、餐巾等须消毒后上机，并严格按照规定储藏。

8. 国际旅行列车、远洋客轮使用的被褥、床单、枕套、毛巾等应至少做到单程换洗消毒一次。

9. 使用的消毒洗涤剂必须有安全卫生检验合格证书，并处于有效期内。

10. 禁止将有毒有害、异味、臭味等有碍公共卫生的物品带入客室（舱）。

11. 汽车、飞机上应禁止吸烟，有禁烟的明显标志和管理制度，国际旅行列车、远洋客轮上吸烟另设吸烟室，非禁烟区要保持良好通风。

附件 1

公共交通等候室卫生标准值

项目			候车室和候船室	候机室
温度℃	有空调装置	冬季	18～20	18～22
		夏季	24～28	24～28
	无空调装置的采暖地区冬季		≥14	≥16
相对湿度(%)			—	40～80
风速(m/s)			≤0.5	≤0.5
二氧化碳(%)			≤0.15	≤0.15
一氧化碳(mg/m^3)			≤10	≤10
甲醛(mg/m^3)			≤0.12	≤0.12
可吸入颗粒物(mg/m^3)			≤0.25	≤0.15
空气细菌数	撞击法(cfu/m^3)		≤7 000	≤4 000
	沉降法(个/皿)		≤75	≤40
噪声(dB(A))			≤70	≤70
台面照度(lx)			≥60	≥100

附件 2

公共交通工具卫生标准值(GB 9673—1996)

项　　目			旅客列车车厢	轮船客舱	飞机客舱
温度℃	有空调装置	冬季	18～20	18～20	18～20
		夏季	24～28	24～28	24～28
	无空调采暖地区冬季		≥14	≥14	—
垂直温差(℃)			≤3	—	≤3
相对湿度(%)(空调)			40～70	40～80	40～60
风速(m/s)			≤0.5	≤0.5	≤0.5
二氧化碳(%)			≤0.15	≤0.15	≤0.15
一氧化碳(mg/m^3)			≤10	≤10	≤10
可吸入颗粒物(mg/m^3)			≤0.25	≤0.25	≤0.15
空气细菌数	撞击法(cfu/m^3)		≤4 000	≤4 000	≤2 500
	沉降法(个/皿)		≤40	≤40	≤30
噪声(dB(A))			软席≤65(运行速度<80 km/h)	≤65	≤80
照度(lx)			硬席≤70 客室≥75 餐车≥100	二等舱台面照度≥100 三等舱照度≥75	≥100
新风量($m^3/h·p$)			≥20	≥20	≥25
臭氧(mg/m^3)			—	—	0.1
大气压力(mpA)			—	—	>787
大气压力变化率(mpA)			—	—	增压率<0.28 减压率<0.19

第十四章　旅店业卫生

第一节　旅店业的卫生概述

旅店是人们因各种理由外出和旅行的临时住所。旅店业即为适应各种旅行需要而出现的一种服务性行业。它以解决旅客住宿饮食需要为主要目的,以开展多种经营为特点,成为既满足旅客的住宿要求,又作为会议、办公,或者作为教育、购物、娱乐以及保健的场所,使旅客获得暂时物质与精神需要。所以旅店的卫生工作非常重要,应为旅客创造一个清洁卫生、舒适的居住环境,保障旅客的身体健康。

旅店业的卫生特点是:

1. 住宿旅客来源极为广泛,个人卫生习惯及健康状况迥异。有的旅客个人患有某种传染病如皮肤病、传染性肝炎、传染性肺结核病等,在住宿时传染病病原体污染到旅店内使用的公共用品上,或者因个人有不良卫生习惯,使用旅店内用品用具时造成污染等等。

2. 旅店用卧具、用具和卫生设施共用,疾病传播几率增加。如旅店内不实行一客一洗制度,则易将旅客使用过的毛巾、被褥、枕巾、茶具、坐便器、浴缸等造成交叉污染等。

3. 客房空气污染。在没有中央空调等大型通风换气设备的旅店,尤其是冬季气温偏低,忽略了开窗通风换气,个别旅客在室内吸烟、咳嗽、吐痰等不良行为,极易造成室内空气严重污染,易引发某些疾病。

4. 噪声污染。旅店普遍设立在交通流量较大,四周环境较为繁杂地区,有的旅店还配有卡拉 OK、歌舞厅等娱乐场所,房间设施包括空调等都会产生噪声。

第二节　旅店业的环境卫生

旅店业的环境包括周边环境和旅店内环境,涉及微小气候、污染源控制、交通便捷、装饰材料、采光照明、通风、公共用品消毒、媒介生物防控、院内绿化、停车位设置、从业人员健康安全等多种环境要素。

1. 微小气候　包括一氧化碳、二氧化碳、温湿度、风速、甲醛、可吸入颗粒、照度、噪声、新风量、空气中细菌总数等多项指标。

2. 污染源控制　包括周边工业“三废”的距离和风向、机场码头等交通工具和人群聚集地的距离、有毒有害设施的距离和风向、娱乐场所等公共集聚场所的距离等。

3. 交通设施　包括公共交通、的士等出行工具的站台及等候点。

4. 装饰材料　包括墙纸、涂料、玻璃、地砖、瓷砖、各种板材、电源开关等。

5. 公共用品消毒　包括茶具、饮具、食具、卧具、公共卫生设施等。

6. 媒介生物防控　如纱窗、纱门、周围环境整治、防控物资的采购保管和使用、防控制度的制定和落实等。

7. 场地绿化和停车位的合理规划。

8. 从业人员的健康安全　包括一线服务人员及管理人员的健康档案建立、健康体检、职业禁忌等。

第三节　旅店业的卫生要求

一、旅店的选址

旅店业的选址应符合城市总体规划，一般选在地势平坦、土壤洁净、干燥、地下水位低、交通方便、环境安静的地带，远离有毒有害污染源及噪声的不良影响，并有足够的绿化和停车场地。

二、旅店的总体布局

旅店业总平面布局主楼与辅助建筑物应有一定间距，烟尘、噪声等污染源不得影响客房。客房朝向宜选择南北朝向，必须配有消毒间、布草间(储藏室)、厕所、洗漱室等配套设施。

三、旅店客房的环境卫生

1. 普通旅店床位占地面积每人不低于 4 平方米；星级饭店、宾馆及非星级带空调的饭店、宾馆床位占地面积每人不低于 7 平方米。

2. 常设卫生设施

(1) 卫生间：星级旅店的客房卫生间应设有浴池、淋浴、抽水马桶、洗脸盆及排风装置；普通旅店必须每层楼分设男女公共卫生间，且远离餐厅。盥洗室每 8～15 人设一龙头；淋浴室每 20～40 人设一龙头。男厕所每 15～35 人设大小便器各一个；女厕所每 10～25 人设便器一个。卫生间地坪应略低于客房，并应选择耐水易洗刷材料，距地坪 1.2 米高的墙裙宜采用瓷砖或磨石子，卫生间应有自然通风管井或机械通风装置。

(2) 消毒间：旅店必须设有消毒间，不得与餐厅消毒共用。消毒间是生产消毒液和利用消毒液进行茶具、拖鞋、面盆、脚盆等物品消毒的房间。每 20 套客房或每个服务单元应至少设一处。消毒间面积不得小于 4 平方米，通风良好，配有消毒物品保洁存放柜，对消毒过的用品、用具要分类存放，以免受到污染，并设有 2 个以上水龙头和洗涮池，洗涮池水平间距不少于 1 米，或垂直位差不少于 0.5 米或设置高度 0.25 米的隔板。消毒间地面应有 1.5%坡度，并用耐水易冲刷材料铺设，墙裙宜采用白色瓷砖，高度为 1.5 米。

3. 客房的采光照明　客房应有较好的朝向，以选择南北朝向为好，自然采光系数以(1∶5)～(1∶8)为宜。长宽比不超过 2∶1。人工照明要求客房、客厅、餐厅照度不低于 50 勒克斯。门厅、走廊、卫生间不低于 25 勒克斯。会议室为 75～100 勒克斯，并保证光线柔和不眩目。

4. 通风　星级饭店的新风量不能低于每人每小时 30 立方米。空调器的进风口应设在室外，远离污染源，过滤材料应定期清洗和更换。地下室旅馆应有机械通风设备，其送入的总风量不低于每人每小时 50 立方米，还应有除湿机，另有排风设备进行循环，送风口和排风口应有一定距离。厕所应有自然通风管。

5. 装潢装饰材料　客房使用的建筑材料应保温、透气性好、隔声、不吸潮，内部装修材料不得对人体有潜在危害。含放射物质的建筑材料必须符合国家卫生标准。

四、旅店用品配置卫生要求

1. 旅店内公共区域(前厅、走廊、楼梯)进出口处设置1～2个果皮、烟蒂收集箱。

2. 客房内公共用品配置如下(表14-1)。

表14-1　客房内公共用品配比(件/每床)

	1～2星级饭店宾馆	3～5星级饭店宾馆	普通饭店、招待所
被套	2.5	3	3
枕套	2.5	3	3
床单	2.5	3	3
卫生间内毛巾	2.5	3	4
卫生间内浴巾	2.5	3	4
无卫生间所设面盆	—	—	1
无卫生间所设脚盆	—	—	1
非一次性拖鞋	1	1	1
口杯	1	1	1
漱洗杯	1	1	1

3. 客房应有防噪音和隔音措施，有防蚊、防蝇、防鼠设施。

4. 每个服务单元配备符合卫生要求的卫生清扫工具，星级宾馆有符合卫生要求的工具车一辆，吸尘器一台。

5. 清扫客房和清扫卫生间的工具分开，专物专用。清理卫生间专用工具应有抹布和刷子各3件，消毒液喷洒器1个并隔离存放。

6. 配备符合卫生标准和要求的杀虫剂和灭鼠药械。

7. 消毒间内应有消毒液发生器一台，公共用品保洁箱、密闭茶具保洁箱(柜)各一台。消毒用品设施完备,并且在消毒设施、保洁柜、水池上面注有不同标志,专物专用。

8. 每层楼应有物品保洁柜(箱)。

五、经常性卫生要求

1. 各类旅店的店容店貌和周围环境应整洁、美观、地面无果皮、痰迹和垃圾。

2. 各类旅店应有健全的卫生制度。

3. 被套、枕套、床单等卧具应一客一换,长住旅客的床上卧具至少一周一换。星级宾馆还应执行星级宾馆有关床上用品更换规定。清洁的卧具应符合表 14－3 规定。

4. 旅店公用茶具应每日清洗消毒。清洁的茶具必须表面光洁,无油渍、无水渍、无异味,其细菌数必须达到表 14－3 规定。

5. 客房内卫生间的洗漱池、浴盆和抽水恭桶应每日清洗消毒并应符合表 14－3 规定。

6. 无卫生间的客房,每个床位应配备有不同标记的脸盆和脚盆各一个。脸盆、脚盆和拖鞋应做到一客一换。清洁的脸(脚)盆、拖鞋的表面应光洁,无污垢、无油渍,并不得检出致病菌。

7. 旅店的公共卫生间(盥洗间和厕所)应每日清扫、消毒,做到并保持无积水、无积粪、无蚊蝇、无异味。

8. 各类旅店应有防蚊、蝇、蟑螂和防鼠害设施,并经常检查设施使用情况,发现问题及时改进。各类旅店应做到室内外无蚊蝇滋生场所。蚊、蝇、蟑螂等病媒昆虫指数及鼠密度应符合全国爱卫会考核规定。

9. 店内自备水源与二次供水水质应符合《生活饮用水卫生标准》GB5749,二次供水蓄水池应有卫生防护措施,蓄水池容器内的涂料应符合输水管材卫生要求,做到定期清洗消毒,其制、供水人员应取得预防性健康体检合格证。

10. 旅客废弃的衣物应进行登记,统一销毁。

11. 旅店内附设的理发店、娱乐场所、浴室等应执行相应的卫生标准。

12. 地下室旅店的空气质量、噪声、照度和卫生要求等执行《人防工程平时使用环境卫生标准》的规定。

13. 旅店供旅客使用的沐浴液、洗发液等化妆品应符合《化妆品卫生监督管理条例》及其相应卫生标准要求，采购时须索取相关证件。

14. 旅店直接为顾客服务的从业人员（含临时工）必须每年进行一次健康体检，取得预防性健康体检合格证后方可上岗服务。凡患有痢疾、伤寒、病毒性肝炎、活动性肺结核、化脓性或渗出性皮肤病及其他有碍公共卫生的疾病（性病、艾滋病、疥疮、急性出血性结膜炎等）者，治愈前不得从事直接为顾客服务的工作。

15. 旅店从业人员上岗前须经卫生知识培训合格，并定期接受复训。

表 14－2　旅店客房卫生标准值

项　目	3～5 星级饭店、宾馆	1～2 星级饭店、宾馆和非星级带空调的饭店、宾馆	普通旅店、招待所
温度－冬季（℃）	＞20	＞20	≥16（采暖地区）
温度－夏季（℃）	＜26	＜28	—
相对湿度（%）	40～60	—	—
风速（m/s）	≤0.3	≤0.3	—
二氧化碳（%）	≤0.07	≤0.10	≤0.10
一氧化碳（mg/m^3）	≤5	≤5	≤10
甲醛（mg/m^3）	≤0.12	≤0.12	≤0.12
可吸入颗粒物（mg/m^3）	≤0.15	≤0.15	≤0.20
空气细菌总数			
a. 撞击法（cfu/m^3）	≤1 000	≤1 500	≤2 500
b. 沉降法（个/皿）	≤10	≤10	≤30
台面照度（lx）	≥100	≥100	≥100
噪声（dB(A)）	≤45	≤55	—
新风量（m^3）	≥30		—
床位占地面积（m^2/人）	≥7	≥7	≥4

表 14－3　公共用品清洗消毒判定标准

项　目	细菌总数	大肠菌群 （个/50 cm^2）	致病菌 （个/50 cm^2）
茶具	<5 cfu/mL	不得检出	不得检出
毛巾和床上卧具	<200 cfu/25 cm^2	不得检出	不得检出
脸（脚）盆、浴盆、座垫、拖鞋	—	—	不得检出

第四节　附属设施卫生

旅店所附属的娱乐休闲场所应符合本章所列其他场所的具体要求。

第十五章　商场、书店卫生

第一节　概述

商场、书店是经营各种物品及书籍的场所，按商品流通环节，可将其分为批发与零售；按经营品种分为综合与专业；按服务方式分为自我服务与售货服务。随着我国改革开放和经济的蓬勃发展，人们对各种商品和各类书籍的需求有了较大的增长。国境口岸上的商场、书店，其选址、布局设置、门面装饰、从业人员健康状况、服务质量、招揽生意的背景声源等多种经营情况，在一定程度上代表着国家对外交往的形象。商场和书店作为人们聚集交流的主要公共场所之一，加强对商场和书店的卫生监督管理就显得尤为重要。

第二节　影响商场卫生的主要因素及其来源

一、空气污染

1. 室内人员活动产生的污染　主要是人的呼吸、体表皮肤排泄、吸烟及人员活动引起。使空气中二氧化碳、一氧化碳、飘尘、病原微生物、异臭等危害健康因素在通风条件不良的情况下浓度大大增加，危害人体健康。

2. 商品散发的有毒有害污染物　如甲醛，主要来自纤维板、胶合板、化纤织品、化妆品和图书杂志等。在柜台前空气中浓度较高。又如苯，主要来自汽油、油漆、喷漆家具、胶合板、家用电器，以及使用粘胶剂的皮鞋、玩具等。苯是一种毒性较强的物质，对人体的神经系统、造血系统影响较大。

3. 染料燃烧污染　在小型商店较为明显。周围或生活区内燃料燃烧，一氧化碳、二氧化碳、氮氧化合物、飘尘等可污染营业厅。

4. 室外空气污染 如可吸入颗粒物 。位于交通繁忙的街道、码头和机场，废气、烟气、尘埃污染营业厅。

二、噪声污染

主要来自购物时的谈笑声，货物移动碰撞声，招揽生意的背景声源，周边环境包括车辆、轮船、飞机、工厂等发出的声音等。

三、采光照明

较大的营业厅不仅充分利用自然采光，还必须采取人工照明。特别是在选购物品时照度不能太低，但也不能眩目，以免影响顾客视力和妨碍选购。

四、从业人员健康素质和服务意识

商场和书店的从业人员是南来北往人群的密切接触者，一方面要注意自我防护，另一方面也要积极做好员工的健康体检工作，确保商场和书店的健康服务，避免成为传染性疾病的传染源。

第三节 几种专业商场的卫生问题

国境口岸包括陆路口岸、海港口岸、机场口岸等，在口岸开设的商场、书店品种繁杂，门类较多，特别要注意重点监管的是以下几种商场书店。

一、旧物店

旧物店主要经营旧衣物、旧用品和旧家具等。由于经营的商品是旧的，就存在着一些与新商品不同的卫生问题。

1. 旧商品因曾被人用过，以前的物主健康状况和生活环境不详，所用过的物品可能污染某种病原微生物，若不经过任何处理直接卖出可能会引起某种疾病的传播。

2. 旧服装因是被人穿过，常吸附有人体皮肤排泄出来的汗水、皮脂、皮屑及分泌物，即使清洗，也不易彻底洗干净，容易滋生各种细菌。

3. 旧物在出售、运输和保管过程中极有可能又受到外界污染物的污染。

4. 为防止通过出售和购买旧物传播疾病，就必须加强对旧物件的管理，主要采取以下措施：

（1）加强对出售旧物场所的通风和防潮设施的卫生监管。

（2）加强对旧物品的清洗和消毒的卫生监管。

（3）加强对出售旧物场所的防病媒生物措施的卫生监管。

二、旧书店

旧书店所经营的主要是旧书报、旧杂志，这些书报在出售前都是从不同渠道收集过来的，通常沾染了许多病原微生物和污物，是造成疾病传播的重要途径。因此，旧书报应当在出售前经过严格的消毒，其消毒方法以紫外线照射消毒或化学药物熏蒸为主。口岸卫生检疫部门应当加强此类书店的日常监督力度，采样检验以确保出售书报不造成对人群健康的影响。

三、皮毛收购店

皮毛收购店收购的皮毛，一般事先都没有进行任何消毒处理，有些皮毛携带有人畜共患病如炭疽病、布氏杆菌病等，如果不注意职业操作卫生和个人卫生防护，很容易感染这些疾病。因此，口岸卫生检疫部门应当加强此类业务人员的卫生培训、现场监管、健康检查，对场所不定期地检查其消毒和储存情况。

第四节　商场、书店的卫生要求

一、商场书店的总体卫生学特点

1. 人群高度密集，流动性非常大，污染源容易聚集，传播方式多样化。

2. 营业面积大，采光常不良；经营的商品种类多，有些能散发有毒有害物质。

3. 建筑及设计新旧差异大，卫生设施常常不全。

4. 卫生管理措施薄弱，健康安全意识较差。

二、设计卫生

1. 应根据国境口岸总体规划，参考在本口岸出入境旅客平均购买力合理布设网点。

2. 应远离各种环境污染源，并建于污染源上风侧，建筑物间距及商铺间距既不得有碍通风采光，又不得影响居住区安宁与卫生，商场与居民住宅之间以林荫道隔开。

3. 总面积大于 1 000 平方米时，应考虑有 10%的面积作停车场。

4. 大中型商场(800 平方米以上)要考虑设公共卫生间等卫生设施。卫生间应有良好通风排气装置，做到清洁无异味。

5. 营业厅应有足够的出入口及楼梯。人群通道要经纬贯通，不得出现中间梗阻。1 000 平方米以上的商场应尽量减少顾客流线与运输流线的交叉。

6. 营业厅应宽敞，小型商场书店的净高不得低于 3.8 米，中型不低于 4.5 米，大型不低于 6 米。进深与窗上缘高度比例，单侧采光 2.5∶1，双侧采光 5∶1，采光系数不小于 1/6。

7. 营业面积 800 平方米以上的应设机械通风设备或安装空调。送风口应设在清洁地带，与排风口有一定距离。保证每小时换气 3～5 次，每人每小时总风量不少于 40 立方米。有空调装置的新风量不能低于 20 $m^3/(p \cdot h)$，进风口应远离污染源。风速和空气中细菌总数应符合附件 1 的规定。

三、经常性卫生要求

1. 建立健全卫生管理制度，分工明确、责任落实。垃圾日产日清，地面采取湿式清扫，并用吸尘器清扫器具、商品，改变拂掸商品上灰尘的陋习，防止灰尘二次污染。

2. 定期开展杀虫灭鼠活动,做到场内无病媒昆虫和老鼠。

3. 场内设立禁烟标记,开展禁止吸烟、禁止随地吐痰、禁止乱扔废弃物“三禁止”活动。

4. 合理布设柜台

(1) 柜台货架摆放最好与主要采光面相垂直,以尽量减少货架对自然采光的影响。

(2) 有联带营业习惯的商品应相邻布置,销量大,挑选性弱的商品,如小百货等,应放在底层或显眼处。

(3) 挑选性强或贵重商品应放于人流少的地方。

(4) 笨重商品应设于底层或地下室。

(5) 音响商品应单设或布置在高层。噪声应符合附件的规定。

(6) 食品、药品、化妆品等应专柜经营,设在易防护,空气清洁的区域。

(7) 出售农药、油漆、化学试剂等商品,应有单独售货室,并采取防护措施。

5. 带有餐饮部的综合性大商厦应注意:必须将餐饮部与商场营业厅分开,通过合理的通道相连接;厨房与餐厅的配置要合理,防止厨房烟、气进入餐厅,餐厅每个座位平均占地面积为 1.85 平方米,餐厅湿式清扫保持清洁,地面应为防滑材料,并有下水地漏;长桌桌布和餐巾应一餐一换一消毒;应有防蚊、蝇、蟑螂和鼠害措旅。

6. 出售旧衣服、生活用品和旧书报杂志的,要有消毒设备与消毒管理制度,旧物品、书刊必须消毒后才能出售。

7. 充分利用自然通风,组织好机械通风;定期更换空调滤器,防止空调疾病如军团菌疾病发生,并加强管理。空气中细菌总数应符合附件的规定。

8. 合理布设人工照明灯具,柜台照度达到100 勒克斯。营业厅和通道应有紧急照明装置,并设通道指示灯,以利人群疏散。

9. 从业人员必须进行健康体检,持有健康证方可上岗。

10. 定期对从业人员进行卫生知识培训。

附件：商场（店）、书店卫生标准值

项目		标准值
温度（℃）	有空调装置	18～28
	无空调装置的采暖地区冬季	≥16
相对湿度（%）	有空调装置	40～80
风速（m/s）		≤0.5
二氧化碳（%）		≤0.15
一氧化碳（mg/m^3）		≤5
甲醛（mg/m^3）		≤0.12
可吸入颗粒物（mg/m^3）		≤0.25
空气细菌数	撞击法（cfu/m^3）	≤7 000
	沉降法（个/皿）	≤75
噪声（dB(A)）		≤60 出售音响设备的柜台≤85
台面照度（lx）		≥100

第十六章　娱乐场所(影剧院、录像厅、游艺厅、舞厅、音乐厅)卫生

第一节　概述

随着我国经济社会快速发展,人们对物质文化生活的需求日益增强,文化娱乐场所逐年增多,娱乐场所在日常生活中占有越来越重要的位置。娱乐场所作为公共设施的一个重要组成部分,包括影剧院(俱乐部)、录像厅(室)、音乐厅、游艺厅、舞厅(卡拉OK歌厅)、茶座、咖啡厅、酒吧及多功能文化娱乐场所等。口岸上文化娱乐场所作为旅客候机候车以及海员休闲集聚的重要场所,在各开放口岸数量呈日趋增长的态势,成为国境口岸的一个重要组成部分,而人群构成的繁杂以及娱乐场所设置的差异,对疾病的传播和对人群健康的影响也产生了重要的作用。所以,加强对口岸文化娱乐场所的卫生监督管理显得十分重要。

第二节　娱乐场所环境污染因素及其来源

娱乐场所环境污染的因素涉及较为宽泛,包括公共用品污染、微小气候污染、食品饮用水污染等多种来源。要深入了解娱乐场所环境污染的具体来源,就必须先掌握娱乐场所的卫生特点。

一、娱乐场所的卫生特点

1. 场所内人群密度大,人们接触频繁,场内极易造成污染。由于多种娱乐活动同时进行,同一场所可受到多种有害因素的污染,有利于某些疾病的发生和传播。

2. 小型娱乐场所设施简陋、条件差,容易出现卫生设施不完善、卫生不健全、卫生质量低劣、从业人员卫生概念薄弱。

二、娱乐场所环境污染的重要因素及其来源

1. 微小气候　包括二氧化碳、一氧化碳、甲醛、温湿度、风速、氨、空气中细菌数量、照度、噪声等多项指标，这些污染源的来源极为广泛，如装饰材料、人群呼吸、音响、空调、灯光及自然采光通风等。

2. 公共用品　包括娱乐场所内使用的茶具、饮具、麦克风、毛巾、座位套、游艺机的操作手柄键盘、立体影院使用的眼镜等。

3. 食品、饮料、饮用水　包括娱乐场所提供的快餐、饮料、酒类、水果、小吃、茶水等。

4. 服务人员　包括所有从事一线服务人员以及场所内管理人员。

第三节　娱乐场所设计卫生

一、选址

文化娱乐场所应选在交通方便的中心区域或居住区，环境优雅整洁，有合理的服务半径，并远离工业污染源，有一定的卫生防护距离，应配有合理的停车场地，影剧院、音乐厅应有15%的绿化用地面积。

二、座位设计

影剧院观众厅座高为43～47厘米，座位宽>50厘米。座位短排法排距>80厘米，长排法>90厘米，楼上观众厅座位排距>85厘米。

三、视距

1. 电影院　第一排座位至银幕的距离应大于普通银幕宽度的1.5倍，大于宽银幕宽度的0.75倍，胶片70毫米立体影院为幕宽的0.6倍。

2. 影剧院观众厅长度　普通银幕应小于幕宽的6倍。宽银幕小于幕宽的3倍，胶片70毫米立体影院应小于幕宽的1.5倍，剧场舞台

高度为 0.8～1.1 米。

四、视角

普通银幕边缘和对侧第一排座位边缘的连线与银幕间的夹角应大于 45°。宽银幕边缘和后排中心点连线与银幕至对侧第一排的夹角不大于 45°。

五、人均占有面积

舞厅平均每人占有面积不小于 1.5 平方米(舞池内每人占有面积不小于 0.8 平方米);音乐茶座、卡拉 OK、酒吧、咖啡室平均每人占有面积不小于 1.25 平方米。

六、照度

电影院、音乐厅、录像室的前厅为 40 勒克斯;电影放映前的观众厅为 10 勒克斯;剧场前厅为 60 勒克斯;茶座为 15 勒克斯;舞厅为 5 勒克斯。

七、噪声

观众厅吊顶材料不得使用含有玻璃纤维的建筑材料。娱乐场所应设有消音装置。

八、机械通风

座位在 800 个以上的影剧院、音乐厅均应有机械通风。其他文化娱乐场所的座位在 100 个以上均应有机械通风。总风量每人每小时 50 立方米;新风量每人每小时 20 立方米;空调制冷量每人每小时 250～300 大卡。

九、厕所

文化娱乐场所在同一平面应设有不与观众厅、娱乐厅直接相连的男女厕所;大便池男 150 人一个,女 50 人一个(男女蹲位比 1∶3);小便池每 40 人设一个，每 200 人设一洗手池；厕所应有单独通风设备进行排气；门净宽不少于 1.4 米，采用双向门。

十、其他

文化娱乐场所应设有消毒间。

第四节　娱乐场所卫生要求

一、配置卫生要求

1. 进出口处应设置 1～2 个果皮、烟蒂、废纸收集箱。
2. 设有机械通风装置，并有防噪音和隔音措施。
3. 设有符合卫生标准的厕所，并有机械通风装置。
4. 影剧院、音乐厅、舞厅应有专门吸烟室，并有单独通风设施。
5. 备有公共茶具的场所，应有消毒间，设有消毒池和一个具备上下水的洗刷池，并配有一台消毒液发生器或备有消毒液。
6. 设有防蚊蝇设施，备有消杀药品和灭鼠设备。

二、经常性卫生要求

1. 文化娱乐场所室内外环境应整洁、美观、地面无纸屑、果皮、痰迹和垃圾。不随地吐痰，室内用湿式清扫，要有防蚊蝇设备，不能有病媒虫害及老鼠。
2. 要有健全的卫生制度。
3. 影剧院、音乐厅、录像厅(室)、游艺厅(室)、舞厅(包括卡拉 OK 歌厅)等场所内禁止吸烟，并不与吸烟室直接相通。
4. 放映电影的场次间隔时间不得少于 30 分钟，空场时间不少于 10 分钟；连场放映时间不得超过 3 个半小时。换场时间应加强通风换气。
5. 观众厅及其他文化娱乐场所座位套应定期清洗，保持清洁。
6. 立体电影院供观众使用的眼镜每场用后应经紫外线消毒，或使用一次性眼镜。

7. 呼吸道传染病流行季节必须加强室内机械通风换气和空气消毒。

8. 剧场及其他文化娱乐场所内严禁使用有害观众健康的烟雾剂。根据剧情需要用烟雾剂必须使用经有关部门检验合格的产品。

9. 舞厅内严禁使用杀菌波长的紫外线灯和滑石粉。

10. 观众厅内及其他场所厅(室)内使用的装饰材料不得对人体有潜在危害。

11. 开展通宵活动的场所,不得将不洁食物及有害公共场所卫生的物品携带入场(厅)内。

12. 放映录像电视的最近视距为显示屏幕对角线长度的4倍。采用投影的视距为屏幕宽的1.5倍。

13. 酒吧、茶座、咖啡厅等场所内供顾客使用的饮(餐)具应符合茶具消毒判定标准。

附件:文化娱乐场所卫生标准值(GB 9664—1996)

项目		影剧院、音乐厅录像厅(室)	游艺厅、舞厅	酒吧、茶座咖啡厅
温度(℃)有空调装置	冬季	>18	>18	>18
	夏季	≤28	≤28	≤28
相对湿度(%)有中央空调装置		40~65	40~65	40~65
风速(m/s)有空调装置		≤0.3	≤0.3	≤0.3
二氧化碳(%)		≤0.15	≤0.15	≤0.15
一氧化碳(mg/m³)		—	—	≤10
甲醛(mg/m³)		≤0.12	≤0.12	≤0.12
可吸入颗粒物(mg/m³)		≤0.20	≤0.20	≤0.20
动态噪声(dB(A))		≤85	≤85(迪斯科舞厅≤95)	≤85
新风量[m³/(h·人)]		≥20	≤30	≥10
空气细菌总数	撞击法(cfu/m³)	≤2 500	≤2 500	≤2 500
	沉降法(个/皿)	≤30	≤30	≤30

第十七章　美发美容业卫生

第一节　美发美容业概述

美发和美容是人们生活的需要，在现代生活中又是健康与美的需要。在人们生活中，美发店、美容院（店）也就成了必不可少的公共场所。人们来到美发美容店需要清洁舒适的环境，端庄、健康和技术优良的美发师、美容师，卫生安全的美发和美容工具。从而确保人们在美发和美容过程中得到健康与美，防止疾病传播，因此，对美发、美容业提出相应的卫生学要求是十分必要的。

美容场所，是指根据宾客的脸型、皮肤特点和要求，运用手法技术、器械设备并借助化妆、美容护肤等产品，为其提供非创伤性和非侵入性的皮肤清洁、护理、保养、修饰等服务的场所，包括等候、洗净、美容等区域和专间。

美发场所，是指根据宾客的头型、脸型、发质和要求，运用手法技艺、器械设备并借助洗发、护发、染发、烫发等产品，为其提供发型设计、修剪造型、发质养护和烫染等服务的场所，包括等候、洗发、理发、烫染等区域和专间。

公共用品用具，是指美容美发场所和美容美发操作过程中使用的，与顾客密切接触的物品。美容用品用具包括美容棉（纸）、倒膜用具、修手工具、眉钳、刷子、梳子、美容盆、美容仪器等物品；美发用品用具包括围布、毛巾、刀剪、梳子、推子、发刷、胡刷等物品。

健康危害事故，是指美容美发场所内发生的因空气质量、水质不符合卫生标准、用品用具或设施受到污染导致的群体性健康损害事故。

第二节　场所卫生要求

一、选址

美容美发场所宜选择在环境洁净，具备给排水条件和电力供应的区域，场所周围25米范围内应无粉尘、有害气体、放射性物质和其他扩散性污染源。

二、场所设置与布局

1. 美容美发场所应当设置在室内，并有良好的通风和采光。美容场所经营面积应不小于30平方米，美发场所经营面积应不小于10平方米。

2. 美容美发场所的地面、墙面、天花板应当使用无毒、无异味、防水、不易积垢的材料铺设，并且平整、无裂缝、易于清扫。

3. 兼有美容和美发服务的场所，美容、美发操作区域应当分隔设置。经营面积在50平方米以上的美发场所，应当设有单独的染发、烫发间；经营面积小于50平方米的美发场所，应当设有烫、染工作间（区），烫、染工作间（区）应有机械通风设施。

4. 美容美发场所应当设置公共用品用具消毒设施，美容场所和经营面积在50平方米以上的美发场所，应当设立单独的清洗消毒间，专间专用，50平方米以下的美发场所应当设置消毒设备。

5. 美容美发场所应当设置从业人员更衣间或更衣柜，根据需要设置顾客更衣间或更衣柜。美发场所应当设置流水式洗发设施，且洗发设施和座位比不小于1∶5。

三、设施要求

（一）给排水设施

美容美发场所应有完备的给排水设施（含热水供应设施），排水设施具有防止逆流、病媒生物侵入和臭味产生的装置，并设有毛发过滤装置，给水水质符合《生活饮用水卫生标准》的要求。

（二）清洗消毒间

1. 面积应不小于 3 平方米，有给排水设施，通风和采光良好，地面、墙壁防透水，易于清扫。墙裙用瓷砖等防水材料贴面，高度不低于 1.5 米。配备操作台、清洗、消毒、保洁和空气消毒设施。

2. 清洗池应使用不锈钢或陶瓷等防透水材料制成，易于清洁，容量满足清洗需要。

3. 消毒保洁设施应为密闭结构，容积满足用品用具消毒和保洁贮存要求，并易于清洁。

4. 以紫外线灯作为空气消毒装置的，紫外线波长应为 200～275 纳米，按房间面积每 10 平方米设置 30 瓦紫外线灯一支，悬挂于室内正中，距离地面 2～2.5 米，照射强度大于 70 微瓦。

5. 清洗、消毒和保洁设施应当有明显标识。

（三）公共卫生间

1. 公共卫生间应设置水冲式便器，便器宜为蹲式，配置坐式便器宜提供一次性卫生座垫。卫生间应有流动水洗手设备和盥洗池。

2. 卫生间应设有照明和机械通风设施，机械通风设施不得与集中空调通风系统相通。

（四）储藏设施

储藏间或储藏柜应有足够的储藏空间，门窗装配严密，有良好的通风、照明、防潮和防病媒生物侵入设施。物品分类存放、离地、离墙并明显标识。

（五）通风设施

美容美发场所的通风设施应完备，空气流向合理。安装集中空调通风系统的，应当符合《公共场所集中空调通风系统卫生管理办法》的要求。使用燃煤或液化气供应热水的，应使用强排式通风装置。

（六）采光照明设施

美容美发场所应尽量利用自然采光或配置良好的照明设施，工作面照度不低于 150 勒克斯。

（七）废弃物存放设施

美容美发场所应当设有加盖密闭的废弃物盛放容器。

（八）预防控制病媒生物设施

美容美发场所应当配置有效的防尘、防鼠、防虫害设施，污水出口处及场所通风口安装防鼠网，门窗装配紧密，无缝隙。

四、设备与工具

1. 美容美发场所应配有数量充足的毛巾、美容美发工具，美容场所毛巾与顾客床位比大于 10∶1，美发场所毛巾与座位比大于 3∶1，公共用品用具配备的数量应当满足消毒周转的要求。

2. 美发场所应配备皮肤病患者专用工具箱，设有明显标识，一客一消毒。

3. 美容美发场所应配备专门摆放美容美发用品、器械、工具的工作台、物品柜或器械车。

第三节　卫生操作要求

一、公共用品用具采购

1. 采购的公共用品用具应符合国家有关卫生标准和规定要求。采购的一次性卫生用品、消毒产品、化妆品等物品的中文标识应规范，并附有必要的证明文件。

2. 采购公共用品用具应向经销商索要产品卫生质量检测报告或有效证明材料，物品入库前应进行验收，出入库时应登记，文件和记录应妥善保存，便于溯源。

二、公共用品用具储藏

1. 公共用品用具应按服务功能和种类分类存放，专柜专用，保持洁净。

2. 化妆品、消毒产品储藏应遵循先进先出原则，变质或过期产品应及时清除并销毁。

三、美容、美发操作

1. 从业人员操作前应认真检查待用化妆品，感官异常、超过保质期以及标识标签不符合规定的化妆品不得使用。不得自制或分装外卖化妆品。

2. 从业人员操作时应着洁净工作服，工作期间不得吸烟。美容从业人员应在操作前清洗、消毒双手，工作期间戴口罩，并使用经消毒的工具取用美容用品；理（美）发从业人员应在修面操作时戴口罩，对患有头癣等皮肤病的顾客，使用专用工具。

3. 不得使用未经消毒的公共用品用具。美容用唇膏、唇笔等应专人专用，美容棉（纸）等应一次性使用，胡刷、剃刀宜一次性使用。

4. 美容、美发、烫发、染发所需毛巾和工具应分开使用，使用后分类收集、清洗和消毒。烫发、染发操作应在专门工作区域进行。

5. 美容用盆（袋）应一客一用一换，美容用化妆品应一客一套。

第四节　消毒

一、公共用品用具消毒

1. 毛巾、面巾、床单、被罩、按摩服、美容用具等公共用品用具应一客一换一消毒，清洗消毒后分类存放；直接接触顾客毛发、皮肤的美容美发器械应一客一消毒。

2. 公共用品用具如需外洗的，应选择清洗消毒条件合格的承洗单位，作好物品送洗与接收记录，并索要承洗单位物品清洗消毒记录。

3. 美发用围布每天应清洗消毒，提倡使用一次性护颈纸。

二、公用饮具消毒

1. 公用饮具应一客一换一消毒，消毒后贮存于专用保洁柜内备用，已消毒和未消毒饮具应分开存放。保洁柜应保持洁净，不得存放其他物品。提倡使用一次性饮具。

2. 饮具清洗消毒后应表面光洁，无油渍、无水渍、无异味，符合《食(饮)具消毒卫生标准》规定。

第五节　卫生管理

一、卫生管理组织

1. 美容美发场所法定代表人或负责人是其场所卫生管理第一责任人，对场所卫生管理负全面责任。

2. 美容美发场所应设置卫生管理职责部门或专(兼)职卫生管理人员，负责场所卫生管理的具体工作。专(兼)职卫生管理员应具有美容美发场所卫生管理工作经验。

二、卫生管理工作职责

1. 制定场所卫生管理制度和岗位卫生责任制，参照《美容美发场所卫生管理自查建议项目》(见附件3)制订卫生检查计划，规定检查时间、检查项目及考核标准。检查服务过程卫生状况并记录，对不符合卫生要求的行为及时制止并提出处理意见。

2. 制订从业人员卫生培训教育计划和考核办法，组织从业人员参加卫生法律、法规、规范、标准和基本卫生知识、岗位操作规程等培训学习和考核。建立从业人员卫生知识培训管理档案。

3. 组织从业人员进行健康检查，督促将患有有碍公众健康疾病的从业人员调离直接为顾客服务的岗位，并制止其治愈前从事直接为顾客服务的工作。建立从业人员健康体检卫生管理档案。

4. 督促从业人员按时办理有关卫生证件、证明，严格执行《公共场所卫生管理条例》和相关卫生标准，依法从事经营活动。建立场所卫生管理档案。

5. 配合卫生执法人员对本场所进行卫生监督检查，并如实提供有关情况。

6. 制止美容美发场所非法加工、制作食品。有食品经营项目的，须使其符合《中华人民共和国食品卫生法》相关规定，并建立索证制度。

7. 参与其他保证场所卫生的有关工作。

三、证照管理

美容美发场所、从业人员及健康相关产品证照齐全。卫生许可证悬挂在场所醒目处，营业执照、从业人员健康合格证明及卫生知识培训合格证明有效，健康相关产品卫生许可批件或备案文件复印件真实完备。

四、卫生档案管理

美容美发场所应建立卫生管理档案，档案应包括以下方面：

1. 证照　卫生许可证、营业执照、从业人员健康合格证明和卫生知识培训合格证明、健康相关产品卫生许可批件或备案文件（复印件）等。

2. 卫生管理制度。

3. 卫生管理组织机构或卫生管理人员与从业人员岗位职责。

4. 发生传染病传播或健康危害事故后的处理情况。

5. 卫生操作规程。

6. 公共用品用具采购、验收、出入库、储存记录。

7. 公共用品用具（包括外洗物品）清洗、消毒、检测记录。

8. 设备设施维护与卫生检查记录。

9. 空气质量、集中空调通风系统检测记录。

10. 投诉与投诉处理记录。

11. 有关记录　包括场所自身检查与检测记录，培训考核记录，从业人员因患有有碍公众健康疾病调离直接为顾客服务岗位记录，集中空调通风系统清洗消毒记录等。

12. 有关证明　包括卫生设施设备及消毒设施设置情况，集中空调通风系统竣工图纸等。

各项档案中应有相关人员的工作记录并签名，档案应有专人管理，各类档案记录应进行分类并有目录。有关记录至少应保存 3 年。

五、传染病和健康危害事故报告

1. 美容美发场所应建立传染病和健康危害事故报告制度，场所负责人和卫生管理员为责任报告人。

2. 当发生死亡或同时发生 3 名以上(含 3 名)受害病人时，责任报告人要在发生事故 24 小时内电话报告当地卫生行政部门。

3. 传染病和健康危害事故报告范围：

(1) 室内空气不符合卫生标准所致的虚脱休克；

(2) 公共用品用具、用水和卫生设施遭受污染所致传染性疾病、皮肤病；

(3) 意外事故导致的一氧化碳、氨气、消毒剂、杀虫剂等中毒。

4. 发生传染病或健康危害事故时，场所经营者应立即停止相应经营活动，协助医务人员救治事故受害者，采取预防控制措施，防止事故的继发。

5. 任何单位和个人不得隐瞒、缓报、谎报传染病和健康危害事故。

第六节　人员卫生要求

一、健康管理

1. 美容美发场所从业人员上岗前应当取得“健康合格证明”。直接为顾客服务的从业人员应每年进行健康检查，取得“健康合格证明”后方可继续从事直接为顾客服务的工作。“健康合格证明”不得涂改、伪造、转让、倒卖。

2. 从业人员患有有碍公众健康疾病，治愈之前不得从事直接为顾客服务的工作。可疑传染病患者须立即停止工作并及时进行健康检查，明确诊断。

二、卫生知识培训

1. 美容美发场所从业人员应完成规定学时的卫生知识培训，掌握有关卫生法律法规、基本卫生知识和卫生操作技能等，取得卫生知识培训合格证明后方可上岗。

2. 从业人员卫生知识培训每两年进行一次。

三、个人卫生

1. 从业人员应保持良好的个人卫生，不留长指甲，勤剪发、勤修甲、勤洗澡、勤换衣，饭前便后、工作前后洗手。工作时不得涂指甲油及佩戴饰物，操作过程中严格洗手消毒，保持工作服整齐干净。

2. 从业人员不宜在工作区域内食、宿，不宜在工作场所摆放私人物品。

附件 1

推荐的美容美发用品用具清洗消毒方法

一、清洗方法

（一）手工清洗

1. 去除用品用具表面的大部分污渍。
2. 用含洗涤剂的溶液洗净用品用具表面。
3. 用清水漂洗干净用品用具。

（二）机械清洗

按洗涤设备使用说明进行操作。

二、消毒方法

（一）物理消毒

包括蒸汽、煮沸、红外线等消毒方法。

1. 蒸汽、煮沸消毒　煮沸 15～30 分钟，主要用于毛巾、面巾、床上用品等布、棉制品的消毒。

2. 红外线消毒箱　温度＞120 ℃，作用 30 分钟，主要用于剃刀推剪等金属制品。

（二）化学消毒

包括使用卤素类、季铵盐类、醛类和乙醇等消毒药剂，消毒后，应当用净水冲去用品用具表面的消毒剂。

1. 氯制剂消毒　使用有效氯含量 500 毫克/升的溶液，作用 30～60 分钟，主要用于面盆、毛巾、拖鞋等非金属类、不脱色的用品用具浸泡消毒和物体表面喷洒、涂擦消毒。

2. 戊二醛消毒　使用浓度 2％戊二醛溶液，作用 60 分钟，主要用于剃刀、推剪等金属用品用具的浸泡消毒。

3. 新洁尔灭消毒　使用浓度 0.1％的新洁尔灭可用于美容操作

人员手部消毒和工具、器械浸泡消毒。

4. 乙醇消毒　使用浓度75%的乙醇可用于美容操作人员手部和高频玻璃电极、导入(出)棒等美容器械涂擦消毒。

三、保洁方法

1. 消毒后的用品用具要在洁净处自然晾干或烘干，不应使用毛巾擦干，以免造成再次污染。

2. 清洗消毒后的用品用具应当及时放入保洁柜内贮存。

四、室内空气、物体表面的消毒（在传染病流行季节时）

（一）室内空气的消毒方法

1. 采用15%的过氧乙酸关闭门窗熏蒸1小时后，开窗通风换气。消毒药剂用量7毫升/平方米。

2. 采用0.5%过氧乙酸关闭门窗气溶胶喷雾，消毒1～2小时后，开窗通风换气。消毒药剂用量20毫升/平方米。

3. 采用1 500毫克/升含氯消毒剂关闭门窗气溶胶喷雾，消毒1～2小时后，开窗通风换气。消毒药剂用量20毫升/平方米。

4. 紫外线灯每10平方米安装30瓦紫外线灯管1只，悬挂高度距地面2～2.5米，照射时间为60分钟，上班前和下班后每日2次。

（二）物体表面消毒

消毒方法：采用500～1 000毫克/升含氯消毒剂或0.1%～0.2%过氧乙酸喷洒或擦拭，作用时间60分钟。消毒药剂用量：50～200毫升/平方米。

五、注意事项

1. 使用的消毒药剂应符合卫生标准要求，消毒作用时间应当达到规定的要求。

2. 物理消毒的设施设备应定期检查，保持设备正常运转。

3. 使用的化学消毒药剂应当在保质期内，按规定贮存。配好的消毒液浓度降低后应及时更换，氯制剂每4小时更换，戊二醛溶液每7天更换。

附件 2

推荐的美容美发场所及其设施、设备、工具清洁计划

项　目	频　率	使用物品	方　　法
地面	每天营业结束或需要时	扫帚、拖把、铲子、刷子、清洁剂和消毒剂	1. 用扫帚扫地 2. 用拖把以清洁剂、消毒剂拖地 3. 用铲子、刷子去除余下污物 4. 用水彻底冲洗干净 5. 用干拖把拖干地面
墙壁、天花板（包括照明设施）和门窗	每月一次或需要时	抹布、刷子和清洁剂	1. 用干布除去干的污物 2. 用湿布抹擦或用水冲刷 3. 用清洁剂清洗 4. 用湿布抹净或用水冲净 5. 风干
工作台及洗涤消毒间（桶、盆）	每次使用后	抹布、清洁剂和消毒剂	1. 清除碎头发及污物 2. 用湿布抹擦或用水冲刷 3. 用清洁剂清洗 4. 用湿布抹净或用水冲净 5. 用消毒剂消毒 6. 风干
用品用具及工具设备	每次使用后	抹布、刷子、清洁剂、消毒剂和消毒柜等	1. 清除碎发及污物 2. 用水冲刷或用水煮沸 3. 用清洁剂清洗 4. 用湿布抹净或用水冲净 5. 用消毒剂、消毒设施消毒 6. 风干 7. 保洁柜分类存放
通风设备和空调	每天营业结束、每年（正常情况下）	抹布、刷子、喷雾器、清洁剂和消毒剂	1. 用抹布、刷子擦去积尘与霉斑 2. 用清洁剂、消毒液抹擦送、排风口 3. 用清洁剂、消毒液清洗消毒过滤器（网） 4. 每年清洗消毒表冷器、加湿器、新风机组、冷凝水盘一次
废弃物暂存容器	每天营业结束或需要时	刷子、清洁剂和消毒剂	1. 清除碎发及污物 2. 用湿布抹擦或用水冲刷 3. 用清洁剂清洗 4. 用湿布抹净或用水冲净 5. 用消毒剂消毒 6. 风干

附件 3

美容美发场所卫生管理自查建议项目

检查项目		结果
环境卫生	1. 美容美发场所环境是否整洁、舒适、明亮，空气是否无异味 2. 是否有数量足够的干净清扫工具 3. 墙面、天花板、门窗等是否有涂层脱落或破损 4. 防蝇、防鼠、防尘设施是否有效 5. 废弃物是否及时处理 6. 室内安装集中空调系统或机械通风是否定期清洁	
操作过程	7. 设施、设备是否定期清洁 8. 美容美发工具是否配置充足，分类存放，标识明显 9. 洗涤消毒间是否专间专用 10. 用品用具使用前是否经有效清洗消毒 11. 清洗消毒水池(桶)是否与其他用途水池(桶)混用 12. 消毒设施是否正常运转 13. 美容美发用毛巾、面巾、工具及胡刷是否做到一客一换一消毒 14. 使用消毒药剂是否符合卫生标准要求，消毒记录是否完整 15. 美发洗头池是否每天清洗消毒，美发用围布是否每天清洗消毒 16. 烫发染发区域机械通风设施是否运转正常 17. 皮肤病专用工具是否专用 18. 从业人员操作时是否穿戴清洁工作衣帽，美容人员操作时是否做到双手清洗消毒，是否戴口罩	
个人卫生	19. 从业人员穿戴的工作服是否定期清洗消毒 20. 从业人员操作前及接触不洁物品后是否洗手、消毒 21. 从业人员是否留长指甲、戴戒指 22. 从业人员上厕所前是否脱去工作服	
健康管理	23. 从业人员是否持有效健康、培训证明 24. 是否有从业人员患有妨碍从事美容美发工作的疾病而未调离	
用品采购	25. 是否索取销售发票、合格证明，批量采购时是否索取卫生许可证、卫生检验报告	
用品贮存	26. 是否明显区分，存放场所是否分开、不混用 27. 储物间存放用品用具是否离地隔墙 28. 存放是否存在交叉污染 29. 消毒后用品用具是否贮存在清洁专用保洁柜内	
违禁产品	30. 是否使用包装标识不全和自制化妆品	

附件 4

理发店、美容院(店)卫生标准值(GB 9666—1996)

项目		标准值
二氧化碳(%)		≤0.1
一氧化碳(mg/m^3)		≤10
甲醛(mg/m^3)		≤0.12
可吸入颗粒物(mg/m^3)		≤0.15(美容院),≤0.2(理发店)
氨(mg/m^3)		≤0.5
空气细菌	撞击法(cfu/m^3)	≤4 000
	沉降法(个/皿)	≤40

第三篇　口岸储存场地卫生监督

第十八章　口岸储存场地卫生监督目的与意义

一、定义

口岸储存场地主要是指在对外开放的港口、机场、车站、关口等存放入出境集装箱、货物及其他入出境物品的固定堆放场地和仓库，以及检验检疫机构对入出境集装箱、货物及其他入出境物品实施监督检查、检验监测和卫生处理等检验检疫管理措施的地点。主要包括：集装箱场站、仓库、油库、保税库、露天货场等（《国境口岸卫生监督员工作规范》）。

出入境货物储存场地，是指在口岸范围内用于储存出入境或中转的货物、集装箱和其他物品的仓库或场地（《口岸出入境货物储存场地卫生监督管理规定》）。

二、分类

根据国境口岸储存场地所存储的货物、集装箱种类和功能，可将国境口岸储存场地分为集装箱储存场地和一般散装货物储存场地，食品储存场地，废旧物品储存场地，危险品货物储存场地，冷藏箱储存场地等。

三、卫生学问题

近年来，国内各检验检疫机构在检疫监督中多次发现病媒昆虫、啮齿动物和一些有毒有害物质通过进出口货物所引起的扩散和传播，造成经济损失和不良影响。如上海港曾在出口大米中发现活鼠而不得不停装，待实施除鼠后船方才允许装船，不仅造成巨大的经济损失，而且对外造成极坏的国际影响。大连港曾在进口旧轮胎中发现白纹伊蚊和虫卵，对工人健康造成严重损害。北京检验检疫局对来自国外的集装箱进行调查时，发现携带媒介昆虫率达 25.4%。秦皇岛港曾由进口集装箱货物传入白纹伊蚊，至今仍在局部地区繁衍。辽宁大窑湾检验检疫局、北京检验检疫局、广东检验检疫局等多次在进口货物中发现鼠巢和活鼠。2001 年 7 月 27 日，江苏局检疫人员对巴拿马籍"ROYAL COSMOS"轮实施检疫查验时，在该轮装载的 40 565.54 吨进口巴西大豆中，发现一只不明原因死鼠，整个四号舱表层布满鼠迹，并在二层舱口发现少量鼠粪。检疫人员马上对死鼠及周围三米范围内的大豆用杀虫剂喷洒灭蚤。经清理，共有约 400 吨大豆受药液污染，不符合我国食品卫生要求，江苏局签发了品质索赔证书，巴西 C 公司在事实面前赔付人民币 748 463.25 元。2005 年 8 月 18 日，山东局在进口非洲棉花的集装箱内发现死鼠 。2005 年 9 月 7 日，江苏南通局检疫人员在进口意大利蓝湿牛皮中检出死鼠以及大量黑胸大蠊。经鉴定，死鼠为黄胸鼠。2006 年 2 月 24 日，广西局在进口加拿大蓝湿牛皮中检出美洲大蠊活虫 。2004 年 3 月 8 日，福建马尾局在进口美国废纸的集装箱中检出死鼠 。2005 年 5 月 9 日，天津局检疫人员在对渤海石油物资供应公司对外开放码头进行媒介生物监测时发现日本大蠊。2005 年广东黄埔局连续三次从美国、英国进口的废纸中检出入侵红火蚁。2005 年 11 月 28 日，福建马尾局在入境集装箱中检出活蛇。2004 年 12 月 22 日，广东汕头局在入境空集装箱中查获电子垃圾。个别不法商人将不符合卫生要求的货物倾销我国，如夹带生活垃圾、放射性超标、带有植物危险性病、虫、杂草。所有这些危害因素与进出口货物储存场地的不良卫生状况是有关系的，如果口岸储存场地保持良好的卫生状况，最大限度地降低医学媒介生物的密度，就可在储存场地建立一道防护体系，有效防止和控制医学媒介生物以及病原微生物传入传出。

四、目的

国境口岸储存场地卫生监督就是检验检疫机构卫生监督执法人员根据《国境卫生检疫法》及其实施细则以及国家其他的卫生法律、法规和卫生标准对口岸储存场地进行的卫生检查、卫生鉴定、卫生评价和采样检验。国境口岸储存场地卫生监督是口岸卫生监督的重要内容，目的是预防和控制入出境的集装箱、货物、废旧物品等携带的医学媒介生物和有毒有害物质通过储存场地进出国境，从而造成疾病传播和环境污染。

第十九章　国境口岸储存场地卫生监督内容

一、内容

国境口岸储存场地卫生监督主要是对国境口岸储存场地进行预防性卫生监督、卫生许可以及经常性卫生监督。即通过对储存场地的卫生管理制度及各种设施和内外环境、劳动卫生、媒介生物控制、传染病防治等实施定期或不定期的卫生监督，做出卫生评价，提出控制措施，从而控制乃至消除污染因素，达到提高口岸卫生水平，保护人体健康的宗旨。具体包括：

1. 对储存场地实施卫生监测、评估，签发《卫生许可证》；
2. 对储存场地卫生状况、货物移动和拆装箱卫生情况、场地卫生设施、卫生管理制度进行卫生监督；
3. 对医学媒介生物进行控制、监测；
4. 对储存场地及货物实施必要的卫生处理和放射性污染监测；
5. 对储存场地开展各项卫生学和流行病学调查；
6. 调查处理储存场地经营单位违法事件。

二、程序

（一）预防性卫生监督

口岸储存场地预防性卫生监督是指对新建、改建、扩建的口岸储存场地的选址、设计、施工、竣工验收等过程的卫生监督，使其各种设施符合卫生标准要求。监督程序如下：

1. 项目的审查　要根据储存场地的规模、性质、功能等审查其选址、设计以及拟采取的卫生防护措施是否符合卫生标准要求。要充分注意所选取地段与周围建筑物、农田、河流的关系，考虑其是否会受到有害气体污染及周围动植物病虫害的感染，有无足够的绿化面积，上下水设施情况，地下水位、地势、土质等情况。如废旧物品储存场地应远离居民区并与外界相对封闭，集装箱场站应设有专用的查验区和卫生除害处理区等。

2. 设计审查　对储存场地工程项目进行设计审查时，储存场地经营单位需提供以下资料：

(1) 详细的设计说明书。

(2) 地段所在建筑物布置图。

(3) 建筑地段总平面图。

(4) 建筑物平面图(含地下部分)。

(5) 建筑物正面图和剖面图。

(6) 建筑物的卫生设施图，如上下水道、采暖、通风、垃圾、污物、下脚料处理和厕所等。

(7) 建筑物的检验检疫场所和卫生除害处理场所图。

卫生监督员对上述资料要逐项进行审查，最后提出对设施设计的检验检疫审查结论，对不符合检验检疫规定的，要及时签发整改意见书，监督有关部门进行整改。

3. 施工监管　监督检查施工单位是否按检验检疫审查设计的结论进行施工。

4. 竣工验收　检查设计任务中规定的全部检验检疫要求执行情况、检查检验检疫设施是否完备并符合检验检疫要求，判断是否有交付使用的条件：

(1) 施工现场是否清理完毕，绿化地带是否已绿化。

(2) 主体建筑和附属建筑是否都符合设计要求，储存场地是否全部硬化。

(3) 各类建筑的照明、通风、采暖、采光、通道等是否符合卫生要求。

(4) 厕所是否符合卫生要求，上下水道是否接通，储存场地的下水道是否通畅。

(5) 是否符合检验检疫查验及卫生除害处理的要求。

(二) 评审及发证

国境口岸储存场地必须取得《卫生许可证》后方可从事出入境货

物的储存、中转、装卸等业务。其申办程序如下：申请、受理、审查、决定及签发。

口岸卫生许可申请人(以下简称申请人)应当填写《口岸卫生许可证申请书》(一式二份)，提供有关证明材料(各一份)，向口岸检验检疫机构提出申请。经营范围为储存场地的，申请时提供下列材料：

1. 《口岸卫生许可证申请书》；

2. 《营业执照》复印件(取得后补交)；

3. 卫生管理制度(卫生保洁制度、货物堆放卫生制度、医学媒介生物防制制度等)；

4. 储存场所平面图；

5. 相关卫生设施配置情况。

说明：所有申请材料均需加盖申请单位公章；所有外文内容均需翻译成中文；申请材料均为 2 份，受理机构和决定机构各持 1 份(如受理和决定为同一机构，申请材料只需提供一份)；申请材料的文字、图像、符号应该清晰；提交的申请材料大小为 A4 纸；受理机构应接受申请人通过信函、电报、电传、传真、电子数据交换和电子邮件等方式提出的申请。

受理、审查、决定、签发等许可工作程序详见《口岸卫生许可工作规范》。

(三) 经常性卫生监督

口岸卫生监督部门根据国境口岸储存场地卫生监管的内容实施经常性卫生监督，监督程序如下：

1. 监督前准备　监督前要注意收集和查阅有关信息资料，准备所需单证和表格，携带放射性、医学媒介生物捕集和监测的器械，以及必要的卫生监督调查取证工具。

2. 现场卫生监督　主要监督检查其卫生管理制度是否健全、是否落实，场地环境卫生状况是否符合要求，货物的储存是否符合卫生要求，必要时进行医学媒介生物捕集和监测及放射性监测。检查情况应准确填写卫生监督记录。同时对储存场地进行经常性卫生监督时，可提供卫生技术咨询，督促指导改善卫生状况，并将每次卫生监督情况进行总结分析，归档保存。对储存场地及场所内储存的进出境货物、集装箱和其他进出境物品实施的卫生处理工作，须由检验检疫机构登记备案的单位承担。

3. 卫生评价/处理　对于检查中发现的问题应提出卫生整治意见，储存场地的经营和管理部门应按照口岸卫生监督部门提出的卫生整治意见及时采取相应的整改措施。

（1）对无有效《卫生许可证》的储存场地，不得存放未经检验检疫的出入境货物和运输设备，不能作为未经检验检疫的出入境货物和运输设备的临时移运地点，不能作为检验检疫机构对出入境货物和运输设备的查验、检验、监测和监管地点。

（2）对未建立卫生管理制度，存在蚊蝇孳生场所，未设置污物箱，环境治理差，货物储存不符合要求的单位，立即整改。

（3）监督监测时，发现医学媒介生物超标的单位立即提出整改措施，限期达标。

（4）对发生有原因不明的自毙鼠或有啮齿动物反常死亡的，立即进行传染病监测和流行病学调查。

（5）对卫生学评价不合格或发现有严重违法违规事件的单位，要及时取证，并按行政处罚程序进行处罚。

（6）对在生产经营中出现重大卫生责任事故或在日常卫生监督、监测中有不符合有关规定，在限期内仍不改进的，按有关规定吊销其《卫生许可证》。《卫生许可证》吊销半年后，方可办理重新申请手续。

第二十章　国境口岸储存场地卫生要求与标准

一、集装箱和一般散装货物储存场地基本卫生要求

1. 应具备有效的《卫生许可证》。

2. 有健全的卫生管理组织和制度，有专（兼）职卫生管理人员，环境卫生保洁员，并且职责明确，责任到人。

3. 场所与周围环境有较完整的隔离带，地面平整硬化，通风良好，清洁卫生，无啮齿动物、病媒昆虫和其他有害生物的孳生地，不得饲养家禽、家畜。

4. 货物应分类存放，离地（20 cm）、离墙（50 cm），堆垛（50 cm）之间应留有适当的空隙，不得与有毒有害物品混放。

5. 有较完善的防治啮齿动物、病媒昆虫和其他有害生物的措施，配备必需的消、杀、灭药物和器械，医学媒介生物密度不得超过国家标准。

6. 仓储场所产生的污水应排放通畅，不得污染环境，无积水。

7. 应有水冲式厕所，生产垃圾有固定的存放地点，堆放在密封的容器内，定期清除；生活垃圾要袋装化，存放在带盖容器内，不得有渗漏，并日产日清。

8. 有指定的疫情报告员，发现疫情及反常死亡的啮齿动物时，应及时向检验检疫机构报告。

9. 经营熏蒸业务的场站，应当具备专门的符合安全要求的场地（熏蒸处理场地的条件）。

二、进出口食品储存场库的卫生要求

进出口食品储存场库除应达到基本卫生要求的前八条外，还应具备以下条件：场所选址必须符合有关规定要求，应远离污染源和其他存放有毒有害物品的场所。

1. 所有食品均应按品种分类、分区存放，同一仓库内不得储存相

互影响食品风味的原材料。每批食品应有明显标志，包括品名、数量、货主、入库日期等，若有需特殊管理的事项，应予以标注。

2. 应具备良好的通风设备和防水设施，防止食品受潮霉变。冷库应保持适当的温度，定期除霜，并有完整的温度检查记录。

3. 应及时清除腐败变质等不符合卫生质量和标准的食品，防止造成污染。

4. 有规范的消毒管理制度，对储存场地定期消毒，保证消毒效果，做好消毒记录。

5. 从事直接入口食品的仓储工作人员必须符合食品从业人员的基本要求。持有有效的食品从业人员《健康证》及《卫生培训合格证》。

三、废旧物品储存场地的卫生要求

废旧物品储存场地除应达到基本卫生要求前八条外，还应具备以下条件：

1. 场所选址必须符合有关规定要求，应远离水源、食品生产加工场所、公共场所、居民小区等，应与外界相对封闭，大门、围墙和下水道有防鼠设施。

2. 对具有放射性危害的废旧物品，应实行特殊仓储管理，仓储场所须设有明显警示标志，工作人员要做好自身防护。

3. 配备必需的查验和卫生除害处理设备设施，对储存的卫生状况较差的废旧物品，应实施必要的卫生处理(废品垃圾应经过卫生处理后才能清运)。

4. 有规范的消毒管理制度，对储存场地定期消毒，保证消毒效果，做好消毒记录。

四、危险品货物储存场地

危险品货物储存场地除应达到基本卫生要求前八条外，还应具备以下条件：

1. 具有国家有关部门颁发的危险品运输、储存、使用许可证。

2. 应有安全有效的防护设施和用具。

五、冷藏箱储存场地

冷藏箱储存场地除应达到基本卫生要求前八条外，还应具备以下条件：

1. 具有专用的冷藏集装箱冷藏性能检测的设备及场地。
2. 具有专用的电源、水源插座。

附录一　口岸食品安全典型案例

案例1　吊销《国境口岸食品生产经营单位卫生许可证》案

一、违法事实

2010年4月×日，某检验检疫局接到举报电话，称空港口岸范围内某餐饮分公司使用过期食品。经初步核查，前不久，该餐饮分公司曾因使用过期食品被检验检疫局立案调查，并给予过罚款人民币贰万伍仟元的行政处罚决定。

检验检疫局立即组织卫生监督人员再次对该分公司进行监督检查，发现餐厅生产加工区蒸饭柜中藏匿有已开封使用的斧头食粉、泡辣椒、咖喱粉等过期食品，点心加工间藏匿有黑米、鲜辣味粉等过期食品，进出库台账记录显示，上述过期食品均已出库使用。在检验检疫局执法调查过程中，该分公司拒绝配合、百般阻挠，影响了案件调查进展。

二、行政处罚

此案当事人在短时间内屡次发生同类违法行为，事发后不积极配合卫生监督调查，阻碍执法工作开展，情节较为严重，依据《中华人民共和国食品安全法》等法律法规规定，对当事人做出罚款人民币伍万元并吊销《国境口岸食品生产经营单位卫生许可证》的从重处罚决定。

三、法律依据

（一）《中华人民共和国食品安全法》

第二十八条第八款　禁止生产经营下列食品：……（八）超过保质期的食品；

第八十五条第七款　违反本法规定，有下列情形之一的，……货值金额一万元以上的，并处货值金额五倍以上十倍以下罚款；情节严重的，吊销许可证：……（七）经营超过保质期的食品；

（二）《出入境检验检疫行政处罚程序规定》（国家质检总局85号令）

第二十八条　当事人有下列情形之一的，应当从重处罚：（一）多次实施违法行为的；（二）违法行为造成严重后果的；

案例2　未获证擅自为出入境交通工具提供饮食服务案

一、违法事实

2009年2月×日，某检验检疫局在空港口岸卫生监督时，发现一家未获得《国境口岸食品生产经营单位卫生许可证》的企业擅自为出入境航空器提供饮料、茶叶等预包装食品。

卫生监督人员现场封存该企业库房内准备为出入境航空器提供的预包装食品，对企业负责人、供应人员做调查笔录，计算违法所得和货值，记录现场监督结果及其他取证工作。

二、行政处罚

该单位未获证擅自向出入境航空器提供饮料、茶叶等预包装食品，对该企业没收违法所得人民币三万元，并处人民币十万元行政处罚。

三、法律依据

（一）《中华人民共和国国境卫生检疫法实施细则》

第一百零七条第二款　国境口岸内的涉外宾馆，以及向入境、出境的交通工具提供饮食服务的部门，营业前必须向卫生检疫机关申请卫生许可证。

（二）《国务院关于加强食品等产品安全监督管理的特别规定》（国务院令第503号）

第三条　依法应当取得许可证照而未取得许可证照从事生产经营活动的，由农业、卫生、质检、商务、工商、药品等监督管理部门依据各自职责，没收违法所得、产品和用于违法生产的工具、设备、原材料等物品，货值金额不足1万元的，并处10万元罚款；货值金额1万元以上的，并处货值金额10倍以上20倍以下的罚款；构成非法经营罪的，依法追究刑事责任。

案例3　口岸从业人员涂改健康证明案

一、违法事实

2010年6月×日，某检验检疫局对辖区口岸食品经营单位监督检查时，发现从业人员张某持有的该局签发的健康证明日期有涂改痕迹，签发日期显示为“2009年12月24日”，经核查发现“签发日期”原来是由一张小纸条另行粘贴上去的，撕开小纸条后，可看见“2008年12月21日”的清晰字样。卫生监督人员对该从业人员进行详细调查，并做好现场笔录，从业人员承认了涂改事实。

二、行政处罚

卫生监督人员对该从业人员进行现场教育，责令其停止从业，在取得有效健康证明前不得从事直接入口食品的工作；并处罚款人民币壹仟元整。

三、法律依据

（一）《中华人民共和国国境卫生检疫法实施细则》

第一百零七条第三款　国境口岸内涉外的宾馆和入境、出境交通工具上的食品、饮用水从业人员应当持有卫生检疫机关签发的健康证书。该证书自签发之日起12个月内有效。

第一百零九条第四款　《国境卫生检疫法》和本细则所规定的应当受行政处罚的行为是指：……（四）伪造或者涂改检疫单、证、不如实申报疫情的。

（二）《中华人民共和国食品安全法》第三十四条

食品生产经营人员每年应当进行健康检查，取得健康证明后方可参加工作。

案例4　某餐饮单位销售白切鸡中检出金黄色葡萄球菌案

一、违法事实

2011年7月×日，某检验检疫局对口岸某餐饮单位进行日常卫生监督时，抽检其所销售的白切鸡一份，送技术中心进行微生物项目检测，报告金黄色葡萄球菌超标。

二、行政处罚

检验检疫局对该违规单位予以严肃批评，责令其做出深刻检查，认真整改，避免此类事件再次发生；增加对该单位食品抽检频次，直至确认整改合格；对该单位处以人民币贰仟元整的罚款。

三、法律依据

（一）《中华人民共和国食品安全法》

第二十八条禁止生产经营下列食品第二款　致病性微生物、农药残留、兽药残留、重金属、污染物质以及其他危害人体健康的物质含量超过食品安全标准限量的食品；

第八十五条　违反本法规定，有下列情形之一的，由有关主管部门按照各自职责分工，没收违法所得、违法生产经营的食品和用于违法生产经营的工具、设备、原料等物品；违法生产经营的食品货值金额不足一万元的，并处二千元以上五万元以下罚款；货值金额一万元以上的，并处货值金额五倍以上十倍以下罚款；情节严重的，吊销许可证。

（二）《熟肉制品卫生标准》(GB 2726—2005)

“4.4 微生物指标 金黄色葡萄球菌不得检出”

案例5　某口岸食品经营单位食品二氧化硫超标案

一、违法事实

某口岸检验检疫机构针对口岸辖区内的两家餐饮服务单位开展日常卫生监督工作的同时，对大米、面粉、蔬菜、植物油、水产品、蘑菇等食品及食品原料开展快速检测工作。

2012年8月×日，检验检疫局在食品安全快速检测中，发现某罐装笋中二氧化硫含量超标，遂对该产品取样，送至技术中心进一步检测。实验室检测发现，该样品二氧化硫含量为4.7 g/kg，远远超出GB 2760—2011《食品安全标准　食品添加剂使用标准》中规定的限值0.05 g/kg。

二、行政处罚

检验检疫局责令辖区内餐饮企业停用该类产品，对已购置的该类产品依法做销毁处理，没收违法所得并处罚款叁仟元整。同时，要求辖区口岸餐饮单位尽量减少此类罐装腌渍类食品的采购，严格食品进库验收制度，在食品加工中应以新鲜、当季、原产地就近采购为原则。

三、法律条款依据

（一）《中华人民共和国食品安全法》

第八十六条　违反本法规定，有下列情形之一的，由有关主管部门按照各自职责分工，没收违法所得、违法生产经营的食品和用于违法生产经营的工具、设备、原料等物品；违法生产经营的食品货值金额不足一万元的，并处二千元以上五万元以下罚款；货值金额一万元以上的，并处货值金额二倍以上五倍以下罚款；情节严重的，责令停产停业，直至吊销许可证：第三款：食品生产者采购、使用不符合食品安全标准的食品原料、食品添加剂、食品相关产品；

（二）《食品安全国家标准 食品添加剂使用标准》（GB 2760—2011）

"蔬菜罐头中二氧化硫限量为0.05 g/kg。"

案例6　某口岸食品生产经营单位销售无中文标签进口食品案

一、违法事实

2010年4月×日，某检验检疫局在空港日常卫生监督中，发现某口岸食品生产经营单位销售的台湾产饮料无中文标签。

二、行政处罚

卫生监督人员立即封存该批饮料，对企业负责人、采购人员做调查笔录；该批饮料货值小于一万元，且尚未销售，未产生违法所得，最后对该企业实施了人民币伍仟元的行政处罚。

三、法律依据

（一）《中华人民共和国食品安全法》第六十六条

进口的预包装食品应当有中文标签、中文说明书。标签、说明书应当符合本法以及我国其他有关法律、行政法规的规定和食品安全国家标准的要求，载明食品的原产地以及境内代理商的名称、地址、联系方式。预包装食品没有中文标签、中文说明书或者标签、说明书不符合本条规定的，不得进口。

（二）《预包装食品标签通则》(GB 7718—2011)

进口预包装食品应标示原产国国名或地区区名（如香港、澳门、台湾），以及在中国依法登记注册的代理商、进口商或经销者的名称、地址和联系方式，可不标示生产者的名称、地址和联系方式。

（三）《中华人民共和国食品安全法》第八十六条

违反本法规定，有下列情形之一的，由有关主管部门按照各自职责分工，没收违法所得、违法生产经营的食品和用于违法生产经营的工具、设备、原料等物品；违法生产经营的食品货值金额不足一万元的，并处二千元以上五万元以下罚款；货值金额一万元以上的，并处货值金额二倍以上五倍以下罚款；情节严重的，责令停产停业，直至吊销许可证以及该条中的第三款“生产经营无标签的预包装食品、食品添加剂或者标签、说明书不符合本法规定的食品、食品添加剂”。

案例7　某口岸餐饮单位拒不清理超过保质期食品案

一、违法事实

2012年7月×日，某检验检疫局在口岸卫生监督中发现某餐饮企业库房内存有10瓶超过保质期的调味品，卫生监督人员现场责令该企业立即检查库存食品，清理变质或者超过保质期食品；8月上旬，卫生监督人员又在该单位库房内发现3瓶超过保质期的预包装食品。

二、行政处罚

第一次发现该企业未及时清理超过保质期食品时，卫生监督人员记录监督结果，出具《卫生监督意见书》，责令该企业立即销毁过期食品，并全面检查库存食品；第二次发现该企业仍存有过期食品，现场封存已过期食品，开展调查取证工作，对该企业处以壹万元人民币行政处罚。

三、法律依据

（一）《中华人民共和国食品安全法》第四十条

食品经营者应当按照保证食品安全的要求贮存食品，定期检查库存食品，及时清理变质或者超过保质期的食品。

（二）《中华人民共和国食品安全法》第八十七条

违反本法规定，有下列情形之一的，由有关主管部门按照各自职责分工，责令改正，给予警告；拒不改正的，处二千元以上二万元以下罚款；情节严重的，责令停产停业，直至吊销许可证：(四)未按规定要求贮存、销售食品或者清理库存食品；

附录二　相关法律法规规章清单

[1] 中华人民共和国刑法修正案(八)
[2] 中华人民共和国食品安全法
[3] 中华人民共和国食品安全法实施条例
[4] 中华人民共和国行政许可法
[5] 国务院关于加强食品等产品安全监督管理的特别规定(国务院令第 503 号)
[6] 中华人民共和国国境卫生检疫法
[7] 中华人民共和国国境卫生检疫法实施细则
[8] 中华人民共和国传染病防治法
[9] 中华人民共和国传染病防治法实施办法
[10] 公共场所卫生管理条例
[11] 公共场所卫生管理条例实施细则(卫生部令第 80 号)
[12] 国际航行船舶出入境检验检疫管理办法(质检总局令第 38 号)
[13] 出入境口岸食品卫生监督管理规定(质检总局令第 88 号)
[14] 食品添加剂生产监督管理规定(质检总局令第 127 号)
[15] 中华人民共和国农药管理条例 国务院令第 326 号
[16] 中华人民共和国农业部公告第 199 号
[17] 生活饮用水卫生监督管理办法(1996 年中华人民共和国建设部、卫生部第 53 号令发布)

附录三　部分重要标准和规范文件清单

GB 14881—2013 食品安全国家标准 食品企业通用卫生规范
GB 7718—2011 食品安全国家标准 预包装食品标签通则
GB 28050—2011 食品安全国家标准 预包装食品营养标签通则
GB 2760—2011 食品安全国家标准 食品添加剂使用标准
GB 26687—2011 食品安全国家标准 复配食品添加剂通则
GB 26878—2011 食品安全国家标准 食用盐碘含量
GB 2715—2005 粮食卫生标准
GB 2716—2005 食用植物油卫生标准
GB 10146—2005 食用动物油脂卫生标准
GB 7102.1—2003 煎炸植物油过程卫生标准
GB 9959.1—2001 鲜、冻片猪肉
GB 2730—2005 腌腊肉制品卫生标准
GB 2726—2005 熟肉制品卫生标准
GB/T 20799—2006 鲜、冻肉运输条件
GB 2748—2003 鲜蛋卫生标准
GB 2749—2003 蛋制品卫生标准
GB/T 24861—2010 水产品流通管理技术规范
GB 2733—2005 鲜、冻动物性水产品卫生标准
GB/T 20903—2007 调味品分类
GB/T 12729.1—2008 香辛料和调味品名称
GB 26878—2011 食用盐碘含量
GB 14934—1994 食(饮)具消毒卫生标准
GB 9985—2000 手洗餐具用洗涤剂
GB 13432—2004 预包装特殊膳食用食品标签通则
GB/T 2260—2007 中华人民共和国行政区划代码
GB/T 19630.1—2011 有机产品 第1部分:生产

GB 5749—2006 生活饮用水卫生标准
GB 17051—1997 二次供水设施卫生规范
GB 9663—1996 旅店业卫生标准
GB 9664—1996 文化娱乐场所卫生标准
GB 9672—1996 公共交通等候室卫生标准
GB/T 18204.1—2000 公共场所空气微生物检验方法 细菌总数测定
GB/T 18204.2—2000 公共场所茶具微生物检验方法 细菌总数测定
GB/T 18204.3—2000 公共场所茶具微生物检验方法 大肠菌群测定
GB/T 18204.4—2000 公共场所毛巾、床上卧具微生物检验方法 细菌总数测定
GB/T 18204.5—2000 公共场所毛巾、床上卧具微生物检验方法 大肠菌群测定
GB/T 18204.6—2000 理发用具微生物检验方法 大肠菌群测定
GB/T 18204.7—2000 理发用具微生物检验方法 金黄色葡萄球菌测定
GB/T 18204.8—2000 公共场所拖鞋微生物检验方法 霉菌和酵母菌测定
GB/T 18204.9—2000 游泳池水微生物检验方法 细菌总数测定
GB/T 18204.10—2000 游泳池水微生物检验方法 大肠菌群测定
GB/T 18204.11—2000 公共场所浴盆脸(脚)盆微生物检验方法 细菌总数测定
GB/T 18204.12—2000 公共场所浴盆脸(脚)盆微生物检验方法 大肠菌群测定
GB/T 18204.13—2000 公共场所空气温度测定方法
GB/T 18204.14—2000 公共场所空气湿度测定方法
GB/T 18204.15—2000 公共场所风速测定方法
GB/T 18204.16—2000 公共场所气压测定方法
GB/T 18204.17—2000 公共场所气辐射热测定方法
GB/T 18204.18—2000 公共场所室内新风量测定方法
GB/T 18204.19—2000 公共场所室内换气率测定方法

GB/T 18204.20—2000 公共场所采光系数测定方法
GB/T 18204.21—2000 公共场所照度测定方法
GB/T 18204.22—2000 公共场所噪声测定方法
GB/T 18204.23—2000 公共场所空气中一氧化碳测定方法
GB/T 18204.24—2000 公共场所空气中二氧化碳测定方法
GB/T 18204.25—2000 公共场所空气中氨测定方法
GB/T 18204.26—2000 公共场所空气中甲醛测定方法
GB/T 18204.27—2000 公共场所空气中臭氧测定方法
GB/T 18204.28—2000 游泳水温度测定方法
GB/T 18204.29—2000 游泳水中尿素测定方法
GB/T 18204.30—2000 海滨游泳水透明度测定方法
SN/T 1185—2003 入出境航空器废弃物卫生监督规程
SN/T 1191—2003 国境口岸蜚蠊监测规程
SN/T 1208—2003 国际航行船舶物料供应单位卫生监督规程
SN/T 1209—2003 国际候机(车、船)厅卫生标准的监测规程
SN/T 1230—2003 二类口岸卫生标准
SN/T 1236—2003 入出境客运列车卫生监督评定标准
SN/T 1237—2003 入出境航空器卫生监督规程
SN/T 1240—2003 国境口岸鼠类监测规程
SN/T 1242—2003 入出境客运列车卫生监督规程
SN/T 1244—2003 入出境船舶卫生监督规程
SN/T 1249—2003 入出境航空器卫生监督评定标准
SN/T 1258—2003 入出境船舶卫生监督评定标准
SN/T 1269—2003 创建“国际卫生机场”规程
SN/T 1292—2003 国境口岸蚤类监测规程
SN/T 1293—2003 国境口岸蜱类监测规程
SN/T 1294—2003 国境口岸蠓类监测规程
SN/T 1296—2003 创建“国际卫生海港”规程
SN/T 1300—2003 国境口岸蚊类监测规程
SN/T 1305—2003 国际航行交通工具垃圾清运单位卫生监督规程

SN/T 1313—2003 国境口岸蝇类监测规程
SN/T 1318—2003 国境口岸储存场地卫生监督规程
SN/T 1338—2003 入出境车辆废弃物卫生监督规程
SN/T 1339—2003 国境口岸螨类监测规程
SN/T 1415—2004 国境口岸医学媒介生物控制标准
SN/T 1422—2004 入出境航空器医学媒介生物控制标准
SN/T 1423—2004 入出境船舶医学媒介生物控制标准
SN/T 1426—2004 入出境船舶废弃物卫生监督规程
SN/T 1432—2004 入出境列车医学媒介生物监测规程
SN/T 1433—2004 国境口岸公共场所卫生监督技术规范
SN/T 1434—2004 入出境列车医学媒介生物控制标准
SN/T 1436—2004 入出境车辆卫生监督规程
SN/T 1553—2005 入出境航空器医学媒介生物监测规程
SN/T 1560—2005 入出境船舶医学媒介生物监测规程
SN/T 1596—2005 入出境车辆医学媒介生物监测规程
SN/T 1597—2005 入出境车辆医学媒介生物控制标准
SN/T 1598—2005 国境口岸卫生质量分级评定标准
SN/T 1832—2006 入出境特殊物品卫生许可规程
SN/T 1833—2006 出入境口岸储存场地卫生许可规程
SN/T 1875—2007 入出境船舶压舱水微生物学检验规程
SN/T 1876—2007 医学媒介生物标本采集、制作及保存规程
SN/T 2066—2008 一类口岸卫生标准
SN/T 2112.7—2008 重大国际活动出入境检验检疫规程 第7部分：口岸卫生监督
GB/T 5009.199—2003 蔬菜中有机磷和氨基甲酸酯类农药残留量的快速检测
GB 14930.1—1994 食品工具、设备用洗涤剂卫生标准
MH 7004.2—1995 航空食品卫生规范
WS 394—2012 公共场所集中空调通风系统卫生规范
航空卫生指南（WHO，2009）

船舶卫生指南(WHO,2011)

餐饮服务食品安全操作规范(国家食品药品监督管理局,2011)

餐饮业和集体用餐配送单位卫生规范 卫监督发〔2005〕260 号

生活饮用水集中式供水单位卫生规范(2001)

农业转基因生物标识管理办法

实行食品质量安全市场准入制度的产品目录(2007 版)

质检总局《关于印发〈食品用包装容器工具等制品生产许可通则〉和〈食品用塑料包装容器工具等制品生产许可审查细则〉的通知》(国质检食监[2006]334 号)

食品用纸包装、容器等制品生产许可实施细则(2006)

餐具洗涤剂产品生产许可实施细则(2008)

国家质检总局《关于使用企业食品生产许可证标志有关事项的公告》(总局 2010 年第 34 号公告)

保健食品注册管理办法(试行)

附录四　参考文献

[1] 宋明昌. 口岸食品从业人员卫生知识培训手册. 北京:科学技术文献出版社,2006
[2] 陈炳卿. 现代食品卫生学. 北京:人民卫生出版社,2001
[3] 孙长颢. 营养与食品卫生学. 北京:人民卫生出版社,2007
[4] 何国庆. 食品微生物学. 北京:中国农业大学出版社,2009
[5] 钟耀广. 食品安全学. 北京:化学工业出版社,2010
[6] 杨克敌. 环境卫生学. 北京:人民出版社,2007
[7] 金银龙. GB 5749—2006 生活饮用水卫生标准释义. 北京:中国标准出版社,2007
[8] 张漱洁,林萍. 饮用水卫生手册. 北京:人民卫生出版社,2006
[9] 甘日华,温伟群. 饮用水卫生与管理. 北京:人民卫生出版社,2008
[10] 丁永健,陆永贵. 口岸卫生从业人员培训教材. 南京:东南大学出版社,2010
[11] 陈学敏. 现代环境卫生学. 北京:人民出版社,2008